STARK

Segger / Wegner / Zwissler

Training MedAT
Der Medizinische Aufnahmetest

Dein Schlüssel zum Medizinstudium in Österreich!

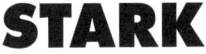

Bildnachweis

Umschlagbild: © Csaba Deli / shutterstock
Kapitelbild 1 (Was ist der MedAT?): © iQoncept / shutterstock
Kapitelbild 2 (Wie bereite ich mich optimal vor?): © Photographee.eu / shutterstock
Kapitelbild 3 (BMS): © En min Shen / shutterstock
Kapitelbild 4 (Textverständnis): © VLADGRIN / shutterstock
Kapitelbild 5 (Figuren zusammensetzen): © Alexander Bark / shutterstock
Kapitelbild 6 (Gedächtnis & Merkfähigkeit): © Monkey Business Images / shutterstock
Kapitelbild 7 (Zahlenfolgen): © pixeldreams.eu / shutterstock
Kapitelbild 8 (Wortflüssigkeit): © meunierd / shutterstock
Kapitelbild 9 (Implikationen erkennen): © OLeksiiTooz / shutterstock
Kapitelbild 10 (Emotionen erkennen): © NotionPic / shutterstock
Kapitelbild 11 (Soziales Entscheiden): © Monkey Business Images / shutterstock
Kapitelbild 12 (Lösungen): © Ayusloth / shutterstock
Foto Allergieausweis Beispiel (S. 118): © BestPhotoStudio / shutterstock
Foto Allergieausweis Set 1, Ausweis 1: © stockyimages / Shutterstock.com
Foto Allergieausweis Set 1, Ausweis 2: © Cast Of Thousands / Shutterstock.com
Foto Allergieausweis Set 1, Ausweis 3: © Bangkok Click Studio / Shutterstock.com
Foto Allergieausweis Set 1, Ausweis 4: © nakaridore / Shutterstock.com
Foto Allergieausweis Set 1, Ausweis 5: © Hedzun Vasyl / Shutterstock.com
Foto Allergieausweis Set 1, Ausweis 6: © Ioannis Pantzi / Shutterstock.com
Foto Allergieausweis Set 1, Ausweis 7: © Ranta Images / Shutterstock.com
Foto Allergieausweis Set 1, Ausweis 8: © Cookie Studio / Shutterstock.com
Foto Allergieausweis Set 2, Ausweis 1: © antoniodiaz / Shutterstock.com
Foto Allergieausweis Set 2, Ausweis 2: © Krakenimages.com / Shutterstock.com
Foto Allergieausweis Set 2, Ausweis 3: © Damir Khabirov / Shutterstock.com
Foto Allergieausweis Set 2, Ausweis 4: © Damir Khabirov / Shutterstock.com
Foto Allergieausweis Set 2, Ausweis 5: © Krakenimages.com / Shutterstock.com
Foto Allergieausweis Set 2, Ausweis 6: © fizkes / Shutterstock.com
Foto Allergieausweis Set 2, Ausweis 7: © Cast Of Thousands / Shutterstock.com
Foto Allergieausweis Set 2, Ausweis 8: © fizkes / Shutterstock.com

© 2022 Stark Verlag GmbH
www.stark-verlag.de

Das Werk und alle seine Bestandteile sind urheberrechtlich geschützt. Jede vollständige oder teilweise Vervielfältigung, Verbreitung und Veröffentlichung bedarf der ausdrücklichen Genehmigung des Verlages. Dies gilt insbesondere für Vervielfältigungen, Mikroverfilmungen sowie die Speicherung und Verarbeitung in elektronischen Systemen.

Inhalt

Vorwort

Was ist der MedAT? 1
Grundlegendes 2
Ablauf des MedAT 3
Formale Hinweise zum MedAT 5
Offizielle Informationen zum MedAT 7

Wie bereite ich mich optimal vor? 9
Allgemeine Lerntipps 10
Die richtige Lernmethode 11
Die Erstellung Ihres individuellen Lernplans 18

Basiskenntnistest für medizinische Studien (BMS) 27
Aufbau und Vorbereitung 28
Bearbeitungsstrategien 30
Übungsaufgaben **36**

Textverständnis 65
Aufbau 66
Vorbereitung 67
Bearbeitungsstrategien 68
Übungsaufgaben **79**

Figuren zusammensetzen 91
Aufbau 92
Bearbeitungsstrategien 93
Übungsaufgaben **106**

Gedächtnis und Merkfähigkeit 117
Aufbau 118
Bearbeitungsstrategien 120
Übungsaufgaben **132**

Zahlenfolgen — 153
Aufbau — 154
Bearbeitungsstrategien — 155
Übungsaufgaben — 162

Wortflüssigkeit — 169
Aufbau — 170
Bearbeitungsstrategien — 171
Übungsaufgaben — 174

Implikationen erkennen — 183
Aufbau — 184
Bearbeitungsstrategien — 185
Übungsaufgaben — 197

Emotionen erkennen — 201
Aufbau — 202
Bearbeitungsstrategien — 203
Übungsaufgaben — 208

Soziales Entscheiden — 219
Aufbau — 220
Bearbeitungsstrategien — 222
Übungsaufgaben — 226

Lösungen — 241
Lösungslisten — 242
Ausführlich kommentierte Lösungen .... www.stark-verlag.de/onlinecontent

Autoren: Felix Segger, Hannes Wegner, Benjamin Zwissler

Co-Autor: Max Roll (Autor des Kapitels „Wie bereite ich mich optimal vor?")

Mitarbeit: Katrin Niedermaier und Constantin Niederau

Vorwort

Liebe Bewerber*innen für das Medizinstudium, liebe Leser*innen,

der **MedAT** ist die Hürde, die vor einem Medizinstudium an einer der staatlichen Universitäten in Österreich steht. Um diese Hürde erfolgreich zu nehmen, kann und sollte man sich umfassend vorbereiten!

Alles beginnt mit der Informationssammlung – Was ist der MedAT? Was erwartet man von mir? Anschließend braucht es einen guten Trainingsplan, der dann zuletzt noch in die Tat umgesetzt werden muss.
Bei allen diesen Schritten begleitet und unterstützt Sie unser Buch mit **wertvollen Infos**, **Bearbeitungsstrategien**, **Beispielen** sowie **Tipps und Tricks**.

Besonders wichtige Tipps und Hinweise finden Sie in den mit dem Pflaster-Symbol markierten Kästen.

Alle Inhalte beruhen auf der umfassenden Erfahrung der Autoren, die seit über 10 Jahren angehende Medizinstudentinnen und Medizinstudenten durch Kurse und Übungsmaterialien auf den MedAT vorbereiten. Dazu kommt noch eine gigantische Menge an **Übungsaufgaben**, die die realen Anforderungen widerspiegeln und mit deren Hilfe das theoretische Wissen sofort überprüft und gefestigt werden kann.

Nach der Bearbeitung der Übungsaufgaben sollten Sie anhand der **ausführlichen Lösungen** jede Aufgabe noch einmal genau analysieren. Vor allem bei den falsch beantworteten Fragen sollten Sie überlegen: „Warum bin ich hier nicht auf die korrekte Lösung gekommen?" und „Was hat mir zur richtigen Bearbeitung gefehlt?". Auf Basis dieser Analyse können Sie dann spezifisch Ihre Wissenslücken schließen und so weitere wertvolle Punkte sammeln.

Die ausführlich kommentierten Lösungen finden Sie zum Download unter **www.stark-verlag.de/onlinecontent**.

Wir wünschen Ihnen für Ihre Vorbereitung viel Motivation und Durchhaltevermögen und für den Testtag selbst viel Erfolg!

Ihre Autoren
Felix Segger, Hannes Wegner und Benjamin Zwissler

Was ist der MedAT?

Grundlegendes

Der **MedAT (Medizinische Aufnahmetest für Österreich)** ist das Auswahlverfahren der staatlichen Universitäten in Österreich zur Vergabe der Medizinstudienplätze und dabei das **einzige Kriterium** – die Matura- bzw. die Abiturnote spielt keine Rolle. Er findet **einmal jährlich**, in der Regel am ersten Freitag im Juli, zeitgleich an allen medizinischen Universitäten in Österreich statt und prüft in verschiedenen Untertests die Eignung für das Medizinstudium. Hierbei wird zum einen Ihr Vorwissen in verschiedenen relevanten **naturwissenschaftlichen Bereichen** geprüft und zum anderen Ihr **Textverständnis** sowie Ihre **kognitiven** und **sozial-emotionalen Kompetenzen**.

Die folgende Tabelle zeigt Ihnen den aktuellen Aufbau des MedAT mit den 13 verschiedenen Untertests, der Gewichtung für das Gesamtergebnis, der Aufgabenanzahl sowie der Bearbeitungszeit:

Testteil	Untertest	Gewicht	Aufgaben	Zeit (min)	Zeit/Aufgabe (sek)
Basiskenntnistest für Medizinische Studien (BMS; Wissenstest)	Biologie	40 %	40	30	45
	Chemie		24	18	45
	Physik		18	16	53
	Mathematik		12	11	55
Textverständnis (TV)	Lesekompetenz	10 %	12	35	175
– Mittagspause –					
Kognitive Fähigkeiten und Fertigkeiten (KFF)	Figuren zusammensetzen	40 %	15	20	80
	Gedächtnis und Merkfähigkeit (Einprägephase)			8	
	Zahlenfolgen		10	15	90
	Wortflüssigkeit		15	20	80
	Gedächtnis und Merkfähigkeit (Rekognitionsphase)		25	15	36
	Implikationen erkennen		10	10	60
Sozial-emotionale Kompetenzen (SEK)	Emotionen erkennen	10 %	10	15	90
	Soziales Entscheiden		10	15	90
Gesamt			201	228	

Insgesamt sind im Test 201 Aufgaben zu bearbeiten, wobei das eigene Ergebnis **in Relation zu den Testergebnissen** der anderen Teilnehmer*innen interpretiert wird.

Dabei ist zu beachten, dass die verschiedenen Testteile unterschiedlich gewichtet sind, was dazu führt, dass nicht jede Aufgabe gleichermaßen zum Gesamtergebnis beiträgt (BMS 40 %, TV 10 %, KFF 40 %, SEK 10 %). Innerhalb der Testteile erfolgt die Gewichtung durch die verschiedene Anzahl an Aufgaben. Der Biologieteil ist mit 40 Aufgaben beispielsweise der größte Teil im BMS. Im KFF-Teil ist der Untertest Gedächtnis und Merkfähigkeit besonders relevant und trägt mit seinen 25 Aufgaben mehr zum Gesamtergebnis bei als beispielsweise Implikationen erkennen und Zahlenfolgen zusammen. Für die praktische Bearbeitung spielt diese unterschiedliche Gewichtung keine Rolle, jede richtig gelöste Aufgabe zählt. Für die Vorbereitung ist es allerdings ratsam, diesen Aufbau zu kennen und bei der Einteilung der Vorbereitungszeit zu berücksichtigen.

Ablauf des MedAT

Der **Vormittagsteil** startet mit der Bearbeitung des BMS-Teils (Basiskenntnistest für Medizinische Studien). Darauf folgen die Aufgaben zum Textverständnis und anschließend eine einstündige **Mittagspause**. Danach beginnt der **Nachmittagsteil** mit den kognitiven Fähigkeiten und Fertigkeiten. Zum Abschluss geht es noch um die sozial-emotionale Kompetenz. Der Test erstreckt sich aufgrund des organisatorischen Aufwands am Testtag über etwa fünf bis sechs Stunden, die **reine Arbeitszeit** beträgt 3 h 48 min.

Zwischen den einzelnen Untertests darf nicht hin und her geblättert werden und es gibt jeweils genaue **Zeitvorgaben**. Die Bearbeitungszeit ist in den Instruktionen zum jeweiligen Untertest angegeben und wird zusätzlich noch von der Testleiterin bzw. dem Testleiter angekündigt. Die Aufgaben innerhalb eines Untertests sind zufällig angeordnet, also **nicht nach aufsteigendem Schwierigkeitsgrad** sortiert. Der Test ist schwarz-weiß gedruckt und oftmals (kann je nach Teilnahmeort variieren) unterscheiden sich die Untertests durch verschiedenfarbiges Papier. Alle richtig beantworteten Aufgaben geben einen Punkt. Es gibt **keine Punktabzüge** für falsche Antworten.

Unter anderem die folgenden **Hilfsmittel** dürfen Sie im Test **nicht verwenden** bzw. nicht in den Testraum mitbringen:
- Taschenrechner
- Geodreieck oder Lineal

- TippEx
- Formelsammlungen
- Periodensystem
- Wörterbücher
- Ohropax o. Ä.
- Papier
- Schreibgeräte und Textmarker; zwei Kugelschreiber werden Ihnen zur Verfügung gestellt.
- Mobiltelefone und andere elektronische Geräte, auch nicht im ausgeschalteten Zustand.
- Armbanduhr oder Stoppuhr; im Testraum gibt es zentral angebrachte, gut sichtbare Zeitanzeigen.

Grundausstattung, die in das Testlokal mitgebracht werden muss:
- Testeinladung
- amtlicher Lichtbildausweis (z. B. Personalausweis, Reisepass, Führerschein)

Das kann bzw. sollte ins Testlokal mitgenommen werden (in einem durchsichtigen Plastikbeutel):
- Getränke in Plastikflaschen
- Essen im Plastikbeutel
- Geldbeutel
- Schlüssel ohne Schlüsselanhänger
- lose Taschentücher
- eventuelle medizinische Ausstattung

Notizen, Markierungen und Nebenrechnungen sind ausschließlich im Testheft gestattet. Dort ist in der Regel ausreichend Platz. Zusätzliches Papier ist beim Test nicht zulässig. Bei den Untertests „Gedächtnis und Merkfähigkeit" sowie „Figuren zusammensetzen" ist die Anfertigung von Notizen grundsätzlich nicht erlaubt (Näheres siehe S. 131 und S. 91).

Innerhalb eines Untertests dürfen Sie beliebig blättern, es ist allerdings wie erwähnt **nicht zulässig**, zu einem bereits abgeschlossenen Untertest zurück- oder zu einem noch nicht bearbeiteten Untertest vorzublättern. Sollten Sie bereits vor Ablauf der jeweiligen Bearbeitungszeit mit allen Aufgaben eines Untertests fertig sein, ist es ratsam, die Zeit dafür zu nutzen, die Richtigkeit Ihrer Antworten in diesem Untertest zu überprüfen. Das Bearbeiten eines falschen Untertests wird als **Täuschung** gewertet und kann im schlimmsten Fall zum Ausschluss vom Test führen.

Wollen Sie die **Testbearbeitung pausieren** – beispielsweise für einen Gang zur Toilette –, müssen die Testunterlagen dabei im Testraum verbleiben und der Zeitverlust geht zu Ihren Lasten. Die dadurch verlorene Bearbeitungszeit kann nicht angehängt werden.

In der realen Prüfungssituation erhalten Sie am Vor- und am Nachmittag je ein **Testheft** mit dazugehörigem **Antwortbogen**. Im Folgenden finden Sie Informationen zum korrekten Ausfüllen der Bögen.

Formale Hinweise zum MedAT

Bei der Anmeldung zum MedAT wird Ihnen eine **Bearbeitungsnummer** zugeteilt, die Sie auf Ihrer Testeinladung finden. Da Sie die Nummer beim Test identifiziert, sollten Sie diese am Testtag unbedingt dabeihaben. Je nach Teilnahmeort herrscht freie Platzwahl oder es wird Ihnen ein Sitzplatz zugeteilt. Die Antwortbögen sind je nach Teilnameort (z. B. Wien) bereits mit Ihren Daten vorausgefüllt und müssen demnach lediglich kontrolliert werden oder Sie müssen sie selbst ausfüllen.

Sitzplatznummer	Bearbeitungsnummer	Name																
Ausfüllbeispiel	A B C D E ☒ ■ ☐ ☐ ☐																	
BASISKENNTNISSE MEDIZINISCHE STUDIENGÄNGE (BMS)																		
BIOLOGIE					**CHEMIE**					**PHYSIK**					**MATHEMATIK**			
	A	B	C	D	E		A	B	C	D	E		A	B	C	D	E	
1	☐	☐	☐	☐	☐	41	☐	☐	☐	☐	☐	65	☐	☐	☐	☐	☐	83 ☐ ☐ ☐ ☐ ☐
2	☐	☐	☐	☐	☐	42	☐	☐	☐	☐	☐	66	☐	☐	☐	☐	☐	84 ☐ ☐ ☐ ☐ ☐
3	☐	☐	☐	☐	☐	43	☐	☐	☐	☐	☐	67	☐	☐	☐	☐	☐	85 ☐ ☐ ☐ ☐ ☐

Neben jeder Aufgabennummer befinden sich jeweils 5 Kästchen, die den **Lösungsbuchstaben A–E** zugeordnet sind. Davon steht immer nur einer für die im Sinne der Aufgabenstellung richtige Antwort (Ausnahmen: Emotionen erkennen und Soziales Entscheiden; siehe weiter unten). Für das Übertragen der Antworten auf den Lösungsbogen gibt es **keine zusätzliche Zeit**. Zudem werden ausschließlich die **Antworten auf dem Lösungsbogen** ausgewertet.

Markieren Sie auf den Antwortbögen jeweils nur das Kästchen mit einem Kreuz, das der richtigen Antwort entspricht. Aus dieser Markierung muss eindeutig erkennbar sein, für welche der fünf Antwortalternativen Sie sich entschieden haben. Sollten Sie mehrere Kästchen markiert haben, wird die Aufgabe als falsch gewertet.

Beispiel

Frage 1: Wie viel ergibt 1 · 1?

A 1
B 4
C 5
D 8
E 0

Antwort auf dem Antwortbogen – So markieren Sie richtig:

	A	B	C	D	E
richtig	⊠	☐	☐	☐	☐
falsch	⟋	−	✓	○	•
falsch	☐	↓	✗	☐	✗
falsch	A	B	C	☐	☐

Markieren Sie nicht zu kurz, zu lang oder zu schwach. Sollten Sie versehentlich eine falsche Lösung markiert haben, so malen Sie das entsprechende Kästchen komplett aus und kreuzen anschließend die richtige Lösung an.

Beispiel

	A	B	C	D	E
richtig	⊠	■	☐	☐	☐
falsch	⊠	⊠	☐	☐	☐
falsch	⊠	⊠	☐	☐	☐

Bei den Untertests Emotionen erkennen und Soziales Entscheiden sind die Antwortfelder anders gestaltet:

Bei **Emotionen erkennen** sollen Sie jeweils für die Überlegungen, die Ihrer Meinung nach als „eher **w**ahrscheinlich" zu bewerten sind, ein Kreuz bei „**W**" und für jene Überlegungen, welche Ihrer Meinung nach als „eher **u**nwahrscheinlich" zu bewerten sind, ein Kreuz bei „**U**" setzen.

Bei **Soziales Entscheiden** wird jeder Antwortmöglichkeit (A–E) ein Rang zugeordnet, der die – Ihrer Meinung nach – richtige Reihenfolge der Überlegungen widerspiegelt (1 = höchster Rang, 5 = niedrigster Rang).

Offizielle Informationen zum MedAT

Alle aktuellen, offiziellen Informationen rund um den MedAT finden Sie auf der Seite *www.medizinstudieren.at*. Unter der Rubrik „Testvorbereitung" gelangen Sie zum VMC (Virtueller Medizinischer Campus) und können dort nach einer kurzen Registrierung unter anderem die **Stichwortlisten für den BMS** (siehe auch S. 28) herunterladen und einige Beispielaufgaben zu den Untertests bearbeiten.

In den folgenden Kapiteln gehen wir zunächst auf **Grundsätzliches** für die Vorbereitung auf den MedAT ein und geben Tipps für das Erstellen Ihres **individuellen Lernplans**. Anschließend wenden wir uns jedem Untertest einzeln zu und erklären die **optimalen Bearbeitungsstrategien**, die Sie im Anschluss anhand der **Übungsaufgaben** sofort anwenden können.

Wie bereite ich mich optimal vor?

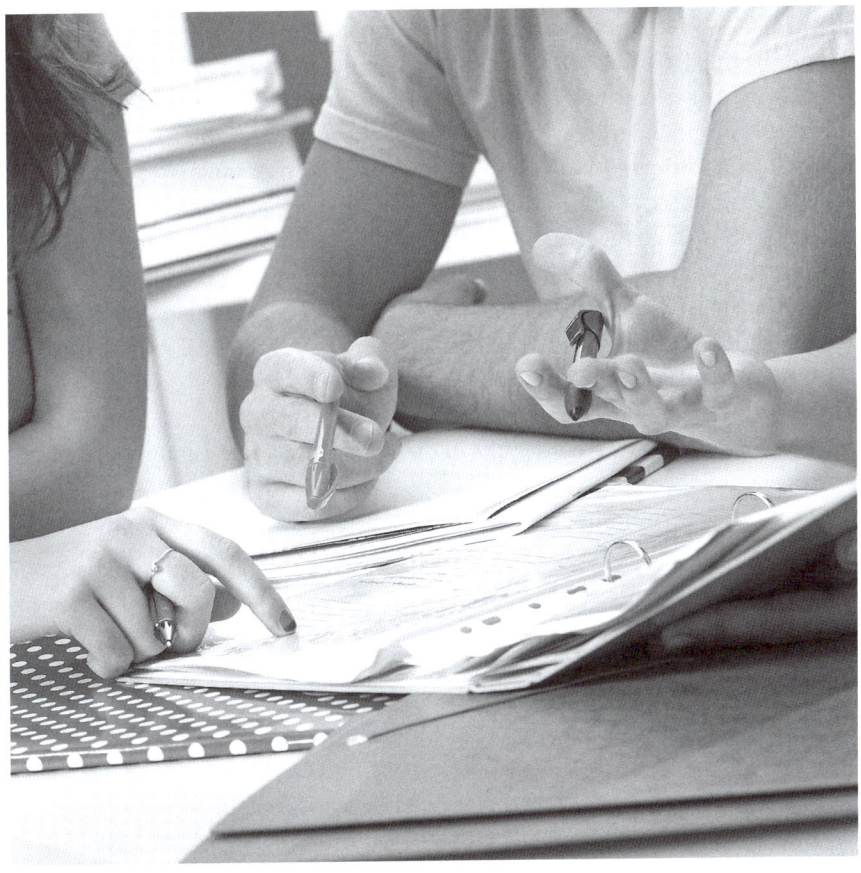

Von der Grundschule an, über die weiterführende Schule, bis hin zum Studium, zur Ausbildung oder zu Weiterbildungen im Beruf ist es immer wieder enorm wichtig, über längere Zeiträume angesammeltes Wissen in Prüfungen abzurufen. Wie effektiv und sicher uns dies gelingt, hat also einen gewaltigen Anteil daran, wie erfolgreich wir in der Schule, im Studium und im Berufsleben sind. Angesichts dessen wird in der Lehre erstaunlich wenig Wert darauf gelegt, Kenntnisse darüber zu vermitteln, **wie erfolgreiches Lernen überhaupt funktioniert**. Stattdessen scheinen viele Lehrer*innen der Meinung zu sein, dass nur das „Talent" für einen bestimmten Fachbereich darüber entscheidet, ob man gut abschneidet, oder nicht. Uns wird also schon früh beigebracht, dass wir z. B. in Chemie „einfach untalentiert" sind, oder die Kurvendiskussion in Mathe „nie verstehen werden". Das stimmt aber nicht! Es gibt Lernmethoden, die erwiesenermaßen zum Erfolg führen und zwar nicht nur für Genies, sondern für jeden. Denn es gilt: **Jeder kann alles lernen!**

Um zu lernen, wie Sie Ihren persönlichen Lernerfolg für den MedAT optimieren können, orientieren wir uns in diesem Kapitel an folgenden Themen:
- Allgemeine Lerntipps
- Die richtige Lernmethode
- Eine klare Struktur – Wie erstellen Sie Ihren individuellen Lernplan?

Allgemeine Lerntipps

▶ **Beginnen Sie möglichst bald** mit dem Lernen bzw. der Vorbereitung auf die Untertests. Die Zeit bis zum Test wird nicht mehr, sondern nur weniger. Jede Minute, die Sie nutzen, wird Sie voranbringen. Schieben Sie keine Aufgaben auf.

▶ Strukturieren Sie Ihre Vorbereitung durch die Ausarbeitung und die Befolgung eines realistischen **Lernplans** (siehe S. 18).

▶ Sorgen Sie für **Abwechslung**: Ziehen Sie nicht den gesamten Stoff beispielsweise der Biologie am Stück durch, sondern wechseln Sie mit den anderen Fächern ab und streuen Sie regelmäßig auch die Vorbereitung auf die übrigen Untertests ein.

▶ Bleiben Sie beim Lernen **konzentriert**. Handy in den Flugmodus, Musik aus und falls nötig, ziehen Sie sich in einen ungestörten Bereich wie eine Bibliothek zurück.

▶ Halten Sie **Ordnung** und legen Sie sich für Ihre Lerneinheiten alle **Unterlagen** bereit, sodass Sie, sobald Sie Motivation verspüren, beginnen können. Verwenden Sie zudem einen Notizblock, ein Word-Dokument oder Ähnliches, in dem Sie offene Fragen aufschreiben, die Sie nach dem Lernen recherchieren können.

- Finden Sie heraus, was für ein **Lerntyp** Sie sind. Sollten Sie beispielsweise am besten in einer Gruppe lernen, dann suchen Sie sich Lernpartner*innen, mit denen Sie sich gemeinsam vorbereiten und Aufgaben und Sachverhalte diskutieren können. Sie können sich hierfür ein Whiteboard besorgen und verwandeln Ihren Lernraum in einen Seminarraum, wo effektiv und intensiv gelernt und diskutiert werden kann.
- Überprüfen Sie Ihren Lernerfolg regelmäßig durch **realistische Prüfungssimulationen** (siehe S. 17).
- **Bleiben Sie in allen Lagen fit:** Essen Sie ausreichend (das Gehirn benötigt in Ruhe 20 % unserer zugeführten Energie), schlafen Sie genug und schaffen Sie sich einen Ausgleich zur Lernzeit – genießen Sie Ihre Freizeit z. B. aktiv mit Sport in der freien Natur. Nutzen Sie auch die Zeiten zwischen den Lerneinheiten für eine kurze effektive Erholung, um Ihre Gedanken auch mal vom Lernstoff wegzubringen.
- **Seien Sie ehrlich zu sich selbst.** Akzeptieren Sie, dass Sie Fehler machen, finden Sie heraus, warum der Fehler passiert ist, und lernen Sie daraus.

Die richtige Lernmethode

Mit der richtigen Lernmethode werden Sie nicht nur einen erfolgreichen MedAT schreiben, sondern auch in Ihren Prüfungen während des Studiums die richtigen Werkzeuge kennen, um sich effizient Wissen anzueignen, es zu behalten und am Testtag zuverlässig abzurufen.

Grundsätzlich lässt sich der Lernprozess in **drei Schritte** unterteilen:
- Wissen erarbeiten
- Wissen behalten
- Wissen abrufen

Wissen erarbeiten – bloßes Auswendiglernen vs. echtes Verstehen

Insbesondere bei einer großen Prüfung wie dem MedAT neigen viele dazu, alle **Details** auswendig zu lernen, indem sie beispielsweise möglichst genaue Zusammenfassungen, oder eine riesige Anzahl an Karteikarten mit Begriffsdefinitionen schreiben. Das ist jedoch in der Regel nicht zielführend. Beim Erarbeiten von neuem Wissen ist es sinnvoller, den Fokus darauf zu legen, sich mit den zu lernenden Themen auch **wirklich auseinanderzusetzen** und diese so zu bearbeiten, dass man die entscheidenden **Zusammenhänge** und die wichtigen **Fakten** versteht. Das hohle Auswendiglernen unzusammenhängender Wissensfragmente ist nach Möglichkeit unbedingt zu vermeiden.

Legen Sie den Fokus während Ihrer Testvorbereitung also auf das echte Verständnis der Inhalte und nicht auf das reine Auswendiglernen bestimmter Fachbegriffe und Definitionen.

Wie können Sie aber sicher gehen, dass Sie etwas **wirklich verstanden** haben? Generell kann man sagen: Wenn man einer Person in eigenen Worten etwas nachvollziehbar erklären kann, wovon diese Person im Voraus nichts wusste, hat man es wirklich verstanden. Um diese Überprüfung in den Lernprozess einzubauen, kann man sich vorstellen, man würde das zu Lernende einem Kind erklären; und zwar mit der entsprechenden Aufmerksamkeitsspanne und Vorkenntnis. Dieses Gedankenspiel ist das, was man die sogenannte **Feynman-Technik** nennt, die nach dem Physik-Nobelpreisträger Richard Feynman (1918–1988) benannt ist.

Konkret heißt das für Sie: Pausieren Sie beim Lernen nach einer Weile (beispielsweise, wenn Sie zwei Seiten gelesen haben, oder am Ende eines Kapitels), schlagen das Buch zu und stellen sich die folgenden **Fragen:**
- Was habe ich gerade gelesen?
- Was sind die zentralen Konzepte/Ideen?
- Wie kann ich das Gelesene in meinen eigenen Worten erklären?

Die Beantwortung dieser Fragen kann sowohl schriftlich als auch mündlich erfolgen. Sie können also in Ihrer gewohnten Lernumgebung sitzen (außer wenn es sich dabei um eine stille Bibliothek handelt) und sich selbst laut erklären, was Sie gerade gelernt haben. Durch das Aussprechen oder Niederschreiben des eben Gelernten, wird Ihnen schneller bewusst, wo noch Wissenslücken bestehen. Nachdem Sie die Fragen also beantwortet haben, fällt Ihnen möglicherweise auf, dass Sie an einer bestimmten Stelle in „Erklärungsnot" geraten sind und nicht in der Lage waren, einen bestimmten Teilbereich des Themas gut zu erklären. Dann kehren Sie zu diesem Abschnitt zurück und durchlaufen denselben Prozess noch einmal. Das machen Sie dann so oft, bis Sie das Thema in Ihren eigenen Worten wiedergeben können. Erfahrungsgemäß ist diese Methode zunächst für viele recht anstrengend und wesentlich zeitintensiver als das bloße Durchlesen von Texten oder das passive Anschauen von Lernvideos. Das kann zu Frust führen – insbesondere dann, wenn Sie noch einen ganzen Berg an anderen Inhalten vor sich haben und am liebsten so schnell wie möglich zum nächsten Thema gehen möchten. Bleiben Sie aber trotzdem am Ball, es lohnt sich!

Eine gute Möglichkeit, diese Methode praktisch umzusetzen, ist, sich in kleineren **Lerngruppen** zu organisieren. So kann jedes Gruppenmitglied regelmäßig einzelne Stichworte vorbereiten und man kann sich diese gegenseitig erklären. Dadurch schafft man eine rasche Kontrolle für das eigene Lernen und hält durch den Austausch in der Gruppe auch die Motivation hoch. Die einschlägigen Social-Media-Kanäle und -Gruppen bieten zahlreiche Möglichkeiten, Lerngruppen zu finden bzw. zu organisieren.

Wissen behalten – Active Recall und Spaced Repetition

Bei einer Prüfung wie dem MedAT stehen Sie vor der Herausforderung, sehr **große Wissensmengen** zu lernen und diese dann zuverlässig **am Testtag abzurufen**. Diese Masse an Informationen zu behalten ist nicht vergleichbar mit einem Vokabeltest in der fünften Klasse, bei dem es genügt hat, wenn Sie sich die Vokabeln in der Pause vorher ins Kurzzeitgedächtnis geladen, im Test abgerufen und sie am gleichen Tag wieder vergessen haben. Stattdessen möchten wir beim MedAT erreichen, dass sich das Wissen im **Langzeitgedächtnis** festsetzt. Dafür bieten sich vor allem zwei **Techniken** an:

- Active Recall
- Spaced Repetition

Active Recall
Diese Methode basiert auf der Erkenntnis, dass das **aktive Abrufen** von Wissen der **passiven Konfrontation** mit Wissen weit überlegen ist. Beispiele für aktives Lernen wären das Erstellen von **Karteikarten** oder das Erarbeiten von **Übungsfragen**. Demgegenüber steht das bloße Durchlesen von Texten oder das Anschauen von Videos. Viele Menschen „lernen", indem sie sich einen Text so oft wie möglich durchlesen und hoffen, dass etwas davon hängen bleibt. Für den MedAT wollen wir allerdings nicht auf ein Hoffen angewiesen sein. Stattdessen möchten wir absolut sicher sein, dass wir unser Wissen unter Druck und auf den Punkt abrufen können. Der Grundstein dafür kann mit der Feynman-Technik gelegt werden, die sicherstellt, dass Sie die Themen und die dazugehörigen Systematiken wirklich verstanden haben. Um dieses Verständnis weiter zu festigen, formulieren Sie nun eigene Fragen für die Lerninhalte.

▬ Beispiele

In welche Phasen wird der Zellzyklus unterteilt?
→ Hier kann man sich die Phasen aktiv aufzeichnen und erklären, was in diesen Phasen passiert und was sie voneinander abgrenzt.

Welche SI-Einheiten gibt es?
→ Hierzu kann man sich beispielsweise in Form einer Tabelle aufschreiben, welche 7 SI-Einheiten es gibt und wie die entsprechenden Basisgrößen heißen bzw. was sie eigentlich angeben.

Die Fragen können Sie beispielsweise in einem Word-Dokument oder in einer Excel-Tabelle auflisten. Sie können daraus aber auch Karteikarten machen. Wenn Sie nun ein Thema wiederholen, müssen Sie sich aktiv an die Antworten auf diese Fragen erinnern. Sind Sie in der Lage, die Fragen ohne Hilfestellung durch einen Text oder ein Video mit Ihren eigenen Worten zu beantworten? Wenn Sie diese Frage mit ja beantworten können, ist der erste Baustein für das langfristige effektive Behalten von Wissen gelegt.

Spaced Repetition

Sie wissen nun, wie Sie sich Inhalte neu erarbeiten können und wie das aktive Wiederholen Ihnen dabei hilft, das Verständnis zu festigen. Doch **wie oft** sollten Sie die Themen **wiederholen**, damit Sie sicher sein können, dass Sie in der Zwischenzeit nicht wichtige Aspekte vergessen haben? Leitfaden hierfür kann die Spaced-Repetition-Methode sein.

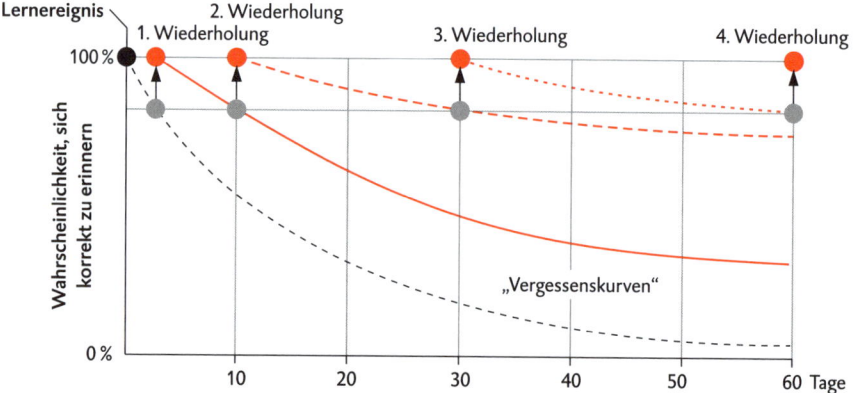

Beispielschema zur Spaced-Repetition-Methode

Die Zeiträume zwischen den Wiederholungen der einzelnen Lernpakete, also die „Lernintervalle", werden bei dieser Technik so angelegt, dass sie immer größer werden, je öfter man etwas wiederholt. Ziel ist es, das Thema immer genau dann zu wiederholen, wenn man **kurz davor** gewesen wäre, es zu vergessen. Die Anstrengung, die man aufwenden muss, um sich an die Fakten zu erinnern, wird mit jeder Wiederholung geringer und das Wissen wird immer weiter in Ihr Langzeitgedächtnis verschoben. Irgendwann ist es dann eine absolute Selbstverständlichkeit, so wie Ihr täglicher Weg vom Bett zur Kaffeemaschine.

▬ **Beispiel** ▬

Die Länge der Intervalle kann sich mit jeder Wiederholung verdoppeln: Beim ersten Mal warten Sie eine Woche mit der nächsten Wiederholung, beim zweiten zwei, beim dritten vier und so weiter.

Die Erhöhung der Intervalldauer ist aber natürlich nur dann sinnvoll, wenn Sie das Wissen „vollständig" zumindest zufriedenstellend reproduzieren können. Merken Sie bei der Wiederholung, dass das Gelernte noch nicht richtig sitzt, sollten Sie die Intervalle noch einmal verkürzen.

Praktische Umsetzung mithilfe von analogen oder digitalen Karteikarten
Eine gute Möglichkeit, die Active-Recall- und die Spaced-Repetition-Methode zu verbinden und praktisch umzusetzen, ist die Nutzung von **analogen oder digitalen Karteikarten**. Dazu können auf der einen Seite der Karte die Frage und auf der anderen Seite die wesentlichen Aspekte der Antwort formuliert werden, um sich selbst überprüfen zu können. Im Fall der analogen Nutzung wird zusätzlich auf der Karte oder im Organisationssystem vermerkt, wann sie erstellt wurde und wann sie zu wiederholen ist. Beantworten Sie eine Frage richtig, ist die Karte erst entsprechend später zu wiederholen. Beantworten Sie eine Frage nicht zufriedenstellend, kommt die betreffende Karte auf den Stapel für den nächsten Tag.

Es gibt auch verschiedene **Programme**, die Ihnen am Tablet, PC oder Smartphone die Organisation größerer Mengen an Karteikarten ermöglichen und zum Teil clevere Algorithmen nutzen, um das eigene Lernverhalten zu optimieren. Das kann so weit gehen, dass Ihnen jegliche Organisation, wann Sie welches Thema wiederholen, vollständig vom entsprechenden Programm abgenommen wird. Sie müssen lediglich die Karteikarten einpflegen und sich dann mit diesen „prüfen". Nachdem Sie sich abgefragt haben, können Sie nun angeben, ob sie die Karte „nochmal" wiederholen möchten, ob Sie sie gut beantwortet haben oder ob die Karte besonders einfach war. Je nachdem, wie gut sie sich erinnern und wie oft Sie die Karteikarte wiederholt haben, bestimmt das Programm selbstständig den nächsten Lernintervall. Sie müssen sich also nach der Erstellung der Karteikarten nicht mehr mit der zeitintensiven und vor allem nervenbelastenden manuellen Planung Ihrer auf Spaced-Repetition basierenden Lernintervalle befassen. Stattdessen können Sie sich ausschließlich auf die zu lernenden Inhalte fokussieren.

Wissen abrufen

In den vorherigen Abschnitten haben Sie Techniken zum Neuerwerb und zum Behalten von Wissen kennengelernt. Um beim MedAT erfolgreich zu sein, ist ein weiterer unbedingt notwendiger Bestandteil der Vorbereitung das Training auf die **speziellen Herausforderungen** am Testtag:

- **Die Dauer des MedAT:** Der Test zieht sich über fast einen gesamten Tag, was eine immense Belastung für Ihre Konzentrationsfähigkeit bedeutet.
- **Der Zeitdruck:** Viele Untertests sind durch einen großen Zeitdruck gekennzeichnet, durch den auch auf den ersten Blick relativ einfach erscheinende Aufgaben zu großen Herausforderungen werden.
- **Die ungewohnten Fragentypen:** Beim MedAT wird in einem Single- und einem Multiple-Choice-System geprüft. Es gibt also Fragen, bei denen eine Einzelantwort richtig ist und solche bei denen mehrere Antworten korrekt sind. Allerdings ist natürlich in beiden Fällen letztendlich nur ein Lösungsbuchstabe auszuwählen. Diese Fragentypen treten je nach Testteil in unterschiedlichen Formen auf.

Alles Wichtige zu den Fragentypen finden Sie in den Kapiteln zu den einzelnen Untertests ab S. 27.

▬ Beispiel

Multiple Choice:
Im Cytoplasma einer eukaryotischen Zelle …
1. befinden sich die unterschiedlichen Zellorganellen.
2. findet die Transkription statt.
3. findet die Translation statt.
4. sind keine Proteine zu finden.

A 1, 2 und 3 sind richtig.
B 1 und 3 sind richtig.
C 2 und 4 sind richtig.
D 4 ist richtig.
E Alle Aussagen sind falsch.

Single Choice:
Durch welche Substanz wird das für den Magen typische Milieu geschaffen?
A HCl
B HCO_3^-
C O_2
D CH_4N_2O
E Blut

Die gute Nachricht ist: Mit dem vorliegenden Buch können Sie sich gut auf all diese Herausforderungen vorbereiten, indem es Ihnen ermöglicht, mit testnahen Beispielen gezielt für den MedAT zu trainieren.

Wissen abrufen unter Zeitdruck
Der Zeitdruck stellt für viele Testteilnehmer*innen gerade im BMS eine große Herausforderung dar, denn im Schnitt stehen für eine Aufgabe hier nur 45–55 Sekunden zur Verfügung. Innerhalb dieser Zeit müssen Sie die Aufgabe und mehrere Antwortmöglichkeiten lesen, deren Wahrheitsgehalt zum Teil einzeln überprüfen, zu einem Ergebnis kommen und den entsprechenden Lösungsbuchstaben auf dem Lösungsbogen markieren. Aufgrund der in allen Untertests knapp bemessenen Zeit ist es absolut entscheidend, **effizient** an die Aufgaben heranzugehen. Alle wichtigen Werkzeuge dafür erhalten Sie in den Kapiteln zu den einzelnen Untertests.

Bei Ihrer Vorbereitung ist es enorm wichtig, dass Sie alle Aufgaben, ob nun Wissensteil, kognitiver Teil oder Textverständnis, nach Möglichkeit immer **unter realen Zeitvorgaben** üben. So gewinnen Sie vom Anfang Ihrer Vorbereitung an ein Gefühl für die optimale Zeiteinteilung und lernen somit auch schneller zu werden.
Wenn Sie in der Übungsphase innerhalb der vorgegebenen Zeit einmal nicht fertig werden, sollten Sie die noch nicht gelösten Aufgaben selbstverständlich trotzdem möglichst rasch abschließend bearbeiten.

Bedeutung der Testerfahrung
Stellen Sie sich Ihr Gehirn wie einen Marathonläufer vor, der sich auf die Olympischen Spiele vorbereitet: In seiner Vorbereitung ist der Sportler die Strecke schon dutzende Male abgelaufen, jede Bewegung ist perfektioniert und er ist sich absolut sicher, dass er das Maximum an Training herausgeholt hat. Am Tag des Marathons selbst spult er dann letztlich nur die bereits im Voraus geübten und erlernten Abläufe ab. Aber die Entscheidung darüber, ob er das Rennen gewinnt, ist zu diesem Zeitpunkt eigentlich schon gefallen – nämlich während der Vorbereitung.

Genau so sollten Sie auch Ihre MedAT-Vorbereitung sehen. Wenden Sie schon währenddessen ständig die **realen Wettbewerbsbedingungen** an: Trainieren Sie Ihr Gehirn, indem Sie die testnahen Übungsfragen nutzen und regelmäßig vollständige Testsimulationen durchführen, um sich an die Fragen, den Zeitdruck und die Dauer des MedATs zu gewöhnen (z. B. mithilfe des Bandes „Originalgetreue Testsimulationen MedAT"). Das heißt für Sie: Legen Sie in Ihrer Vorbereitung größten Wert auf die Bearbeitung **testnaher Beispiele** und **vollständiger Testsimulationen**. Beginnen Sie Ihre Vorbereitung mit einer Testsimulation, um einen realistischen Eindruck von der Aufgabe zu bekommen, die vor Ihnen liegt, und absolvieren Sie alle 2–3 Wochen eine weitere Simulation, um nah an der realen Belastung zu trainieren. Durch diese Übungen müssen Sie sich am Testtag keine Gedanken über unerwartete Abläufe, belastungsbedingte Konzentrationsschwächen oder ungewohnte Fragetypen machen. Sie haben dann den Kopf frei für das Abrufen der Lösungsstrategien und des erlernten Wissens.

Die authentischste Möglichkeit, Testerfahrung zu sammeln, ist, den MedAT testweise bereits einmal **im Vorjahr** zu absolvieren, also schon einmal teilzunehmen, bevor es „um etwas geht". Es ist nicht notwendig, die Matura/das Abitur bereits in der Tasche zu haben und man kann beliebig oft teilnehmen, sodass auch Testteilnahmen noch zu Schulzeiten ohne weiteres möglich sind.

Sie haben nun erfahren, wie Sie Wissen und Fähigkeiten neu erwerben, behalten und am Testtag abrufen können. Damit Sie die Lernmethoden strukturiert umzusetzen können, finden Sie im nächsten Kapitel eine detaillierte Erklärung, wie Sie Ihren individuellen Lernplan erstellen.

Die Erstellung Ihres individuellen Lernplans

Warum ist die Erstellung eines Lernplans sinnvoll?

Der MedAT ist für viele neben der Matura bzw. dem Abitur die bisher größte und schwierigste Prüfung Ihres Lebens. Dies liegt neben den im vorherigen Kapitel genannten Faktoren (Dauer, Zeitdruck und Fragentypen) zum einen an der bloßen Fülle des abgeprüften Wissens in den Fächern Biologie, Chemie, Physik und Mathematik. Zum anderen liegt es daran, dass im MedAT auch die kognitiven Fähigkeiten, die sozial-emotionalen Kompetenzen sowie das Textverständnis der Teilnehmer*innen abgeprüft werden. Die Vorbereitung auf eine solche **Bandbreite an Wissen und Fähigkeiten** stellt eine immense Herausforderung dar. Wer in der Konfrontation mit dieser Situation einen kühlen Kopf bewahrt und strukturiert bleibt, wird auch am Testtag selbst erfolgreich auf das Erlernte zugreifen können.

Im Folgenden geben wir Ihnen entscheidende **Werkzeuge** an die Hand, damit Sie Ihren persönlichen Lernerfolg für den MedAT optimieren können: Wir erklären Ihnen Schritt für Schritt, wie ein individueller und flexibel an Ihre persönliche Situation anpassbarer **Lernplan** zu erstellen und anzuwenden ist.

Warum ist ein Lernplan das geeignete Werkzeug, um diesen Herausforderungen ins Auge zu blicken? Ein entscheidender Punkt ist die Übersicht über den Stoff. Durch das Aufteilen der Masse an To-Do's in **kleine Häppchen** wissen Sie jeden Tag, was zu tun ist, um Ihr Ziel zu erreichen. Das steigert Ihre Motivation und garantiert, dass Sie stets im Blick behalten, wo Sie sich gerade im Vorbereitungsprozess befinden. Wenn Sie einen sinnvollen Lernplan haben, müssen Sie sich nicht jeden Tag damit auseinandersetzen, wie viel Sie in den einzelnen Themengebieten noch zu lernen haben. Neben der Übersicht und Motivation hat der Lernplan den Vorteil, dass er stark individualisierbar und flexibel an Ihre Bedürfnisse anpassbar ist.

Neben dem von uns vorgeschlagenen Lernplan-Modell gibt es selbstverständlich auch vorgefertigte Lernpläne. Denken Sie aber daran, dass diese für eine breite Masse gemacht sind und dass dadurch mit hoher Wahrscheinlichkeit nicht Ihre individuelle Situation abgedeckt wird. Nehmen Sie sich deswegen wenn möglich die Zeit und erstellen Sie mit dem folgenden Leitfaden Ihren **eigenen Lernplan**.

Vorarbeit

Im besten Fall haben Sie sich vor der Erstellung des Lernplans bereits mit den verschiedenen Angeboten an Büchern und Skripten für den Lernstoff des BMS-Teils auseinandergesetzt und die für Ihre Bedürfnisse passenden Quellen gefunden (siehe Wissensquellen für den BMS, S. 29). Sollte das noch nicht der Fall sein, nutzen Sie diese Möglichkeit jetzt! Die Erstellung eines Lernplans führt nur dann zum Erfolg, wenn Sie konsequent und strukturiert vorgehen. Dazu gehört es, dass Sie sich bereits darüber im Klaren sind, woher Sie Ihre Informationen im Laufe des Lernprozesses beziehen möchten.

Die Erstellung Ihres Lernplans in vier Schritten

Wie kann die immense Stoffmenge also effektiv und übersichtlich geordnet werden? Der Prozess zur Erstellung eines Lernplans gliedert sich in die folgenden **vier Schritte:**
- Überblick gewinnen über Testteile und einzuplanende Arbeitszeit
- Lernpakete erstellen
- Lernpakete aufteilen im Kalender
- Lernplan anwenden und stetig anpassen

Überblick gewinnen über Testteile und einzuplanende Arbeitszeit
Der erste Schritt zur Erstellung Ihres persönlichen Lernplans ist, sich einen Überblick zu verschaffen. Zum einen sollten Sie sich klar machen, welche **ver-**

schiedenen Testteile es überhaupt gibt. Zum anderen ist wichtig zu verstehen, **wie groß die Anteile** der einzelnen Untertests an der Gesamtprüfung jeweils sind.

Überlegen Sie sich, wie viel Lernzeit Sie pro Fach für den BMS-Teil und für die übrigen Testabschnitte aufwenden möchten. Ein Anhaltspunkt dafür kann beispielsweise die Fragenanzahl für die verschiedenen Fächer und Untertests im MedAT sein. Das Verhältnis der Untertests zueinander sollte in der Anzahl der Lernpakete näherungsweise abgebildet sein (siehe Tabelle S. 2).

 Orientieren Sie sich aber auch an Ihrem eigenen **Vorwissen** und Ihren individuellen **Fähigkeiten**. Wenn Sie beispielsweise in Chemie bereits über großes Vorwissen verfügen, können Sie eventuell mehrere Unterkapitel in einem Lernpaket vereinen und müssen dadurch weniger Lernpakete erstellen. Wenn Ihnen z. B. das Entschlüsseln von Anagrammen sehr leicht fällt, können Sie weniger Zeit für die Vorbereitung auf den Wortflüssigkeits-Teil veranschlagen. Dafür können Sie dann im Lernplan für einen persönlichen Schwachpunkt mehr Zeit einplanen.

Absolut entscheidend ist auch, in Ihre Überlegungen einzubeziehen, wie viel Zeit Sie noch bis zum MedAT haben. Denn dieser Zeithorizont bildet die **Basis für Ihren Lernplan**. Sie sollten zudem festlegen, an welchen Tagen Sie wie viel Zeit in die MedAT-Vorbereitung investieren können. Legen Sie hier ein ganz besonderes Augenmerk auf Ihre persönliche Situation und planen Sie entsprechend realistisch: Arbeiten Sie beispielsweise in Vollzeit oder besuchen die Schule, können Sie an Werktagen über einen längeren Zeitraum wahrscheinlich nicht viel länger als drei bis vier Stunden sinnvoll lernen, während Sie sich andernfalls viel stärker auf die Vorbereitung konzentrieren und so wesentlich mehr Zeit pro Tag investieren können.

Berechnen Sie im ersten Schritt, basierend auf Ihren Überlegungen zur Ihnen zur Verfügung stehenden Vorbereitungszeit Ihr **tägliches Arbeitspensum**. Das heißt: Wie viele Lernpakete können Sie pro Lerntag schaffen, wenn eines davon circa eine bis eineinhalb Stunden in Anspruch nimmt? Dies führt zu einer möglichen **Gesamtzahl der Lernpakete**, die Sie im nächsten Schritt inhaltlich erstellen.

Planen Sie hier auf jeden Fall einen möglichst großzügigen **Puffer** ein (mindestens 3–4 Wochen) und denken Sie daran, dass auch **freie Tage** für eine erfolgreiche Vorbereitung extrem wichtig sind! Auch an Lerntagen sollten Sie regelmäßig **Pausen** einlegen, denn wenn Sie über sehr lange Zeit am Stück hochkonzentriert arbeiten, braucht Ihr Gehirn danach genügend Zeit zur Regeneration.

Ein Ansatz, der für viele funktioniert, ist die sogenannte **Pomodoro-Technik**. Dabei teilen Sie Ihre Arbeit immer in 25-minütige Sitzungen, unterbrochen von 5 Minuten Pause auf. Nach vier solcher Sitzungen machen Sie dann eine längere Pause von etwa 15 bis 20 Minuten. Damit können Sie sicherstellen, dass Sie auch über mehrere Stunden hinweg konzentriert und aufnahmefähig bleiben.

Lernpakete erstellen

Wir möchten möglichst überschaubare Lernpakete gestalten. Erfahrungsgemäß überschätzen wir uns hier alle deutlich in der Geschwindigkeit, mit der wir neue Dinge lernen. Achten Sie also darauf, Ihre Pakete nicht zu groß anzulegen. Erfahrungsgemäß sollten diese möglichst nicht mehr als 90 Minuten in Anspruch nehmen.

Wie bereits erklärt (siehe S. 11), kann die Vorbereitung auf den MedAT in drei Säulen unterteilt werden:
- Wissen erarbeiten
- Wissen behalten
- Wissen abrufen

Diese drei Säulen werden auch im fertigen Lernplan abgebildet sein und bilden die drei Arten von Lernpaketen.

- **Wissen erarbeiten:**
  Lernpakete für den BMS-Teil: Die erste Art von Lernpaketen dient zum Erwerb von neuem Fachwissen. Hierfür gilt es zunächst, die Lerninhalte der Fächer des BMS in Pakete aufzuteilen. Dadurch werden aus der scheinbar unüberschaubaren Masse an Informationen und Herausforderungen kleine, „gut verdauliche" Häppchen.

  Erstellen Sie sich zunächst eine Übersicht der Lerninhalte für jedes Fach, das im BMS-Teil des MedAT abgeprüft wird. Gehen Sie dabei von den von Ihnen ausgewählten **Fachbüchern/Skripten** sowie von den aktuellen **Stichwortlisten** des VMC (Virtueller Medizinischer Campus) aus. Letztere bieten eine Übersicht über alle für den BMS-Teil relevanten Inhaltsfelder, die Sie bis zum Testtag beherrschen sollten. Vergewissern Sie sich anhand der Stichwortlisten, dass Sie nur die Themengebiete einplanen und später lernen, die für den Test relevant sind. Alles andere wird verlässlich nicht geprüft und kostet nur unnötig Zeit.

  Anhand der von Ihnen erarbeiteten Übersicht können Sie nun die Lernpakete zusammenstellen. Dabei ist es für die Übersichtlichkeit und Handhabbarkeit entscheidend, dass die Lernpakete thematisch abgegrenzt sind.

Ein Lernpaket sollte also nicht mehrere Fächer enthalten. Benennen Sie die Lernpakete beispielsweise für Biologie einfach mit B1, B2, B3 etc.

▬ Beispiel

In Ihrer Lernquelle ist das Kapitel „Die menschliche Zelle" mit diversen Unterkapiteln als erstes Kapitel aufgeführt. Das gesamte Kapitel in einem Lernpaket zusammenzufassen, wäre wahrscheinlich viel zu viel. Entweder würde die Qualität Ihrer Karteikarten (oder Ihrer Zusammenfassungen) darunter leiden, oder Sie würden wesentlich mehr Zeit als eineinhalb Stunden brauchen, um das Lernpaket zu bearbeiten.

Deshalb unterteilen wir das Kapitel „Die menschliche Zelle" in seine Unterkapitel und fassen diese dann so zusammen, dass mehrere Lernpakete entstehen. Daraus ergibt sich die folgende Tabelle:

Die menschliche Zelle	
Einleitung	B1
Allgemeine Zellcharakteristika	
Zellarten	
Zellkern	
Zytoplasma	B2
Zellmembranen	
Mitochondrien	
Endoplasmatisches Retikulum, Ribosomen	
Golgi-Apparat	B3
Lysosomen, Endosomen, Peroxisomen	
Zentriolen	
Zellkontakte	
Kinozilien, Geißeln, Mikrovilli	B4
Stofftransport	
Zellteilung	
Zelltod	

Diesen Prozess gehen Sie nun mit allen Fächern, Themen und Unterthemen durch und erhalten schließlich für jedes Fach eine Lernpaket-Liste. So entsteht beispielsweise eine Übersicht mit insgesamt 45 Lernpaketen für Biologie, 40 für Chemie, 35 für Physik und 20 für Mathematik.

Überprüfen Sie zwischendurch immer wieder, inwieweit Ihr Lernplan und die Größe einzelner Lernpakete für Ihre Planung (noch) **realistisch** sind. Gerade zu Anfang ist es ratsam, ein veranschlagtes Lernpaket testweise durchzulernen und zu sehen, wie lange Sie hierfür brauchen, um ein Gefühl für den eigenen Plan zu entwickeln.

Lernpakete für die übrigen Testteile: Nun besteht der MedAT aber nicht nur aus der Überprüfung der Fachkenntnisse im BMS-Teil. Auch für alle anderen Untertests, die zusammengenommen ganze 60 % der zu erreichenden Punktzahl ausmachen, müssen Sie in Ihrem Lernplan Zeit „blocken". In den weiteren Kapiteln dieses Buches werden Techniken zur Lösung aller Untertests vorgestellt. Manche davon sind zeitintensiv und aufwendig in der Vorbereitung. Deswegen erstellen Sie nach der oben beschrieben Methodik auch Pakete für diese Untertests.

Testteil	Untertest	Beitrag zum Gesamtergebnis ca.	
Basiskenntnistest für medizinische Studien	Biologie	17 %	40 %
	Chemie	10 %	
	Physik	7,7 %	
	Mathematik	5,1 %	
Textverständnis	Lesekompetenz	10 %	60 %
Kognitive Fähigkeiten und Fertigkeiten	Figuren zusammensetzen	8 %	
	Gedächtnis und Merkfähigkeit (Einprägephase)		
	Zahlenfolgen	5,3 %	
	Wortflüssigkeit	8 %	
	Gedächtnis und Merkfähigkeit (Reproduktionsphase)	13,3 %	
	Implikationen erkennen	5,3 %	
Sozial-emotionale Kompetenzen	Soziales Entscheiden	5 %	
	Emotionen erkennen	5 %	

Planen Sie zu Anfang jeweils **mindestens ein Lernpaket** für jeden kognitiven Untertest, aber auch für Textverständnis, Soziales Entscheiden und Emotionen erkennen ein. Im Verlauf dann, wenn es „nur noch" um das Üben und Anwenden der Bearbeitungsstrategien geht, können auch mehrere Untertests in einem Lernpaket zusammengefasst werden.

Einzig für den Untertest **Gedächtnis und Merkfähigkeit** sollten Sie sich unbedingt wiederholt ausreichend Zeit nehmen, um die Memostrategien (insb. Major-System, siehe S. 128) zu perfektionieren. Hier empfiehlt es sich auch, zwischen der Lernphase der Allergieausweise und der Reproduktionsphase Übungssets von Zahlenfolgen und Wortflüssigkeit zu bearbeiten, da nur ein Training unter möglichst realitätsnahen Bedingungen optimale Ergebnisse liefert.

- **Wissen behalten:**
Wie bereits erklärt, ist es entscheidend, nicht nur neues Wissen zu erarbeiten, sondern auch angefertigte Karteikarten und Zusammenfassungen zu wiederholen. Planen Sie an jedem Lerntag für mindestens **ein Drittel** der Zeit Lernpakete zur **Wiederholung** des bereits Gelernten ein. Orientieren Sie sich hierbei, wie im Abschnitt „Wissen behalten" auf S. 13 beschrieben, daran, wie gut und vollständig Sie das Wissen abrufen können.

- **Wissen abrufen:**
Übung macht den Meister bzw. die Meisterin! Die ungewohnten Aufgabenstellungen und Fragetypen sind für viele Teilnehmer*innen zunächst eine große Herausforderung. Wenn Sie sich im Verlauf der Vorbereitungsphase nicht daran gewöhnen, führt dies im Test zu einem Zeit- und entsprechend auch zu einem unnötigen Punktverlust. Deswegen ist die dritte Säule einer guten MedAT-Vorbereitung: **Kreuzen, Kreuzen, Kreuzen!** Mithilfe dieses Buchs und des Bandes „Originalgetreue Testsimulationen MedAT" können Sie sich auf alle Untertests und sämtliche relevanten Fragetypen optimal vorbereiten. So werden Sie am Testtag auf keine unerwarteten Hürden stoßen, sondern Ihr Wissen automatisch abrufen, so wie Sie es bereits hunderte Male zuvor, während der Vorbereitungsphase, getan haben.

Voraussetzung ist aber, dass Sie sich auch für das Training Ihrer Kenntnisse und Fähigkeiten Lernpakete, oder in diesem Fall besser „Trainingszeiten", erstellen. Sie blocken sich im Kalender also Zeiträume, die ausschließlich für das Kreuzen von Übungsfragen vorgesehen sind. Es empfiehlt sich außerdem, die Testbedingungen am Testtag möglichst originalgetreu nachzustellen. Erstellen Sie z. B. ein Lernpaket namens „Vormittag", in dem Sie den kompletten Vormittags-Teil unter realen Bedingungen (Zeitdruck, kein „Spicken", keine langen Pausen etc.) trainieren. Wenn Sie dann während der Vorbereitung beispielsweise feststellen, dass Ihnen der Untertest „Zahlenfolgen" besonders gut liegt, Sie aber im Testteil „Wortflüssigkeit" noch Schwierigkeiten haben, erstellen Sie sich ein neues Lernpaket, in dem sie gesondert diesen Schwachpunkt trainieren.

Damit Sie sich an die Bedingungen am Testtag selbst gewöhnen, sollten Sie wie erwähnt außerdem einige **vollständige Testsimulationen** einplanen und durchführen. Dadurch gewöhnen Sie Ihr Gehirn an die große Herausforderung, auch nach fünf Stunden Dauerbelastung noch zu funktionieren und konzentriert arbeiten zu können.

Lernpakete im Kalender aufteilen
Mit der Erstellung der Lernpakete haben Sie bereits das perfekte Fundament für Ihre Vorbereitung gelegt: Sie haben für jeden Testteil eine Übersicht darüber, wie viele Lernpakete abzuarbeiten sind.

Als nächstens besorgen Sie sich einen Kalender und klären einige wichtige Punkte:
- Wann findet der MedAT dieses Jahr statt?
- Wie viele Tage habe ich noch zur Vorbereitung?
- An welchen Tagen/zu welchen Zeiten plane ich größere Pausen ein (Urlaub etc.)?

Lassen Sie auch einen gewissen Puffer für Unvorhergesehenes und Anpassungen. Teilen Sie dann die Lernpakete entsprechend der zur Verfügung stehenden Zeit ein. Welche Themen zusammenpassen und ob Sie verschieden Bereiche mischen oder ganze Tage für Lernpakete zu einem einzelnen Thema einplanen, bleibt Ihnen überlassen – die Erfahrung zeigt, dass es hier kein richtig oder falsch gibt und Sie Ihren individuellen Vorlieben folgen sollten.

Beispiel

Mögliche erste Woche eines Lernplans:

Mo	Di	Mi	Do	Fr	Sa	So
28	29	30	31	01. Januar	02	03
04	05	06	07	08	09	10
☐ B1 ☐ B2 ☐ F ☐ FÜ	☐ B3 ☐ B4 ☐ C1 ☐ BÜ	☐ C2 ☐ GM ☐ ZF ☐ ZFÜ	☐ B5 ☐ B6 ☐ VM	☐ P1 ☐ BÜ ☐ NM	frei	frei

Mögliche Abkürzungen für die Benennung der Pakete:

Biologie	B	Biologie – Übung	BÜ
Chemie	C	Chemie – Übung	CÜ
Physik	P	Physik – Übung	PÜ
Mathe	M	Mathe – Übung	MÜ
Textverständnis	TV	Textverständnis – Übung	TVÜ
Figuren zusammensetzen	F	Figuren zusammensetzen – Übung	FÜ
Gedächtnis und Merkfähigkeit	GM	Gedächtnis und Merkfähigkeit – Übung	GMÜ
Zahlenfolgen	ZF	Zahlenfolgen – Übung	ZFÜ
Implikationen erkennen	I	Implikationen erkennen – Übung	IÜ
Wortflüssigkeit	WF	Wortflüssigkeit – Übung	WFÜ
Soziales Entscheiden	SE	Soziales Entscheiden – Übung	SEÜ
Emotionen erkennen	EE	Emotionen erkennen – Übung	EEÜ
Wiederholung	W		
Übung Vormittag komplett	VM		
Übung Nachmittag komplett	NM		
Testsimulation	SIM		

Lernplan anwenden und stetig anpassen

Es sollten möglichst alle Lernpakete und Themen in Ihrem Lernplan Platz finden. Allerdings liegt es in der Natur der Sache, dass Sie nicht alle Themen in einer vollständigen Tiefe bearbeiten können. Wenn Sie also im Verlauf der Vorbereitung merken, dass Sie Ihren Plan nicht wie geplant bearbeiten können, dann **verschieben oder adaptieren** Sie die Lernpakete so, dass es zu Ihrer Geschwindigkeit und der Zeit, die Ihnen zur Verfügung steht, passt.

 Für viele ist es eine Herausforderung, die **richtige Lerntiefe** für die einzelnen Stichworte zu definieren, da man aus der Schule häufig gewohnt ist „alles" zu können. Im MedAT sollte das Ziel besser lauten, „alles so gut wie möglich" zu können. Das heißt, es ist in Summe wichtiger, in allen Themengebieten über solide Grundlagen zu verfügen, als einige Themen in epischer Tiefe, andere dafür gar nicht gelernt zu haben.

Basiskenntnistest für medizinische Studien (BMS)

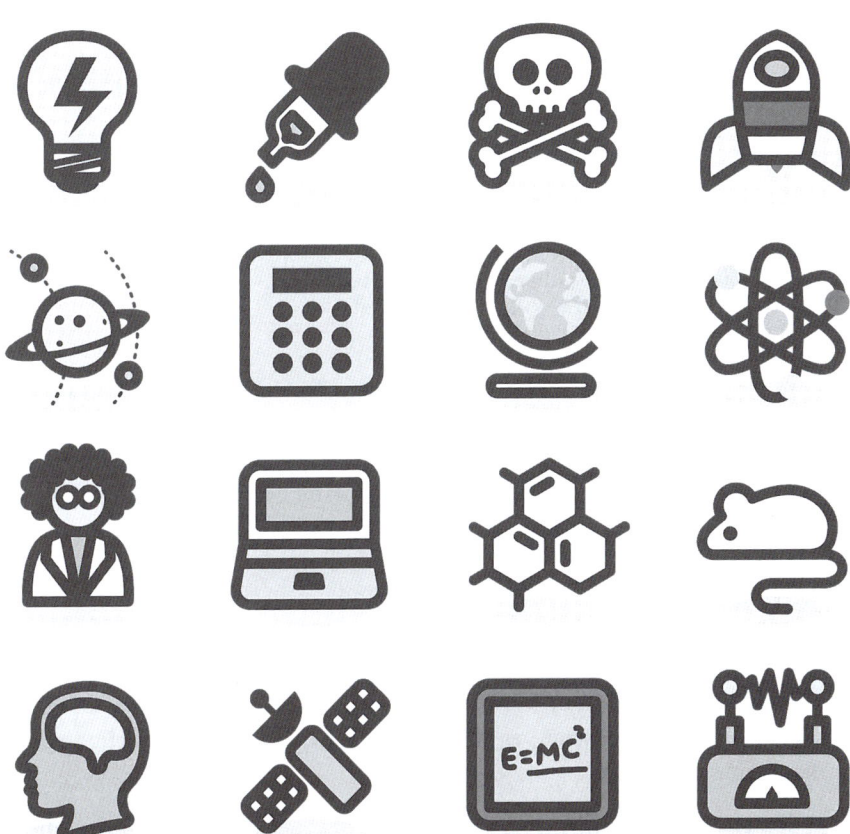

Aufbau und Vorbereitung

Im Wissensteil des MedAT, genannt **Basiskenntnistest für Medizinische Studien (BMS)**, werden Ihnen 94 Fragen aus den naturwissenschaftlichen Schulfächern **Biologie, Chemie, Physik und Mathematik** gestellt.

	Anzahl der Aufgaben	Gesamtzeit in min	Zeit pro Aufgabe in s
Biologie	40	30	45
Chemie	24	18	45
Physik	18	16	53
Mathematik	12	11	53

▶ Insgesamt beträgt die Bearbeitungszeit **75 Minuten**.
▶ Der Untertest geht mit **40 %** in die Gesamtbewertung ein.

Um im BMS viele Punkte zu holen, müssen am Testtag zwei Grundvoraussetzungen erfüllt sein:

- Sie benötigen **breit aufgestelltes Wissen**, das die gesamten **offiziellen Stichwortlisten** (siehe unten), die den Umfang genau definieren, abdeckt. Da die Stoffmenge begrenzt ist, ist das Erreichen einer hohen Punktzahl in diesem Testteil vor allem eine Frage von Fleiß und Durchhaltevermögen bei der Vorbereitung.
- Ihr Wissen muss **sicher und schnell abrufbar** sein, damit Sie in der knappen Zeit jede Frage lesen und beantworten können. Jede Frage, die Sie nicht bearbeiten können, ist ein verlorener Punkt – vor allem, wenn Sie das Wissen eigentlich parat haben, es aber aufgrund von Zeitmangel nicht anwenden können.

Von den etwa 1 500 Teilnehmer*innen, die jedes Jahr einen Medizin-Studienplatz in Österreich bekommen, hat fast jede*r mindestens 70 % der BMS-Fragen korrekt beantwortet. Sie sollten also unbedingt ein ähnlich gutes Ergebnis anstreben.

Um das zu erreichen, ist eine langfristig geplante und intensive **Vorbereitung** notwendig (siehe vorheriges Kapitel). Die Vorbereitung beginnt am besten mit dem Herunterladen der **aktuellen Stichwortlisten** aus dem VMC, um sich einen Überblick über die genannten Themen zu verschaffen. Die Stichwortlisten geben Ihnen die Themenfelder vor, die Sie bis zum Testtag beherrschen sollten. Lernen Sie also nur die Gebiete, die auf den Stichwortlisten stehen, alles andere wird verlässlich nicht geprüft und würde nur unnötig Vorbereitungszeit kosten.

Wichtig ist außerdem: Der Test heißt „Basiskenntnistest" Medizinische Studiengänge, es handelt sich demnach um **Basiswissen**, welches für das Medizinstudium relevant ist, und vom Niveau her weitestgehend dem Matura- bzw. Abiturstoff entspricht – in Biologie und Chemie **etwas darüber**, in Physik und Mathematik aber auch **deutlich darunter**.

Wissensquellen für den BMS

Die Verwendung von **Lehrbüchern** zum jeweiligen Fach für die Matura- bzw. Abiturstufe ist größtenteils ausreichend. Da zu den relevanten Stichwörtern in praktisch jedem Lehrbuch Ähnliches steht, ist die Auswahl der Bücher kaum vom Inhalt abhängig, solange das gesuchte Stichwort abgehandelt wird, sondern eher von Ihren persönlichen Präferenzen. Sie sollten dabei aber darauf achten, dass Sie keine **zu umfangreiche Fachliteratur** erwerben. Bei der Fülle an Themen, die für den MedAT gelernt werden müssen, würde es zu viel Zeit kosten, alles bis ins kleinste Detail zu lernen. Eine gute Ergänzung zu Lehrbüchern, in denen mitunter nicht alle Stichworte enthalten sind, können auch **kostenlosen Skripte** beispielsweise der ÖH Med Wien bieten. Diese können unter *https://medat.oehmedwien.at/skripten/* heruntergeladen werden.

Prinzipiell sind auch **Wikipedia, YouTube und Co**. eine geeignete kostenfreie Ergänzung zu Lehrbüchern. Dort finden Sie zu allen Themengebieten ausreichend Material. Allerdings können Sie sich hier nicht uneingeschränkt auf die Korrektheit der Ausführungen verlassen und die Informationen können je nach Thema zu ausführlich oder zu knapp ausfallen.

Sollten Sie noch keine passenden Lernmaterialen haben, so ist es ratsam, in einer Buchhandlung vor Ort entsprechende Bücher anhand der Stichwortliste durchzusehen oder in Onlineshops die „Blick-ins-Buch-Funktion" zu nutzen. Dabei können Sie bei einer Leseprobe überprüfen, ob der Schreibstil, die Art der Darstellung, die Verwendung von Grafiken etc. Ihrem Geschmack entspricht. Sinnvoll kann es sein, Bücher zu erwerben, die für die **ersten Semester des Medizinstudiums** konzipiert sind. Auch wenn darin sicherlich einige für den MedAT nicht relevante Inhalte zu finden sind, können Sie die Bände dann während Ihres Studiums in vollem Umfang nutzen.

Wie erwähnt ist es wichtig, dass Sie sich auf die Stichwortlisten fokussieren, um die Menge an Lerninhalten auf ein realistisches Maß zu reduzieren. Bei Interesse und wenn es für Ihr Verständnis hilfreich ist, können Sie aber natürlich darüber hinaus angrenzende Themen oder vertiefende Details lernen. Bedenken Sie nur, dass Biologie, Chemie und Physik nahezu „unendliche" Fachgebiete sind und Sie daher bewusste Grenzen setzen sollten.

Bearbeitungsstrategien

Ihr Ziel ist es selbstverständlich, am Testtag möglichst viele der Prüfungsfragen richtig zu beantworten. Denken Sie deshalb bei Ihrer Vorbereitung an die folgenden Punkte:
- Die Aufgaben werden im Multiple-Choice- und im Single-Choice-Modus geprüft.
- Die Aufgaben müssen unter Zeitdruck bearbeitet werden.
- Das geprüfte Wissen ist definiert und gezielt erlernbar.

Daher ist es sinnvoll, mit Start der Vorbereitung auch unter den Bedingungen der ersten beiden Punkte zu üben. So bekommen Sie von Anfang an eine Vorstellung von den Ansprüchen, die an Sie gestellt werden, und lernen bereits frühzeitig, die knapp bemessene Bearbeitungszeit richtig einzuteilen.

Unterschiedliche Fragenmodi

Es werden grundsätzlich **zwei verschiedene Fragenmodi**, Multiple-Choice und Single-Choice, unterschieden, die sich innerhalb eines Aufgabensets zufällig abwechseln.
- **Single-Choice-Aufgaben:** Hierbei werden Ihnen 5 Aussagen A–E vorgelegt und Sie müssen entscheiden, welche der 5 Aussagen richtig bzw. falsch ist. Es kann dabei immer nur eine Antwortmöglichkeit korrekt sein, sodass auf dem Antwortbogen immer nur **ein Lösungsbuchstabe** angekreuzt werden darf.

  Beispiele

  Was versteht man unter dem Begriff Biologie?
  A Die Wissenschaft des Lebendigen.
  B Die Wissenschaft der Zahlen.
  C Die Wissenschaft der Stoffe.
  D Die Wissenschaft der Sprachen.
  E Die Wissenschaft der Sternzeichen.
  → Da nur die Aussage **A** richtig ist, müssen Sie den Lösungsbuchstaben **A** auf dem Lösungsbogen markieren.

Welche der folgenden Aussagen ist **falsch**?
A Die Innenwinkelsumme eines Quadrats beträgt 360°.
B Die Innenwinkelsumme eines Rechtecks beträgt 360°.
C Die Innenwinkelsumme eines stumpfwinkligen Dreiecks beträgt 160°.
D Die Innenwinkelsumme eines rechtwinkligen Dreiecks beträgt 180°.
E Die Innenwinkelsumme eines Fünfecks beträgt 540°.
→ Da nur die Aussage C falsch ist, müssen Sie den Lösungsbuchstaben C auf dem Lösungsbogen markieren.

- **Multiple-Choice-Aufgaben (Kombinationsaufgaben):** In diesem Fragenmodus wird Ihnen eine beliebige Anzahl an Aussagen, in der Regel mindestens 3, vorgelegt und Sie müssen entscheiden, welche davon richtig bzw. falsch sind. Das Besondere an diesem Fragentyp ist, dass auch mehrere oder sogar alle Antwortmöglichkeiten korrekt sein können, aber auch keine.

  Im Anschluss müssen Sie die richtige **Kombination an Lösungen** in den Auswahlmöglichkeiten A–E finden und den entsprechenden Lösungsbuchstaben ankreuzen. Auch hier darf immer nur **ein Lösungsbuchstabe** angekreuzt werden.

Beispiel

Welche Aufgabe haben die Mitochondrien?
1. Sie dienen der Fotosynthese.
2. Ihre Aufgabe ist die Translation der mRNA.
3. Sie enthalten in ihrem Inneren die Chromosomen.
4. Sie dienen der Zellatmung und damit der Energieversorgung der Zelle.

A Nur 1. ist richtig.
B Nur 4. ist richtig.
C 2. und 3. sind richtig.
D 2. und 4. sind richtig.
E 1., 3. und 4. sind richtig.
→ Aussage 1 ist falsch, denn die Fotosynthese findet nicht in den Mitochondrien, sondern in den Chloroplasten von Pflanzenzellen statt.
Aussage 2 kann auch nicht richtig sein, da die Translation an den Ribosomen im Zytoplasma stattfindet.
Aussage 3 ist ebenfalls falsch: Mitochondrien enthalten im Inneren nicht die Chromosomen, sondern eine eigene zirkuläre, doppelsträngige mitochondriale DNA (mtDNA). Die Chromosomen sind innerhalb des Zellkerns lokalisiert.

Bleibt nur noch die Aussage 4, die die Kernfunktion von Mitochondrien simpel, aber richtig zusammenfasst.

Somit sind die Aussagen 1. bis 3. falsch und nur 4. ist richtig. Die richtige Kombination von Antwortmöglichkeiten wird also bei Lösung **B** angezeigt, sodass der Lösungsbuchstabe **B** auf dem Lösungsbogen zu markieren ist.

Bearbeitung der Fragenmodi

Trotz des Zeitdrucks gilt: Lesen Sie sich die **Frage** bzw. **Aufgabe** genau durch, bevor Sie sich auf die Antwortmöglichkeiten stürzen. Andernfalls kann es passieren, dass Sie sich in Ihrem Kopf eine Frage konstruieren, die nicht mit der abgedruckten Frage übereinstimmt, und Sie sich infolgedessen für die falsche(n) Antwortmöglichkeit(en) entscheiden.

Es kann sinnvoll sein, **direkt nach dem ersten Durchlesen** der Frage und noch vor der Beurteilung der Aussagen, die Ihnen in den Sinn kommende, Ihrer Meinung nach richtige Antwort kurz geistig oder auf dem Aufgabenblatt zu notieren und diese dann mit den vorgegebenen Antwortmöglichkeiten abzugleichen. Dadurch nutzen Sie Ihr Bauchgefühl effektiv und minimieren die Gefahr, dass Sie, durch die vorgegebenen Aussagen verunsichert werden.

Unbedingt sinnvoll ist es, **Signalwörter** in der Fragestellung wie „**falsch**" „**nicht**" oder „**korrekt**" zu **markieren**, damit diese nicht überlesen und so Flüchtigkeitsfehler vermieden werden. Vor allem wenn Sie nach der Bearbeitung weiterer Aufgaben zu einer bereits angefangenen Aufgabe zurückkehren, ist ohne eine deutliche Markierung die Gefahr groß, dass dieser Aspekt übersehen wird.

Im MedAT und insbesondere im BMS-Teil kommt es häufig vor, dass in der Aufgabenstellung nach der falschen Aussage unter den Antwortmöglichkeiten gesucht wird. in den letzten Jahren gab es hier keine konsistente Formatierung. Oft wurde „falsch" bzw. „nicht" aber GROß oder **fett** geschrieben.

Wenn Sie sich den **Antwortmöglichkeiten** zuwenden, ist es sehr hilfreich, neben Ihrer Ansicht nach korrekten Aussagen einen **Haken** und neben falschen Aussagen ein **Kreuz** zu machen. Dadurch behalten Sie den Überblick, welche Aussagen Sie bereits (abschließend) beurteilt haben. Bei Aufgaben, in denen es um das Finden der korrekten Aussagen geht, müssen Sie dann nur noch die Haken anschauen, und bei Aufgaben, die sich um die falschen Aussagen drehen, nur noch die Kreuze überprüfen. Dies würde bei dem oben aufgeführten Beispiel wie folgt aussehen:

Beispiel

Welche Aufgabe haben Mitochondrien?

✗ 1. Sie dienen der Fotosynthese.
✗ 2. Ihre Aufgabe ist die Translation der mRNA.
✗ 3. Die Mitochondrien enthalten im Innern die Chromosomen.
✓ 4. Sie dienen der Zellatmung und damit der Energieversorgung der Zelle.

- A Nur 1. ist richtig.
- B Nur 4. ist richtig.
- C 2. und 3. sind richtig.
- D 2. und 4. sind richtig.
- E 1., 3. und 4. sind richtig.

Andere Vorgehensweisen, wie das **Durchstreichen** falscher Aussagen sind weniger zu empfehlen, da dies beispielsweise im Fall eines Irrtums dazu führt, dass Sie die Texte nicht mehr problemlos lesen können.

Durch die Markierung mit einem Kreuz oder einem Haken kann bei den **Multiple-Choice-Aufgaben** eine **persönliche Bearbeitungsreihenfolge** gewählt werden. Z. B. lesen Sie in der zweiten Aussage den Begriff „Translation", mit dem Sie sich besonders gut auskennen. Also können Sie auch diese Aussage zuerst überprüfen und mit einem Kreuz versehen, ohne später durcheinander zu kommen und die Aussage eventuell versehentlich erneut zu prüfen oder zu vergessen, wie Sie sie bewertet haben.

Dass bei den Multiple-Choice-Aufgaben durch die Nutzung des **Ausschlussverfahrens** unter Umständen nicht alle Aussagen überprüft werden müssen, bietet Ihnen die Möglichkeit, wertvolle **Arbeitszeit einzusparen**. Im Beispiel kann die Antwort B als zutreffend erkannt werden, nachdem nur Aussage 1. und 2. als nicht korrekt eingestuft wurden, weil die Antwortmöglichkeiten A–E keine andere Kombination erlauben. Somit mussten Sie hier theoretisch nur zwei Aussage bearbeiten, um schnell zu einer verlässlichen Lösung zu kommen. Durch die vorgegebenen Kombinationsmöglichkeiten lassen sich also in vielen Fällen auch Aufgaben richtig bearbeiten, bei denen Sie nicht alle Aussagen einwandfrei beurteilen können. Grundvoraussetzung dafür sind aber eindeutige Richtig-Falsch-Markierungen und dass Sie sich die Antwortmöglichkeiten A–E während der Bearbeitung der jeweiligen Aufgabe immer wieder aufmerksam ansehen.

Im Unterschied zu den Multiple-Choice-Aufgaben kann bei den **Single-Choice-Aufgaben** die eine je nach Fragestellung richtige oder falsche Antwortmöglichkeit A–E sofort angekreuzt werden, ohne dass Sie diese im

Kontrast zu den übrigen Aussagen beurteilen müssen. **Aber Vorsicht:** Auch wenn Sie in manchen Fällen der Meinung sind, die Frage schon nach dem Lesen der 1. oder 2. Aussage mit annähernd 100%iger Sicherheit korrekt beantworten zu können, sollten Sie die übrigen Aussagen zumindest **kurz überfliegen**. Vielleicht befindet sich darunter eine, die Ihnen noch plausibler erscheint und Sie überdenken Ihre ursprüngliche Wahl noch einmal. Durch **pauschalisierende Formulierungen** (z. B. „nie" oder „immer") oder **Vertauschen von Zusammenhängen** werden oft auf den ersten Blick korrekte Antworten generiert, die bei genauerer Betrachtung oder im Vergleich zu anderen Antworten doch als falsch zu werten sind. Grundsätzlich gilt, dass man aus Prüfungen in der Schulzeit wenig Erfahrung mit falschen Antwortmöglichkeiten hat. Achten Sie also bei der Auswertung von Übungsaufgaben darauf, ob Sie dazu tendieren falsche Aussagen als richtig zu bewerten und versuchen Sie gegebenenfalls durch weitere Übungsaufgaben Ihren Blick zu schärfen.

Grundsätzlich empfiehlt sich bei beiden Fragenmodi das Vorgehen, die Aussagen nicht nach einem starren Muster der Reihe nach durchzugehen. Es ist sinnvoller, die verschiedenen Aussagen zunächst zu **überfliegen** und anschließend nach persönlichen Vorlieben diejenigen Aussagen zuerst zu beurteilen, bei denen Sie sich am sichersten fühlen.
Durch diese Methode können Sie in vielen Fällen **schnell direkt zur Lösung** kommen und **verschwenden keine Zeit** mit der Beurteilung der übrigen Aussagen. Wenn es zeitlich möglich ist, ist es aber natürlich auch in solchen Fällen sinnvoll, zur Sicherheit alle Aussagen einer Aufgabe einmal aufmerksam durchzulesen.

Innerhalb der Untertests im MedAT sind die Aufgaben **nicht** in aufsteigender Schwierigkeit geordnet. Im BMS kann es also sein, dass eine schwierige Aufgabe z. B. im Matheteil schon weit vorne kommt und eine einfache Frage nach dem Präfix einer bestimmten Zehnerpotenz ganz am Ende. Daher sollten Sie bei einem Thema, das Sie ggf. nicht gelernt haben oder nicht gut beherrschen, einfach weiter zur **nächsten Frage** springen. Sie bekommen keine Punkte für eine angefangene Aufgabe und wenn Sie raten müssen, beträgt die Wahrscheinlichkeit für eine korrekte Antwort lediglich 20%. Folglich sollten Sie zunächst alle Aufgaben bearbeiten, bei denen Sie sich sicher sind. Anschließend können Sie sich mit den schwierigeren Aufgaben beschäftigen, sodass Sie die wenige Zeit optimal nutzen!

Denken Sie aber daran: Im TMS erhalten Sie für falsche Antworten keine Minuspunkte. Wenn Ihnen die Zeit in einem Untertest also komplett ausgeht oder sich eine Aufgabe als für Sie unlösbar herausstellt, sollten Sie als letztes Mittel natürlich trotzdem zum „**Raten**" greifen.

Tipps für zielgerichtetes „Raten"
▶ Korrekte Aussagen enthalten oft **mehr Informationen** als falsche und sind dadurch länger.
▶ Aussagen, die **vorsichtige Formulierungen** wie „in der Regel", „viele", „manche", „möglicherweise", „meistens", „selten", „häufig", „manchmal" und „kann" enthalten, treffen häufiger zu als andere.
▶ Dagegen sind **pauschale Aussagen** wie „alle", „ausschließlich", „immer", „nie", „nur", „zwingend" und „muss" häufig falsch.
▶ Kommen Ihnen bei einer Aufgabe keine der angegebenen Antwortmöglichkeiten korrekt vor oder zu viele, konzentrieren Sie sich darauf, unter den Antwortmöglichkeiten die Ihrer Meinung nach „**beste Antwort**" zu finden.
▶ Überprüfen Sie noch einmal, ob das **Ausschlussprinzip** Sie nicht doch zur Lösung bringt.

Grundsätzlich ist die Empfehlung aber, eine Aufgabe einmal zu bearbeiten und zu einer Lösung zu kommen. Übertragen Sie anschließend möglichst **sofort** die Antwort auf den Antwortbogen. Hintergrund ist erstens, dass es keine zusätzliche Zeit gibt, um Antworten zu übertragen, und zweitens, dass die Erfahrung gezeigt hat, dass man sich bei einer zweiten Bearbeitung häufiger von einer richtigen Antwort hin zu einer falschen umentscheidet als umgekehrt.

Bei jeder Aufgabe des MedAT mit Ausnahme der Untertests Emotionen erkennen und Soziales Entscheiden, die ein anderes Antwortformat haben, ist immer nur **eine Antwortmöglichkeit** (A–E) richtig. Achten Sie also unbedingt darauf, niemals aus Versehen oder aus Unsicherheit bei einer Aufgabe zwei Kreuze zu setzen, da ansonsten die entsprechende Aufgabe automatisch als falsch gewertet wird.

Das Wichtigste kurz zusammengefasst:
▶ **Frage** bzw. **Aufgabe** genau durchlesen
▶ **Signalwort** der Fragestellung markieren → ist/sind die falsche/n oder die richtige/n Antwort/en gesucht?
▶ **Aussagen** zunächst überfliegen, um leicht zu überprüfende Aussagen zuerst zu bearbeiten
▶ Ein **Kreuz** neben falsche und einen **Haken** neben korrekte Aussagen setzen
▶ Gegebenenfalls Nutzung des **Ausschlussverfahrens**
▶ Schwierige Fragen zunächst überspringen
▶ Im Notfall raten
▶ Antwort-Buchstaben möglichst sofort auf den **Antwortbogen** übertragen
▶ Pro Aufgabe niemals mehr als ein Kreuz setzen

Übungsaufgaben

Auf den folgenden Seiten finden Sie **jeweils 20 Fragen** aus den Bereichen **Biologie, Chemie, Physik und Mathematik**, wie sie Ihnen auch im MedAT begegnen können. Nutzen Sie diese Aufgaben, um einen Überblick über das Fragenformat und die typischen Inhalte zu bekommen, um verschiedene Strategien zu testen und um die spezifischen Anforderungen allgemein zu trainieren. Auch können Sie sich unter originalen Zeitvorgaben an den Aufgaben versuchen. Die korrekten Lösungsbuchstaben finden Sie in der Lösungsliste auf S. 242. Ausführliche Erklärungen zu allen Aufgaben können Sie auf www.stark-verlag.de/onlinecontent herunterladen.

Bearbeitungszeit von jeweils **20 Fragen** unter Prüfungsbedingungen:
- Untertest Biologie: pro Aufgabe 45 s ⇒ 15 min
- Untertest Chemie: pro Aufgabe 45 s ⇒ 15 min
- Untertest Physik: pro Aufgabe 53 s ⇒ ca. 18 min
- Untertest Mathematik: pro Aufgabe 53 s ⇒ ca. 18 min

Biologie

1 Welche Aussagen zu den Blutgruppen des Menschen sind richtig?
1. Ein Mensch mit Blutgruppe 0 bildet keine Antikörper gegen die Antigene, die sich auf den Erythrozyten von Menschen mit Blutgruppe B befinden.
2. Das AB0-System unterscheidet 3 verschiedene Blutgruppen.
3. Neben dem AB0-System gibt es noch weitere Blutgruppensysteme.
4. Ein Mensch mit der Blutgruppe A verträgt eine Blutspende von Erythrozyten der Blutgruppe 0.
5. Stehen Erythrozyten der Blutgruppen AB und B für einen Empfänger mit der Blutgruppe AB zur Verfügung, sollten die roten Blutkörperchen der Blutgruppe B bevorzugt gegeben werden.

A 3. und 4. sind richtig.
B 1. und 2. sind richtig.
C 1., 3. und 4. sind richtig.
D Alle sind richtig.
E 2. und 5. sind richtig.

Lösung: Antwort

2 Welche der folgenden Aussagen über Zellorganellen ist/sind richtig?
1. Mitochondrien haben eine Doppelmembran, Lysosomen eine einfache Membran.
2. Ribosomen findet man im Zytoplasma und im Zellkern.
3. Der Membran des rauen endoplasmatischen Retikulums sind an der Außenseite Mitochondrien aufgelagert.
4. Der Nukleolus ist ein membranumgrenzter Reaktionsraum im Zellkern.

A 1. ist richtig.
B 1. und 2. sind richtig.
C 1., 2., und 4. sind richtig.
D 3. und 4. sind richtig.
E 2. und 3. sind richtig.

Lösung: Antwort

3 Cortisol wird im Zuge der Stressreaktion ausgeschüttet. Welche Drüse ist für die Produktion und Ausschüttung verantwortlich?

A Nebenschilddrüse
B Hypophyse
C Keimdrüsen
D Nebennierenrinde
E Schweißdrüse

Lösung: Antwort

4 Welche Aussagen zur Mitose sind richtig?
1. Die Replikation der DNA zählt nicht zur Mitose.
2. Die Neubildung der Zellkerne findet in der Telophase statt.
3. Die Kondensation des Chromatins zu Chromosomen beginnt in der Metaphase der Mitose.
4. Die Mitose funktioniert nur mit einer geraden Anzahl an Chromosomen ohne Probleme.
5. Der Chromosomensatz einer Zelle nach der Mitose ist 2n2c.

A 2. und 5. sind richtig.
B 1. und 2. sind richtig.
C 1., 2., 3. und 4. sind richtig.
D 2. und 5. sind richtig.
E 3. und 4. sind richtig.

Lösung: Antwort

5 Welche der folgenden Aussagen zum menschlichen Herz sind richtig?
1. In der linken Herzkammer wird ein größerer Druck aufgebaut als in der rechten Herzkammer.
2. In den rechten Vorhof mündet die Pfortader.
3. Die Lungenarterien entspringen der rechten Herzkammer.
4. Die Lungenvenen münden in den linken Vorhof.
5. Der Auswurf findet in der Diastole statt.

A 2., 3. und 4. sind richtig.
B Alle sind richtig.
C 1., 3. und 4. sind richtig.
D 2., 3. und 5. sind richtig.
E 1., 2. und 3. sind richtig.

Lösung: Antwort

6 Welche der folgenden Aussagen zum Atmungssystem des Menschen ist/sind richtig?
1. Bei einem Atemzug wird die komplette Luftmenge ausgetauscht, die sich im Atmungssystem befindet.
2. In Ruhe hat ein Atemzug bei einem erwachsenen Mann ein Volumen von ungefähr 4 Liter.
3. Der Austausch von Sauerstoff und Kohlenstoffdioxid erfolgt in den Alveolen.
4. Während der Einatmung gelangt die Luft über die Luftröhre in den Kehlkopf und von dort in die Lunge.
5. Der linke Lungenflügel besteht aus 3 Lappen.

A 1. und 2. sind richtig.
B 1. ist richtig.
C 2. und 4. sind richtig.
D 3. und 5. sind richtig.
E 3. ist richtig.

Lösung: Antwort

7 Welche Aussagen zu Eu- und Protozyten sind richtig?
1. Protozyten haben keine Kernmembran.
2. Proto- und Euzyten haben unterschiedliche Ribosomen im Zytoplasma.
3. Die genetische Information ist bei Euzyten auf Plasmiden organisiert.
4. Protozyten vermehren sich meiotisch.
5. Bakterien zählen zu den Euzyten.

A Alle sind richtig.
B 3. und 4. sind richtig.
C 2. und 5. sind richtig.
D 1. und 2. sind richtig.
E 1., 3. und 4. sind richtig.

Lösung: Antwort

8 Von welchen Grundlagen ging Charles Darwin bei der Entwicklung seiner Evolutionstheorie unter anderem aus?
1. Organismen produzieren mehr Nachkommen, als zur „Arterhaltung" notwendig wären.
2. Die natürliche Selektion begünstigt Individuen, die möglichst viele Nachkommen in möglichst kurzer Zeit hervorbringen.
3. Organismen haben einen „Vervollkommnungstrieb", der bewirkt, dass sie sich immer besser an die Umwelt anpassen.
4. Die am besten angepassten Individuen können mehr Nachkommen hervorbringen als ihre weniger gut angepassten Artgenossen.
5. Die Individuen einer Art gleichen sich in ihren Merkmalen vollständig (Artbegriff).
6. Die Konkurrenz um begrenzte Ressourcen bedingt eine natürliche Selektion.

A 1., 3. und 4. sind richtig.
B 1., 2., 4. und 5. sind richtig.
C 1., 4. und 6. sind richtig.
D 1., 2., 3., 5. und 6. sind richtig.
E Alle sind richtig.

Lösung: Antwort

9 Welche der folgenden Aussagen zum Immunsystem des Menschen ist/sind **falsch**?

1. Die Gedächtniszellen der erworbenen Immunabwehr finden sich vorwiegend im Gehirn.
2. Antikörper binden an spezifische Epitope.
3. Makrophagen nehmen eingedrungene Erreger auf und machen sie unschädlich.
4. Antikörper markieren körperfremde Strukturen für andere Zellen des Immunsystems.
5. Zytokine spielen bei der Steuerung der Immunreaktion eine Rolle.

A 2., 3., 4. und 5. sind falsch.
B 1. ist falsch.
C 1. und 5. sind falsch.
D 2. und 4. sind falsch.
E Alle sind falsch.

Lösung: Antwort ☐

10 Welche der folgenden Aussagen zu den Sinnesorganen des Menschen sind richtig?

1. Hammer, Amboss und Steigbügel spielen für den Gleichgewichtssinn eine wichtige Rolle.
2. In der Netzhaut finden sich deutlich mehr Stäbchen als Zapfen.
3. Die Rezeptionszonen des olfaktorischen Systems liegen in den Nasennebenhöhlen.
4. Im Allgemeinen werden fünf Geschmacksrichtungen unterschieden: süß, sauer, salzig, bitter und umami.
5. Das Trommelfell trennt das Innenohr vom Mittelohr.

A Alle sind richtig.
B 2., 3. und 4. sind richtig.
C 1. und 5. sind richtig.
D 3., 4. und 5. sind richtig.
E 2. und 4. sind richtig.

Lösung: Antwort ☐

11 Welche der folgenden Aussagen zum Verdauungssystem ist/sind richtig?
1. Die Galle wird im Magen dem Speisebrei zur Verdauung hinzugefügt.
2. Die Resorption der Nährstoffe erfolgt hauptsächlich im Dünndarm.
3. Der Dickdarm ist länger als der Dünndarm.
4. Bereits im Speichel finden sich Enzyme, die Nahrungsbestandteile zerlegen.

A 1. und 3. sind richtig.
B 2., 3. und 4. sind richtig.
C 2. und 4. sind richtig.
D Alle sind richtig.
E 2. ist richtig.   **Lösung:** Antwort ☐

12 Welche der folgenden Begriffe stehen für biotische Umweltfaktoren?
1. Fressfeind-Beute-Beziehung
2. Selektion
3. Symbiose
4. Konkurrenz
5. Gendrift
6. Nährstoffgehalt des Bodens
7. Sonneneinstrahlung

A Alle sind richtig.
B 1., 3., 4. und 7. sind richtig.
C 1., 2., 4. und 5. sind richtig.
D 2., 5., 6. und 7. sind richtig.
E 1., 3. und 4. sind richtig.   **Lösung:** Antwort ☐

13 Telomere sind Bestandteile von …
A mRNA.
B tRNA.
C Chromosomen.
D Ribosomen.
E proteinkodierenden Abschnitten der DNA.   **Lösung:** Antwort ☐

14 Welche der folgenden Aussagen ist/sind in Bezug auf einen X-chromosomal-dominanten Erbgang richtig?

1. Männliche Personen erkranken häufiger als weibliche. Frauen sind meist Überträgerinnen.
2. Bei einem kranken Vater erkranken in der Regel 50 % der Söhne.
3. Bei einer kranken Mutter erkranken alle Söhne.
4. Bei einem erkrankten Sohn ist es wahrscheinlicher, dass der Vater ebenfalls erkrankt war.

A 2. ist richtig.
B 3. ist richtig.
C 4. ist richtig.
D Keine Aussage ist richtig.
E 1. und 4. sind richtig.

Lösung: Antwort ☐

15 Um welchen Faktor kann die Herzfrequenz eines 20-jährigen Mannes bei Belastung ungefähr ansteigen (Ruhepuls = 61)?

A ca. 2
B ca. 3
C ca. 4,5
D ca. 5,5
E ca. 6

Lösung: Antwort ☐

16 Welches Stadium folgt in der Embryogenese auf das Blastulastadium?

A Morula
B Blastocyste
C Gastrula
D Zygote
E Neurula

Lösung: Antwort ☐

17 Welche Aussagen treffen auf das Splicing / Processing der mRNA zu?
1. Es findet bei Prokaryoten im Zytoplasma und bei Eukaryoten im Zellkern statt.
2. Die CAP-Sequenz wird an das 5'-Ende der DNA angehängt.
3. Der Poly-A-Schwanz wird an das 3'-Ende der prä-mRNA angehängt.
4. Ziel des Splicings ist es, die Exons herauszuschneiden.
5. Durch alternatives Splicing können in verschiedenen Geweben aus demselben Gen unterschiedliche Proteine hergestellt werden.

A 1. und 4. sind richtig.
B 2., 3. und 4. sind richtig.
C 1. und 5. sind richtig.
D 3. und 5. sind richtig.
E 2. und 4. sind richtig.   **Lösung:** Antwort

18 Mit welchem Ereignis/welcher Phase beginnt übereinkunftsgemäß der weibliche Zyklus?

A Eisprung
B Befruchtung
C 1. Tag der Menstruationsblutung
D Proliferationsphase
E Letzter Tag der Regelblutung   **Lösung:** Antwort

19 Welche Aussage(n) zum Crossing-over ist/sind richtig?
1. Crossing-over erhöht die genetische Vielfalt der Nachkommen.
2. Crossing-over findet vorwiegend während der 2. meiotischen Teilung statt.
3. Beim Crossing-over kommt es zum Austausch einzelner Abschnitte zwischen beliebigen Chromosomen.
4. Crossing-over ist ein hochgradig gesteuerter Prozess, bei dem nichts dem Zufall überlassen wird.
5. Durch Crossing-over können einzelne Gene entkoppelt werden.

A 2. und 3. sind richtig.
B 1., 2. und 4. sind richtig.
C 3. und 5. sind richtig.
D 1. und 5. sind richtig.
E 4. ist richtig.   **Lösung:** Antwort

20 Welche Aussagen zum Hormonsystem des Menschen sind richtig?
1. Die Freisetzung der Schilddrüsenhormone wird durch TSH stimuliert.
2. ACTH stimuliert die Cortisolausschüttung.
3. LH stimuliert die Testosteronausschüttung beim Mann.
4. Ein niedriger Blutzuckerspiegel stimuliert die Glucagonfreisetzung.
5. Renin wird bei niedrigem Blutdruck von der Leber ausgeschüttet.

A Alle sind richtig.
B 2., 3. und 5. sind richtig.
C 3., 4. und 5. sind richtig.
D 2., 4. und 5. sind richtig.
E 1., 2., 3. und 4. sind richtig.

Lösung: Antwort

Chemie

21 Welche der folgenden Eigenschaften trifft auf Butane zu?
- A Butane sind Alkene.
- B Butane haben die Summenformel C_4H_{12}.
- C Butane sind gelbliche, kaum brennbare und schwer zu verflüssigende Gase.
- D Butane sind schlecht in Wasser löslich.
- E Butan wird vorwiegend chemisch aus Wasser und Kohlenstoffdioxid hergestellt.

Lösung: Antwort

22 Welche der folgenden Aussagen zum Thema Katalysatoren sind richtig?
1. Ein Katalysator verändert den Reaktionsweg nicht.
2. Durch einen Katalysator wird die Aktivierungsenergie gesenkt.
3. Ein Katalysator kann auch bei einer sonst reversiblen Reaktion meistens nur in eine Reaktionsrichtung arbeiten.
4. Bei einer homogenen Katalyse liegen Katalysator und Reaktanden in verschiedenen Phasen (Aggregatzuständen) vor.
5. Der Katalysator geht unverbraucht aus einer Reaktion heraus.

- A 1. und 3. sind richtig.
- B 2. und 5. sind richtig.
- C 4. und 5. sind richtig.
- D 1., 3. und 5. sind richtig.
- E 2., 4. und 5. sind richtig.

Lösung: Antwort

23 1 Mol Wasser (H_2O) wiegt ca. 18 g. Sauerstoff (O) hat eine molare Masse von etwa 16 g/mol. Welche der folgenden Aussagen ist richtig?
- A 1 Mol Wasserstoff (H) wiegt 2 g.
- B 5 mMol Wasser wiegen 180 mg.
- C Wenn 9 g Wasser vorhanden sind, entfallen auf den Wasserstoff 1 Mol.
- D 10 kMol Wasser wiegen 1,8 t.
- E Sauerstoff hat eine 9-mal höhere molare Masse als Wasserstoff.

Lösung: Antwort

24 Im Großteil des Volumens eines Atoms finden sich welche Teilchen?

A Photonen
B Protonen
C Neutronen
D Elektronen
E Elementarteilchen **Lösung:** Antwort ☐

25 Welche der folgenden Aussagen zu Proteinen sind **falsch**?
1. Proteine bestehen aus Nukleinsäuren.
2. Bestimmte Proteine können Signalstoffe erkennen.
3. Aminosäuren können über Peptidbindungen miteinander verbunden sein.
4. Alpha-Helix und Beta-Faltblatt entsprechen der Primärstruktur eines Proteins.

A 1. und 4. sind falsch.
B 2. und 3. sind falsch.
C 3. und 4. sind falsch.
D 2., 3. und 4. sind falsch.
E Alle sind falsch. **Lösung:** Antwort ☐

26 Ethanol besitzt eine Molare Masse (M) von etwa 46 g · mol^{-1} und hat eine Dichte von etwa 0,8 g/cm^3. Welche Stoffmenge liegt in 230 g Ethanol vor?

A 0,2 mol
B 5 mol
C 36,8 mol
D 57,5 mol
E 184 mol **Lösung:** Antwort ☐

27 Welche der folgenden Aussagen zu Schwefelverbindungen sind richtig?
1. Salze oder Ester der Schwefelsäure nennt man Sulfate.
2. Salze oder Ester von H_2SO_3 nennt man Sulfite.
3. Salze des Schwefelwasserstoffs nennt man Sulfide.
4. Schwefelwasserstoff hat die Summenformel H_2S.

A 1. und 3. sind richtig.
B 2. und 4. sind richtig.
C 1., 2. und 3. sind richtig.
D 1., 3. und 4. sind richtig.
E Alle sind richtig. **Lösung:** Antwort ☐

28 1 Milliliter einer sauren Lösung mit einem pH-Wert von 2 wird mit 1 Liter Wasser verdünnt. Wasser ist neutral und hat einen pH-Wert von 7. Welchen pH-Wert hat die hergestellte Lösung?

A Etwa pH 3
B Etwa pH 4
C Etwa pH 5
D Etwa pH 6
E Etwa pH 7

Lösung: Antwort

29 Damit das Gesetz von BOYLE-MARIOTTE gilt, müssen zwei Größen konstant sein. Welche sind das?

A Teilchenanzahl und Volumen
B Volumen und Temperatur
C Temperatur und Teilchenanzahl
D Temperatur und Dichte
E Dichte und Druck

Lösung: Antwort

30 Welche Kombination an Aggregatzuständen von Stoffen beschreibt ein Aerosol?

A Gasförmig in gasförmig
B Gasförmig in flüssig
C Gasförmig in fest
D Fest in gasförmig
E Alle Aussagen sind falsch.

Lösung: Antwort

31 Welche der Aussagen trifft auf chemische Bindungen im DNA-Strang zu?

A Der DNA-Doppelstrang besteht aus nur zwei Makromolekülen.
B Zwischen Adenin und Thymin bestehen im DNA-Doppelstrang drei Wasserstoffbrückenbindungen.
C Bei den Bindungen zwischen zwei Nukleotiden handelt es sich um Peptidbindungen.
D Im DNA-Doppelstrang bindet immer eine Pyrimidinbase mit einer gegenüberliegenden Pyrimidinbase.
E Bei der Bildung der Phosphodiesterbindung wird ausgehend vom Phosphorsäurerest am Kohlenstoffatom C_3 eine zweite Esterbindung mit der OH-Gruppe am Kohlenstoffatom C_5 des nächsten Nukleotids ausgebildet.

Lösung: Antwort

32 Welche der folgenden Aussagen trifft /treffen auf Ketone zu?
1. Ein Keton enthält mindestens 3 Kohlenstoffatome.
2. Ketone lassen sich durch Oxidation sekundärer Alkohole herstellen.
3. In einer Ketonverbindung kann keine Doppelbindung bestehen.

A Nur Aussage 1. ist richtig.
B 1. und 2. sind richtig.
C 2. und 3. sind richtig.
D 1. und 3. sind richtig.
E Alle sind richtig. **Lösung:** Antwort ☐

33 Welche der folgenden Aussagen treffen auf Säuren zu?
1. Die Kohlensäure ist eine zweiprotonige Säure.
2. Säuren sind chemische Verbindungen, die Elektronen auf einen Reaktionspartner übertragen können.
3. Eine Base kann eine Säure neutralisieren.
4. Eine starke Säure hat einen hohen pH-Wert.

A 1. und 3. sind richtig.
B 2. und 4. sind richtig.
C 1., 2. und 3. sind richtig.
D 1., 3. und 4. sind richtig.
E Alle sind richtig. **Lösung:** Antwort ☐

34 Welche der folgenden Aussagen trifft auf das Element Sauerstoff zu?
A Im molekularen Sauerstoff tragen 4 Elektronen zur Bindung bei.
B Sauerstoff ist der Hauptbestandteil der Luft.
C Sauerstoff ist das zentrale Element der organischen Chemie.
D Sauerstoff hat eine atomare Masse von etwa $8 \: g \cdot mol^{-1}$.
E Die Verbindung aus drei Sauerstoffmolekülen wird Ozon genannt. **Lösung:** Antwort ☐

35 Welche Aussage zur Atombindung ist **falsch**?
  A Das Bindungsbestreben ist bedingt durch das Anstreben der Edelgaskonfiguration als den Zustand niedrigster Energie.
  B Die Koordinationszahl eines Atoms gibt die Zahl der nächsten Nachbaratome an.
  C Atombindungen entstehen durch Überlappung von Atomorbitalen unter Bildung von Molekülorbitalen.
  D Unterscheiden sich die Bindungspartner stark in ihrer Elektronegativität, liegen polare Atombindungen vor.
  E Im Stickstoffmolekül N_2 teilen sich die 2 Atome 3 Elektronen.

  Lösung: Antwort

36 Welche der folgenden Aussagen zu Oxidations- und Reduktionsmitteln sind richtig?
  1. Stoffe, die Elektronen aufnehmen, nennt man Oxidationsmittel.
  2. Stoffe, die die Oxidation eines Reaktionspartners begünstigen, nennt man Oxidationsmittel.
  3. Beispiele für starke Oxidationsmittel sind Sauerstoff, Chlor und Fluor.
  4. Reduktionsmittel werden bei einer Redoxreaktion selbst reduziert.

  A 1. und 3. sind richtig.
  B 2. und 4. sind richtig.
  C 1., 2. und 3. sind richtig.
  D 1., 3. und 4. sind richtig.
  E Alle sind richtig.

  Lösung: Antwort

37 Welche der folgenden Aussagen zum Galvanischen Element sind richtig?
  1. Der Minuspol ist immer die Anode.
  2. Der Ort, an dem die Oxidation stattfindet, ist die Kathode.
  3. In einer Galvanischen Zelle wird elektrische Energie in chemische Energie umgewandelt.
  4. In einer Galvanischen Zelle wird der Stromkreis über eine Ionenbrücke (Salzbrücke) geschlossen.

  A 2. und 3. sind richtig.
  B 1. und 4. sind richtig.
  C 1., 2. und 3. sind richtig.
  D 1., 3. und 4. sind richtig.
  E Alle sind richtig.

  Lösung: Antwort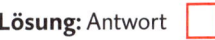

38 Welche funktionelle Gruppe ist hier dargestellt?

R–O–H

- A Aldehyd
- B Keton
- C Ether
- D Carbonsäure
- E Keine Aussage ist richtig. **Lösung:** Antwort ☐

39 Welche der folgenden Aussagen zur Glucose ist richtig?
- A Glucose ist ein Disaccharid.
- B Glucose entsteht hauptsächlich durch die Fotosynthese in Pflanzen.
- C Glucose besteht aus den drei Elementen Kohlenstoff, Stickstoff und Wasserstoff.
- D Glucose hat in etwa den gleichen Brennwert wie Fette.
- E Glucose ist schlecht wasserlöslich. **Lösung:** Antwort ☐

40 Welche der folgenden Aussagen zum Periodensystem der Elemente ist **falsch**?
- A Eine senkrechte Spalte wird Gruppe genannt.
- B Innerhalb einer Gruppe nimmt der Atomradius mit zunehmender Ordnungszahl in der Regel zu.
- C Die Lanthanoide finden sich in der 6. Periode.
- D Die Atome sind fortlaufend nach ihrer Massenzahl geordnet.
- E In den Hauptgruppen kann man eine Stufenlinie abbilden, die die Metalle von den Nichtmetallen trennt **Lösung:** Antwort ☐

Physik

41 Welche der folgenden Aussagen ist/sind bezüglich des Satzes „Ein Kinderwagen ist auf rauem Untergrund leichter zu ziehen als zu schieben" richtig?
1. Die Aussage ist richtig, weil der vertikale Anteil der Zugkraft beim Ziehen anders als der vertikale Anteil der Schubkraft beim Schieben der Gewichtskraft entgegenwirkt und sich so die Normalkraft und damit die Rollreibung verringert.
2. Die Aussage ist falsch. In beiden Fällen ist die notwendige Kraft gleich groß.
3. Die Aussage ist richtig, da sich beim Ziehen die Gewichtskraft reduziert.
4. Es ist keine Antwort möglich, da es im Wesentlichen auf die Gewichtsverteilung im Kinderwagen ankommt.

A 1. und 3. sind richtig.
B 1. ist richtig.
C 2. ist richtig.
D 4. ist richtig.
E 3. ist richtig.   **Lösung:** Antwort

42 Um eine leere Kutsche mit einer Gewichtskraft von 4000 N zu ziehen, braucht ein Pferd die Kraft von 200 N. Welche Kraft muss das Pferd in etwa aufbringen, wenn zusätzlich eine Last von 600 kg aufgeladen wird?

A etwa 1000 N
B etwa 800 N
C etwa 500 N
D etwa 260 N
E etwa 400 N   **Lösung:** Antwort

43 Welche der Folgenden Aussagen zur Wärmeleitung sind richtig?
1. Bei Konvektion erfolgt der Wärmetransport durch Stöße zwischen Teilchen.
2. Wärmestrahlung ist auch im Vakuum möglich.
3. Bei der Konvektion findet ein Materietransport statt.
4. Konvektion ist theoretisch auch im Vakuum möglich.

A 1. und 3. sind richtig.
B 2. und 3. sind richtig.
C 2, 3. und 4. sind richtig.
D Alle sind richtig.
E 1. und 4. sind richtig.   **Lösung:** Antwort

44 Welche Eigenschaften besitzt das Bild, das während des Sehvorgangs auf der Netzhaut entsteht?

A Es ist virtuell, höhen- und seitenverkehrt sowie verkleinert.
B Es ist reell, höhen- und seitenrichtig sowie vergrößert.
C Es ist virtuell, höhen- und seitenrichtig sowie vergrößert.
D Es ist reell, höhen- und seitenverkehrt sowie verkleinert.
E Es ist reell, höhenverkehrt, seitenrichtig sowie vergrößert.

Lösung: Antwort

45 Die Leistung wird in der Physik in folgenden Einheiten angegeben.
1. J (Joule)
2. W (Watt)
3. J/s (Joule pro Sekunde)
4. C/V (Coulomb pro Volt)
5. V · A (Volt mal Ampere)

A 1. und 5. sind richtig.
B 2. ist richtig.
C 3. und 4. sind richtig.
D 1., 3. und 4. sind richtig.
E 2., 3. und 5. sind richtig.

Lösung: Antwort

46 Bei kabellosen Netzwerkverbindungen zu Hause setzt man mit neuerer Technik auf eine Frequenz von 5 GHz, um Störungen von anderen, vor Ort vorhandenen Netzwerken zu vermeiden. Welche Wellenlänge ergibt sich, wenn die Geräte elektromagnetische Wellen mit einer Ausbreitungsgeschwindigkeit von 300 000 km/s senden?

A 2,5 cm
B 0,06 m
C 25 m
D 40 cm
E 0,4 cm

Lösung: Antwort

47 Welche der folgenden Einheiten kann man ineinander umrechnen?
1. Pascal in Newton pro Quadratmeter
2. Pascal in Wattsekunden
3. Pascal in Joule pro Kubikmeter
4. Pascal in Coulomb pro Volt

A 3. ist richtig.
B 1. und 3. sind richtig.
C 1. und 2. sind richtig.
D 2. und 4. sind richtig.
E 1., 3. und 4. sind richtig.   **Lösung:** Antwort ☐

48 An zwei in Reihe geschaltete Widerstände R_1 und R_2 wird eine Spannungsquelle angelegt. R_1 ist dabei doppelt so groß wie R_2. Welche Behauptung zum Gesamtwiderstand R ist richtig?

A $R = R_1 + R_2$
B $R = \dfrac{(R_1 + R_2)}{2}$
C $R < \dfrac{R_1}{2 + R_2}$
D $R = R_1 - R_2$
E $R > R_1 + 2 \cdot R_2$ **Lösung:** Antwort ☐

49 Welche Aussage(n) zu Antiteilchen ist/sind richtig?
1. Antiteilchen besitzen dieselbe Masse wie die entsprechenden Materieteilchen.
2. Antiteilchen haben eine Ladung, die der der entsprechenden Materieteilchen genau entgegengesetzt ist.
3. Das Antiteilchen des Elektrons ist das Proton.
4. Das Antiteilchen des Neutrons ist das Neutrino.

A Alle sind richtig.
B 1. und 2. sind richtig.
C 3. ist richtig.
D 4. ist richtig.
E 1., 2. und 4. sind richtig.   **Lösung:** Antwort ☐

50 Warum weht der Wind bei starker Sonneneinstrahlung vom Meer zum Land hin?
1. Da Wasser eine höhere Wärmekapazität besitzt als Landmasse, erwärmt sich die Landmasse schneller. Folglich erwärmt sich die Luft über dem Land schneller und steigt dabei auf, wodurch eine Sogwirkung entsteht, die die Luft vom Meer zum Land hin bewegt.
2. Diese Frage ist nicht logisch: Sonneneinstrahlung und Windbildung haben nichts miteinander zu tun und verhalten sich immer vollkommen unabhängig.
3. Durch Verdunstung von Wasser über dem Meer bilden sich Wolken, die einen Schutzschirm gegen Sonnenwinde bilden. Diese wirken somit hauptsächlich über der Landmasse und es entsteht eine Sogwirkung, die die Luft vom Meer zum Land hin bewegt.
4. Das Wasser im Meer erwärmt sich schneller als die umgebende Landmasse, durch die Ausdehnung der Luft über dem Wasser kommt es zur Windbewegung zum Land hin.
5. Die Sonneneinstrahlung drückt die heißen Luftmassen über Land in Richtung Meer, der Wind weht also genau in die umgekehrte Richtung.

A 1. ist richtig.
B Alle sind falsch.
C 4. ist falsch.
D 3. und 5. sind richtig.
E 2. ist richtig.

Lösung: Antwort

51 Welche Aussage(n) zu optisch dünneren Stoffen sind/ist korrekt?
1. Flüssigkeiten sind optisch dünner als Feststoffe.
2. Sie haben eine kleinere Brechzahl als optisch dichtere Stoffe.
3. In ihnen breitet sich das Licht schneller aus als in optisch dichteren Stoffen.
4. Ihr Brechungsindex liegt zwischen 0 und 1.

A Alle sind richtig.
B 1. und 3. sind richtig.
C 2. und 3. sind richtig.
D 1., 2. und 3. sind richtig.
E 4. ist richtig.

Lösung: Antwort

52 In der Musik haben verschiede Töne fest definierte Frequenzen. Gehen wir von einem Grundton mit der Grundfrequenz von 400 Hz aus, wie stellt sich dann die Kombination aus 1., 2. und 3. Oberton dar?
- A 400 Hz, 600 Hz, 800 Hz
- B 400 Hz, 800 Hz, 1 200 Hz
- C 600 Hz, 800 Hz, 1 000 Hz
- D 800 Hz, 1 200 Hz, 1 600 Hz
- E 800 Hz, 1 600 Hz, 3 200 Hz

Lösung: Antwort

53 Die Dichte einer Flüssigkeit ist definiert als …
1. Gewichtskraft pro Volumen.
2. Masse pro Volumen.
3. Volumen pro Gewicht.
4. Volumen pro Masse.
5. Masse pro Gewicht.
6. Molekulargewicht pro Volumen.

- A 5. ist richtig.
- B 6. ist richtig.
- C 2. ist richtig.
- D 1. ist richtig.
- E 3. und 5. sind richtig.

Lösung: Antwort

54 Welche der folgenden Zuordnungen aus Größen und ihren Einheiten sind richtig?
1. Magnetische Flussdichte: Tesla
2. Elektrischer Widerstand: Coulomb
3. Kraft: Pascal
4. Frequenz: Hertz
5. Arbeit: Joule

- A 2., 3. und 4. sind richtig.
- B 1., 4. und 5. sind richtig.
- C 1., 2., 3. und 4. sind richtig.
- D 1., 3., 4. und 5. sind richtig.
- E Alle sind richtig.

Lösung: Antwort

55 Wir betrachten den Atomaufbau. Welche Aussage kann man als korrekt ansehen, wenn man von einem ungeladenen Atom ausgeht?

A Neutronenzahl = Protonenzahl + Massenzahl
B Protonenzahl = Neutronenzahl + Massenzahl – Elektronenzahl
C Protonenzahl = Massenzahl – Neutronenzahl
D Elektronenzahl = Massenzahl – Protonenzahl – Neutronenzahl
E Massenzahl = Protonenzahl + Elektronenzahl + Neutronenzahl

Lösung: Antwort

56 Welche der folgenden Aussagen zum Ohm'schen Gesetz sind richtig?
1. Das Ohm'sche Gesetz besagt, dass I der Quotient aus R durch U ist.
2. Das Ohm'sche Gesetz wird benutzt, um magnetische Feldlinien zu errechnen.
3. Verdoppelt sich der Widerstand und vervierfacht sich die Spannung, so halbiert sich die Stromstärke.
4. Das Produkt aus R und I, geteilt durch die Spannung U ergibt immer 1.
5. Nach dem Ohm'schen Gesetz gilt: Ist der Widerstand konstant, so sinkt die Stromstärke bei sinkender Spannung.

A 1. und 3. sind richtig.
B 2. und 4. sind richtig.
C 3., 4. und 5. sind richtig.
D 4. und 5. sind richtig.
E 1., 3., 4. und 5. sind richtig.

Lösung: Antwort

57 Ein starrer Körper besitzt im Raum sowohl drei Freiheitsgrade der Rotation als auch drei Freiheitsgrade der Translation. Wie ändern sich die Freiheitsgrade, wenn man einen Körper auf ein ebenes Problem reduziert?

A Translation: 1 Freiheitsgrad; Rotation: 1 Freiheitgrad
B Translation: 2 Freiheitsgrade; Rotation: 1 Freiheitgrad
C Translation: 2 Freiheitsgrade; Rotation: 2 Freiheitgrade
D Translation: 3 Freiheitsgrade; Rotation: 3 Freiheitgrade
E Translation: 3 Freiheitsgrade; Rotation: 1 Freiheitgrad

Lösung: Antwort

58 Welche der folgenden Aussagen zum Aggregatzustand von Materie ist richtig?
- A Stoffe können immer nur einen einzigen Aggregatzustand einnehmen, unabhängig von Temperatur und Druck.
- B Unter Normaldruck hat Wasser seine größte Dichte bei ca. 6 °C, man spricht deshalb von einer Dichteanomalie.
- C Wasser ist bei einer Temperatur von 85 °C auf einer Höhe von 2 400 m über Normal-Null gasförmig.
- D Wenn ein Stoff vom gasförmigen in den flüssigen Zustand übergeht, spricht man von Kondensation.
- E Wenn ein Stoff vom festen in den flüssigen Aggregatzustand übergeht, dann wird dabei Energie abgegeben.

Lösung: Antwort

59 In der Optik gibt es Sammel- und Streulinsen, welche auch für die Korrekturen von Fehlsichtigkeit verwendet werden. Welche Aussage ist richtig?
- A Der Patient ist kurzsichtig, sein Augapfel ist zu lang. Er korrigiert seine Fehlsichtigkeit mit einer Sammellinse (Brille mit +x dpt).
- B Der Patient ist kurzsichtig, sein Augapfel ist zu kurz. Er korrigiert seine Fehlsichtigkeit mit einer Streulinse (Kontaktlinse mit –x dpt).
- C Der Patient ist weitsichtig, sein Augapfel ist zu lang. Er korrigiert seine Fehlsichtigkeit mit einer Streulinse (Brille mit –x dpt).
- D Der Patient ist weitsichtig, sein Augapfel ist zu kurz. Er korrigiert seine Fehlsichtigkeit mit einer Sammellinse (Kontaktlinse mit +x dpt).
- E Der Patient ist kurzsichtig, sein Augapfel ist zu lang. Er korrigiert seine Fehlsichtigkeit mit einer Streulinse (Brille mit +x dpt).

Lösung: Antwort

60 Welche der folgenden Aussagen zu elektrischen Leitern sind korrekt?
1. Der spezifische Widerstand eines Leiters ist der Kehrwert der elektrischen Leitfähigkeit.
2. Je nach Leitfähigkeit kann man zwischen Superleitern, Ganzleitern, Mittelleitern und Isolatoren unterscheiden.
3. Die Leitfähigkeit eines elektrischen Leiters kann man in Siemens/Meter angeben.
4. Platin hat die höchste Leitfähigkeit der Metalle.

A 1. und 3. sind richtig.
B 1. und 4. sind richtig.
C 1., 3. und 4. sind richtig.
D 2., 3. und 4. sind richtig.
E Alle sind richtig.

Lösung: Antwort

Mathematik

61 Wie oft passen 10 μm³ in 1 mm³?
  A 1 000 ×
  B 100 000 ×
  C 10 Millionen ×
  D 100 Millionen ×
  E 1 Milliarde ×   **Lösung:** Antwort ☐

62 Für welche Zahl steht das Präfix „mikro"?
  A 10^6
  B 10^{-9}
  C 10^{-6}
  D 10^{-15}
  E 10^{-12} **Lösung:** Antwort ☐

63 Gibt man zu einer gesuchten Zahl x ein Drittel ihrer selbst dazu und nimmt 40 % dieser Summe wieder weg, so bleibt 12 übrig. Wie lautet die gesuchte Zahl?
  A 12
  B $80 \cdot 10^{-1}$
  C 4^2
  D 10
  E 15   **Lösung:** Antwort ☐

64 Eine Murmel mit einem Durchmesser von 1,6 cm, rollt eine 2,30 m lange Murmelbahn nach unten. Wie viele Umdrehungen hat die Murmel auf ihrem Weg nach unten ungefähr hinter sich gebracht, wenn Sie im Ziel angekommen ist?
  A 20
  B 46
  C 62
  D 92
  E 140   **Lösung:** Antwort ☐

65 Wenn $x^3 = 27$, was ist dann 6^x?
  A 16
  B 25
  C 64
  D 216
  E 512   Lösung: Antwort ☐

66 Welche Aussage in Bezug auf einen Hexaeder ist richtig?
  A Ein Hexaeder hat immer 6 Flächen.
  B Jeder Hexaeder ist auch ein Würfel.
  C Ein Hexaeder hat immer 6 Ecken.
  D Ein Hexaeder hat nie mehr als 10 Kanten.
  E Eine Pyramide mit 5 Seitenflächen kann kein Hexaeder sein.
                                                 Lösung: Antwort ☐

67 Lösen Sie die folgende Rechenaufgabe: $(-4)^3 = x$.
  A $x = -12$
  B $x = 64$
  C $x = -\frac{4}{3}$
  D $x = -64$
  E $x = 12$ Lösung: Antwort ☐

68 Auf einem Objektträger mit einer Fläche von 10 cm² befinden sich 1,95 Milliarden Bakterien (Staphylokokken). Wenn man von einer gleichmäßigen Verteilung ausgeht, wie viele Bakterien finden sich dann auf einer Fläche von 1 mm²?
  A $1{,}95 \cdot 10^3$ Bakterien
  B $1{,}95 \cdot 10^4$ Bakterien
  C $1{,}95 \cdot 10^{-5}$ Bakterien
  D $0{,}195 \cdot 10^6$ Bakterien
  E $0{,}195 \cdot 10^7$ Bakterien   Lösung: Antwort ☐

69 Welche Aussage zu Geradengleichungen ist richtig?
- **A** Zwei Geraden mit unterschiedlicher Steigung haben nicht zwingend einen Schnittpunkt.
- **B** Eine Gerade mit der Steigung 0 schneidet die y-Achse bei y = 0.
- **C** Die beiden Geraden mit den Gleichungen y = 0,5 x + 3 und y = 0,25 x +5 schneiden sich im Punkt (8 | 7).
- **D** Wird im positiven Zahlenbereich bei einer Geraden der Wert für y schneller größer als für x, so ist die Steigung zwischen 0 und 1.
- **E** Die Steigung einer Geraden kann sich in deren Verlauf auch verändern.

Lösung: Antwort

70 Welche der Aussagen ist richtig?
- **A** $2 \cdot 10^3 \text{ s} = 1 \text{ h}$
- **B** $1 \frac{\text{Mol}}{\text{s}} = 1 \frac{\text{kMol}}{\text{h}}$
- **C** $72 \frac{\text{km}}{\text{h}} = 20 \frac{\text{m}}{\text{s}}$
- **D** $20 \frac{\text{dL}}{\text{min}} = 12 \frac{\text{L}}{\text{h}}$
- **E** $5 \text{ h} = 1\,800 \text{ s}$

Lösung: Antwort

71 Das Volumen eines Zylinders mit Radius r = 5 cm und Länge l = 40 cm beträgt …
- **A** 3,14 L.
- **B** 0,314 dm³.
- **C** 1 570 mL.
- **D** 157 dL.
- **E** 31,4 cL.

Lösung: Antwort

72 Gegeben ist ein Gleichungssystem der Form:
$9 \cdot x - 4 \cdot y = 0$

Welche Werte können x und y aufweisen?
- **A** x = 20; y = 50
- **B** x = –4; y = –9
- **C** x = 0,5; y = 1,5
- **D** $x = \frac{4}{9}; y = \frac{9}{4}$
- **E** Es gibt keine Lösung.

Lösung: Antwort

73 Welche der folgenden Zahlen entspricht 0,000001?
  A $0,1 \cdot 10^{-6}$
  B $10 \cdot 10^{-7}$
  C $0,01 \cdot 10^{4}$
  D $1 \cdot 10^{-8}$
  E $1\,000 \cdot 10^{-10}$

Lösung: Antwort ☐

74 In einer Region gibt es pro Jahr 240 Regentage. Hierbei entfallen 2/5 mehr Regentage auf die Herbst-/Winter-Monate als auf die Frühlings-/Sommer-Monate. Wie viele Regentage gibt es in den Frühlings-/Sommer-Monaten?
  A 90
  B 100
  C 120
  D 144
  E 96

Lösung: Antwort ☐

75 $\sqrt{(10^x \cdot 10^y)} = ?$
  A $10^{\frac{(y-x)}{2}}$
  B $10^{2(x+y)}$
  C 10^{x+y}
  D $10^{\frac{(x+y)}{2}}$
  E $10^{2(x-y)}$

Lösung: Antwort ☐

76 Welche Aussage(n) zu Vektoren ist/sind richtig?
  1. Der Normalenvektor einer Ebene steht senkrecht auf dieser Ebene.
  2. $\begin{pmatrix} 3 \\ 8 \\ 5 \end{pmatrix} - \begin{pmatrix} 2 \\ 5 \\ 3 \end{pmatrix} = \begin{pmatrix} 1 \\ 3 \\ 2 \end{pmatrix}$
  3. Der Einheitsvektor hat immer die Länge 1.
  4. Ein Vektor ist parallel zu einem anderen Vektor, wenn er die gleiche oder die entgegengesetzte Richtung hat.

  A Alle Aussagen sind richtig.
  B 1., 2. und 3 sind richtig.
  C 1. und 3. sind richtig.
  D 3. ist richtig.
  E 2, 3. und 4. sind richtig.

Lösung: Antwort ☐

77 Welche Aussage(n) zu Exponentialfunktionen ist/sind richtig?
1. Sie haben in manchen Fällen die Form einer Geraden.
2. Die allgemeine Exponentialfunktion hat die Form $f(x) = x \cdot a^b$.
3. Bei Exponentialfunktionen steht die Variable x im Exponenten.
4. Der Anfangswert a gibt Auskunft darüber, wie steil die Kurve verläuft.

A 1. und 2. sind richtig.
B 1. und 3. sind richtig.
C 2. und 4. sind richtig.
D 3. ist richtig.
E Keine Aussage ist richtig.   **Lösung:** Antwort

78 Welche Funktion ist in der Abbildung gezeigt?

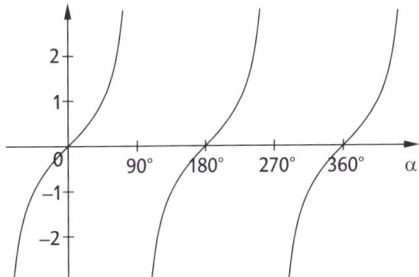

A Tangens
B Sinus
C Cosinus
D Cosinus Hyperbolicus
E Cotangens   **Lösung:** Antwort

79 Welche der folgenden Aussagen ist korrekt?
A $10\,dm^3 = 1\,L$
B $100\,\mu L = 10\,\%$ von $10 \cdot 10^{-4}\,L$
C Ein Würfel mit der Oberfläche von $6\,dm^2$ hat ein Volumen von $10\,dm^3$.
D $300\,mL = 3 \cdot 0{,}01\,L$
E $1\,cL = 1 \cdot 10^3\,\mu L$ **Lösung:** Antwort

80 Quader A hat ein Volumen von 120 Litern. Quader B, der das gleiche Kantenlängen-Verhältnis aufweist wie Quader A, hat eine Grundfläche von 30 × 20 cm und ein Volumen von 15 Litern. Welche Höhe hat Quader A?

A 25 cm
B 50 cm
C 100 cm
D 75 cm
E 20 cm

Lösung: Antwort

Textverständnis

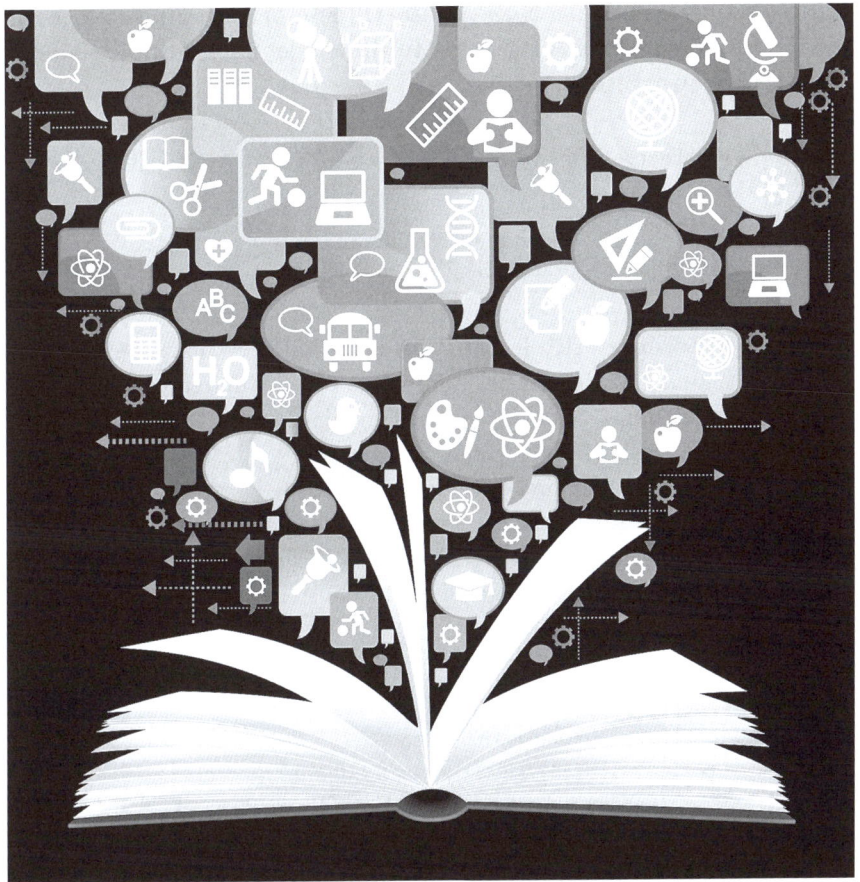

Aufbau

Im Untertest Textverständnis werden Ihnen Texte vorgelegt, die einen Umfang von etwa einer halben bis einer ganzen DIN-A4-Seite besitzen. Zu jedem dieser Texte werden Ihnen Fragen im **Multiple-** oder **Single-Choice-Modus** (siehe auch S. 30 f.) gestellt.

Anzahl der Aufgaben	Zeit pro Aufgabe in s
12	175

▶ Insgesamt beträgt die Bearbeitungszeit **35 Minuten**.
▶ Der Untertest geht mit **10 %** in die Gesamtbewertung ein.

Die 12 Fragen verteilen sich in der Regel auf **4 oder 5 Texte**. Bei 4 Texten ergibt sich eine durchschnittliches Zeitbudget von 8 Minuten und 45 Sekunden, bei 5 Texten von 7 Minuten, für das Durchlesen eines Textes und die Bearbeitung der dazugehörigen Fragen.

Die Inhalte der Texte sind **vorwiegend naturwissenschaftlicher Art**, und stammen in der Regel aus den Bereichen Biologie, Psychologie und Medizin. Jedoch kamen in der Vergangenheit auch Texte mit nicht naturwissenschaftlichen Themen vor. Die folgende Übersicht stellt einige Beispiele aus den vergangenen Jahren dar.

Themen der vergangenen Jahre:
▶ Permafrost in Russland und Klimawandel
▶ Ernest Shackleton und seine Expeditionen an den Südpol
▶ „Lichtverschmutzung" am Straßenrand und ihre Auswirkungen auf das Ökosystem
▶ Solein – Lebensmittel aus Kohlendioxid und Solarstrom
▶ Treibhausgasproduktion und rechtliche Situation in Europa
▶ Brustkrebs
▶ Gebirgsbach – Aufbau und Bezeichnungen
▶ Ventrikelseptumdefekt im Herzen
▶ Ultraschallinoverbot
▶ Humane Papillomviren
▶ Bildungssystem
▶ Blutdruckregulation
▶ Bierbrauen und chemische Reaktionen
▶ Schutzmechanismen von Pflanzen
▶ Sternentwicklung
▶ Intelligenz von Tieren
▶ Palliative Care
▶ Russische Revolution

- Indische Inseln mit Ureinwohnern
- Aufbau der Haut
- Insekten als Nahrungsquelle
- Genome Editing
- Papierherstellung
- Bilsenkraut
- Hippokratischer Eid
- Ameisen
- Planetoid Ceres
- Vergilbung von weißer Wäsche

In der Regel ist unter den Texten etwas **Platz für Notizen**. Die Fragen folgen jeweils direkt im Anschluss an den Text, auf den sie sich beziehen. Es kann aber vorkommen, dass ein Text auf der rechten Seite einer Doppelseite abgedruckt ist und die Fragen auf der folgenden linken Seite, sodass man zwischen Text und Fragen **blättern** muss.

Um die Texte und die jeweiligen Fragen schnell und sinnvoll zu bearbeiten, ist es notwendig, sich Strategien für eine effektives Herangehen an diesen Untertests anzueignen. Im Folgenden sind einige hilfreiche Bearbeitungsstrategien dargestellt.

Vorbereitung

Generell sind die Fragen und auch die erwarteten Antworten **naturwissenschaftlich korrekt**, sodass Sie Vorkenntnisse bedenkenlos anwenden können. Da Sie ohnehin für den BMS lernen müssen, werden Sie sich auch mit allen Organen und vielen medizinischen Themen beschäftigen. Da in den letzten Jahren aber überwiegend Texte aus diversen **nicht-medizinischen Bereichen** enthalten waren, ist eine gezielte Vorbereitung auf die Inhalte des Textverständnis-Teils kaum möglich und auch nicht sinnvoll.

Beachten Sie unbedingt: Die Fragen beziehen sich **zwingend** auf die jeweiligen Texte. Sollte sich also ein Widerspruch zwischen Ihrem Vorwissen und den Informationen im Text ergeben, gilt selbstverständlich das, was im Text steht.

Bearbeitungsstrategien

Fragen vor dem Text lesen

Bei den wenigen Fragen, die Ihnen pro Text gestellt werden, kann es sinnvoll sein, vor dem Lesen eines Textes einen kurzen Blick auf die dazugehörigen Fragen zu werfen. Prägen Sie sich die Fragen und Aussagen dabei nicht vollständig ein, sondern gewinnen Sie nur einen **groben Überblick** darüber, ob es beispielsweise auf bestimmte Fachwörter oder Vergleiche ankommt. Eventuell erkennen Sie auch anhand der Fragen, ob es sinnvoll sein könnte, sich beispielsweise einen Regelkreis aufzuzeichnen (siehe S. 69) oder anderweitige Notizen zu machen.

Markieren von Textstellen

Beim Markieren gibt es im Groben zwei Lager. Die einen unterstreichen nur, wenn es sich gar nicht vermeiden lässt, und geben sich dabei mit einem abgebrochenen Bleistift zufrieden. Die anderen markieren leidenschaftlich jedes einzelne Wort mit einer anderen Farbe.

Beides ist nicht wirklich sinnvoll, denn beide Fraktionen bringen sich um das **sinnvolle Hervorheben** von Schlüsselwörtern oder Formulierungen, die das Verständnis und die Bearbeitung erleichtern. Da im MedAT Stifte gestellt werden und keine eigenen Schreibutensilien wie z. B. Textmarker verwendet werden dürfen, sollten Sie sich bereits in der Vorbereitung daran gewöhnen. Obwohl Sie keine unterschiedlichen Farben einsetzen können, gibt es Möglichkeiten, beim Unterstreichen zu **differenzieren**: Nutzen Sie beispielsweise eine Kombination aus Wellenlinien und geraden Unterstreichungen.

Unserer Erfahrung nach ist es sinnvoll, den Text in einem Tempo zu lesen, das es Ihnen problemlos ermöglicht, den **Sinnzusammenhang** zu erschließen. Das Markieren sollte darüber hinaus eine Hilfe sein, um im Nachhinein z. B. zu bestimmten Textstellen oder Fachbegriffen springen zu können, die für die Fragen relevant sind.

Skizzieren

Da es sich größtenteils um reine Textaufgaben handelt und nur selten kleine Zeichnungen enthalten sind, liegt es in Ihrer Hand, sich die Textinformationen gegebenenfalls beispielsweise mithilfe von einfachen **Mind-Maps, Übersichtsgrafiken, Tabellen oder Regelkreisen** übersichtlicher darzustellen.

Beispiele

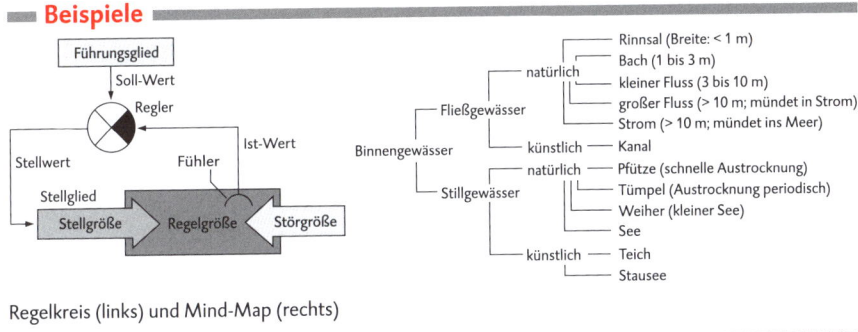

Regelkreis (links) und Mind-Map (rechts)

Eine Zeichnung, die beispielsweise die in einem Text beschriebenen anatomischen Lagebeziehungen anschaulich wiedergibt, kann unter Umständen enorm hilfreich sein, da Sie so auf einen Blick wichtige Informationen zusammengefasst und in eine andere Darstellungsform überführt haben. Eine kleine Zeichnung, die Textinformationen untereinander verknüpft, ist ebenfalls eine gute Methode, um das Gelesene zu strukturieren. In der Vergangenheit war dies z. B. bei Verwandtschaftsverhältnissen sowie bei hormonellen Regelkreisen und ihrer unterschiedlichen Wirkung im Körper hilfreich.

 Vermeiden Sie hierbei aber unbedingt, **zu viele Informationen** abzuschreiben. Seien Sie schnell, und kürzen Sie die Dinge ab. Ihre Notizen benötigen Sie höchstens für 10 Minuten, d. h., sie müssen nicht noch am nächsten Tag lesbar sein. Reduktion ist hier der Schlüssel!

Das Prinzip der besten Antwort

Manchmal lassen sich bei einer Frage mit mehreren Lösungsmöglichkeiten nicht alle mit absoluter Sicherheit als richtig bzw. falsch identifizieren. Durch den Interpretationsspielraum, den die Texte bieten, ließe sich in manchen Fällen über Aussagen diskutieren.

In der Regel ist jedoch die Aussage als richtig zu bewerten, die aus dem Text **eindeutig und zweifelsfrei** mit **möglichst wenig Interpretationsaufwand** abzuleiten ist.

 In manchen Fällen kann es hilfreich sein, den **Sinn** einer Aussage **umzudrehen**. Scheint Ihnen dieser Umkehrschluss eher richtig, dann ist die eigentliche Aussage vermutlich eher falsch und umgekehrt.

Da in der Medizin und auch in anderen Naturwissenschaften wenige Dinge zu 100 % sicher sind oder es zumindest Ausnahmen gibt, ist bei **absoluten Aussagen** grundsätzlich Vorsicht geboten. Kommen Wörter wie „immer", „ausschließlich", „nie" oder „keinesfalls" vor, sollten Sie diese Aussagen genau prüfen. Vielleicht wäre „meistens", „oft", „selten" oder „vereinzelt" korrekt.

Allgemeine Hinweise zu Multiple-Choice-Aufgaben finden auch im BMS-Kapitel auf S. 31.

Zeitmanagement

Für die Beantwortung der Fragen zu einem Text haben Sie etwa 7 bis 8 Minuten Zeit. Sollten den Texten eine unterschiedliche Anzahl an Fragen zugeordnet sein, ist es sinnvoll, sich zuerst auf die Texte zu konzentrieren, die mit **möglichst vielen Fragen** verknüpft sind. So können Sie mit einem Text beispielsweise 3 Fragen beantworten, statt nur 2.

Sinnvoll ist es auch, sich zuerst die Themen vorzunehmen, die Ihnen **inhaltlich liegen** bzw. zu denen Sie einen Bezug haben.

Wenn Sie gegen Ende merken, dass Sie es nicht schaffen, den letzten Text ganz durchzugehen, studieren Sie unbedingt **gleich die Fragen** und lesen Sie den Text anschließend nur quer. Wahrscheinlich werden Sie so nicht alle Punkte erzielen können, aber die Wahrscheinlichkeit die Fragen richtig zu beantworten, ist höher, als wenn Sie nur den Text lesen und beim Ankreuzen dann nur noch raten können.

Die Schwierigkeit bei Texten, die Abläufe oder Regelkreise beschreiben, liegt sicherlich in der **Komplexität** und der **Abstraktheit**. Konzentrieren Sie sich bei solchen Texten hauptsächlich auf das grundlegende Verständnis – **Details** einzelner Schritte können Sie im Fall einer konkreten Frage **nachlesen** – gerade dann, wenn die Texte durch Markierungen schon gut strukturiert sind. In diesen Fällen kann es auch sehr hilfreich sein, wenn Sie vorab schon einen Blick auf die Fragen geworfen haben.

Im Folgenden finden Sie nun zwei Beispiele, die die Aufgabenstruktur veranschaulichen und die Vorgehensweise bei der Lösung darstellen.

Beispiele

Phototransduktion

Als Phototransduktion wird die Umwandlung eines äußeren Lichtreizes (elektromagnetische Strahlung) in ein physiologisches Signal im Organismus bezeichnet. Sie findet in den Photorezeptorzellen in der Netzhaut des Auges statt. Eine Photorezeptorzelle besteht aus drei Teilen: dem Außensegment, in dem die eigentliche Phototransduktion stattfindet, dem Innensegment, das den Zellkern enthält und für den Metabolismus der Zelle zuständig ist, und der Synapse, die das Signal an den Sehnerv weiterleitet.

Im Außensegment findet man viele dicht gepackte Vesikel (Disks), in deren Membran eine Reihe von Proteinen eingebaut sind und die gemeinsam mit Molekülen im Cytoplasma und der Zellmembran an der Phototransduktion beteiligt sind.

In den Diskmembranen eingelagert, finden sich unter anderem Rhodopsin (etwa 30 000 Moleküle/μm^2), Transducin und eine Phosphodiesterase (PDE). In der Zellmembran der Außensegmente liegen Na^+-Ca^{2+}-Kanäle vor, die sich nur in Anwesenheit von cGMP öffnen, und Na^+-K^+-Austauscher, die kontinuierlich K^+ in die Zelle hinein- und Na^+ herauspumpen.

Im Folgenden ist nun der Ablauf der Phototransduktion beschrieben:

- Die Bausteine von Rhodopsin sind das Opsin und das 11-cis-Retinal. Einfallendes Licht wird von 11-cis-Retinal absorbiert. Infolgedessen ändert sich die räumliche Konfiguration des 11-cis-Retinal zum all-trans-Retinal, wodurch das Rhodopsin aktiviert wird und so an die α-Untereinheit des Transducins binden kann.
- Ausgelöst durch diese Bindung wird in der α-Untereinheit des Transducins GDP durch GTP ausgetauscht, was zur Folge hat, dass sich die β-γ-Untereinheit von der nun aktivierten α-Untereinheit trennt.
- Die aktivierte α-Untereinheit des Transducins spaltet die beiden γ-Untereinheiten der PDE ab und bindet sie. Dies führt zur Aktivierung der PDE. Würde nur eine der γ-Untereinheiten abgespalten, hätte dies eine teilweise Aktivierung der PDE zur Folge.
- Die aktivierte PDE wandelt das im Zytoplasma vorliegende cGMP in GMP um. Durch den infolgedessen sinkenden cGMP-Spiegel schließen sich die Natrium-Calcium-Kanäle in der Zellmembran und die elektrische Ladung der Zelle wird durch den reduzierten Na^+-Einstrom zunehmend negativer (hyperpolarisiert).

- Hierdurch kommt die ansonsten kontinuierlich stattfindende Ausschüttung des Neurotransmitters Glutamat im synaptischen Teil des Photorezeptors zum Erliegen. Das Ausbleiben des hemmenden Einflusses von Glutamat auf nachgeschaltete Neuronen führt zu einer Modulierung der an das Gehirn weitergeleiteten Signale und ermöglicht so die Reizverarbeitung und Wahrnehmung.

Im Folgenden kommt es durch weitere Prozesse zu einer Regeneration der verschiedenen Moleküle und die Phototransduktion kann von vorne beginnen.

Frage 1: Welche der folgenden Aussagen ist/sind aus dem Text ableitbar?
1. In der Netzhaut befinden sich etwa 30 000 Photorezeptorzellen pro µm².
2. Ein Mangel an GTP hat eine stärkere Aktivierung der PDE zur Folge.
3. Der Einfall von Licht bewirkt, dass die Photorezeptorzellen weniger Glutamat ausschütten.

A 1. und 3 sind ableitbar.
B 1. ist ableitbar.
C 2. und 3. sind ableitbar.
D 3. ist ableitbar.
E 2. ist ableitbar.

Frage 2: Welche der folgenden Aussagen ist/sind dem Text zufolge richtig?
1. Würden durch ein Medikament die Na^+-Ca^{2+}-Kanäle auch bei einem geringeren cGMP-Spiegel noch offen bleiben, bräuchte es einen stärkeren Lichtreiz, um die Glutamatausschüttung zu reduzieren.
2. Das aktivierte Rhodopsin spaltet von Transducin die beiden γ-Untereinheiten ab und aktiviert so die PDE.
3. Könnten sich durch ein Medikament die γ-Untereinheiten nicht von der PDE lösen, würde die Photorezeptorzelle infolgedessen vermutlich weniger Glutamat ausschütten.

A 1. ist richtig.
B 2. ist richtig.
C 3. ist richtig.
D 1. und 2. sind richtig.
E Keine ist richtig.

Frage 3: Welche der folgenden Antworten ist laut Text **nicht** richtig?

A Als Reaktion auf einen Lichtreiz werden Na^+-Ca^{2+}-Kanäle geschlossen.

B Bei einer genetisch bedingten reduzierten Transducinaktivität würde die Glutamatausschüttung unter Einwirkung von Lichtreizen vermutlich höher liegen als bei Gesunden.

C Wäre in Folge einer Erkrankung die Anzahl der Disks pro Rezeptorzelle reduziert, wäre bei Lichteinfall mit einer stärkeren Reduzierung des Na^+-Einstroms in die Zelle zu rechnen.

D Durch Lichteinfall verändert Rhodopsin seine räumliche Konfiguration, wodurch die Phototransduktion beginnt.

E Die Phototransduktion beschreibt die in den Photorezeptorzellen stattfindenden Prozesse, die einen äußeren Lichtreiz in ein physiologisches Signal umwandeln.

Lösungen

Der Text zur Phototransduktion, also dem „Weg" vom Licht zum physiologischen Signal im Gehirn, ist vom Schwierigkeitsniveau im oberen Drittel anzusiedeln. Nach einer kurzen Zusammenfassung zur Einleitung beschreibt er den Ablauf eines Prozesses, d. h., es ist von besonderer Bedeutung, die Abfolge der einzelnen Teilschritte (Was passiert als Reaktion auf oder als Folge von etwas? Was ist Voraussetzung für gewisse Schritte?) und ihr Zusammenspiel im Hinblick auf das Gesamtergebnis zu überblicken.

Die Schwierigkeit derartiger Texte, die Abläufe oder Regelkreise beschreiben, liegt sicherlich in der Komplexität und der Abstraktheit der Vorgänge. Wie oben erwähnt, sollten Sie sich bei derartigen Texten auf das grundlegende Verständnis konzentrieren und die Details im Fall einer konkreten Frage nachlesen – gerade dann, wenn die Texte schon so gut strukturiert sind wie dieser. Auch ist es in diesen Fällen definitiv sinnvoll, die Fragen vor dem Lesen des Textes zumindest schon zu überfliegen.

Frage 1: Antwort **D** ist auszuwählen.

1. **inkorrekt**
   Auch wenn hier ein im Text vorkommender Begriff und eine erwähnte Zahl aufgegriffen werden, sind diese doch in einen falschen Zusammenhang gesetzt. Im Text ist die Rede davon, dass 30 000 Rhodopsinmoleküle/μm^2 in den Diskmembranen eingelagert sind.

2. **inkorrekt**
Den Textabschnitten unter dem 2. und dem 3. Spiegelpunkt ist zu entnehmen, dass der Austausch von GDP durch GTP die PDE aktiviert. GTP und PDE stehen also gewissermaßen in einem positiven Zusammenhang: mehr GTP ⇒ mehr Aktivität der PDE. Bei einem GTP-Mangel würden wir also eher eine reduzierte PDE-Aktivität erwarten.

3. **korrekt**
Diese Aussage prüft Ihr Gesamtverständnis des Phototransduktionsprozesses. Am Anfang der Transduktion steht der Lichteinfall und am Ende die reduzierte Glutamatausschüttung in der Synapse. Lichteinfall und Glutamatausschüttung stehen also in einem negativen Zusammenhang.

Frage 2: Antwort **A** ist auszuwählen.

1. **korrekt**
Ein Schließen der Na^+-Ca^{2+}-Kanäle wird unter Spiegelpunkt 4 als Folge des Lichteinfalls beschrieben. Würden diese Kanäle nun bei sinkendem cGMP-Spiegel länger offen bleiben, bräuchte es demnach einen stärkeren Reiz, um das Ergebnis des Transduktionsprozesses herbeizuführen, die reduzierte Glutamatausschüttung.

2. **inkorrekt**
Hier werden richtige Begriffe genannt, aber falsch miteinander verknüpft. Das aktivierte Rhodopsin bindet die α-Untereinheit von Transducin, dabei werden allerdings nicht γ-Untereinheiten abgespalten, sondern die β/γ-Untereinheit löst sich ab.

3. **inkorrekt**
Bei dieser Aussage ist abermals das Nachvollziehen eines Teilprozesses mit Blick auf die Gesamtabfolge relevant. Normalerweise führt der Lichteinfall im Zwischenschritt zu einer Aktivierung der PDE und im Endeffekt zu der reduzierten Glutamatausschüttung. Eine reduzierte Aktivierung der PDE würde also folglich nicht zu einer reduzierten Glutamatausschüttung führen.

Frage 3: Antwort C ist auszuwählen.

A **korrekt**
Als Reaktion auf den Lichtreiz folgt die im Text beschriebene Phototransduktion. Ein Zwischenschritt ist das Schließen der Na^+-Ca^{2+}-Kanäle wie es unter Spiegelpunkt 4 genannt ist.

B **korrekt**
Transducin ist ein Molekül, das unter Spiegelpunkt 2 genannt wird und bei Aktivierung für das Weiterlaufen der Phototransduktion sorgt. Ist die Transducinaktivität reduziert, ist in Folge mit einer abgeschwächten Phototransduktion zu rechnen. Die reduzierte Signaltransduktion würde sich letztendlich in einer im Vergleich erhöhten Glutamatausschüttung zeigen.

C **inkorrekt**
Die Disks mit den in ihren Membranen eingelagerten Strukturen sind für den geregelten Ablauf der Signalweiterleitung verantwortlich. Bei einer reduzierten Diskanzahl wäre mit einer abgeschwächten Signalweiterleitung und mit einem gegenüber dem Normalfall weniger stark reduzierten Na^+-Einstrom zu rechnen.

D **korrekt**
Der erste Schritt der Phototransduktion ist die Konfigurationsänderung des Rhodopsinmoleküls.

E **korrekt**
Genau das wird mit etwas anderen Worten im ersten Absatz wiedergegeben.

Asklepios

Asklepios, lateinisch Aesculapius, deutsch Äskulap, ist in der griechischen Mythologie der Gott der Heilkunst. Asklepios gilt als Sohn des Apollon und der Koronis, der Tochter des Königs Phlegyas. Als Sohn des Zeus und der Göttin Leto gehörte Apollon wie seine Zwillingsschwester Artemis zu den Olympischen Göttern, den zwölf Hauptgöttern des griechischen Pantheons.

Koronis wurde von Apollons Zwillingsschwester Artemis getötet, weil sie, nachdem sie bereits von Apollon schwanger war, eine Beziehung mit einem Sterblichen einging. Als ihre Leiche auf dem Scheiterhaufen verbrannt wurde, schnitt ihr Hermes den ungeborenen Äskulap aus dem Leib. Der Sage nach brachte Hermes ihn daraufhin zum heilkundigen Zentaur Cheiron, Sohn des Kronos und der Philyra, Halbbruder des Zeus. Cheiron nahm das Kind auf und unterrichtete es in der Heilkunst, die er einst selbst von Apollon gelernt hatte.

Asklepios zeigte sich als außergewöhnlich begabt und lernte die Heilkunst zu beherrschen wie kein anderer. Eine der eindrucksvollsten Sagen schildert, wie es ihm mithilfe der magisch-heilsamen Kräften des Blutes der Gorgone Medusa, welches ihm Athene brachte, gelang, sogar einen Toten wieder zum Leben zu erwecken. Asklepios Sohn Machaon soll als Soldat auch am berühmten Kampf um Troja teilgenommen haben.

Asklepios soll Meister in verschiedenen medizinischen Bereichen gewesen sein, sowohl in der allgemeinen Heilkunde als auch in der Chirurgie und der Kräuterkunde. Im Kult, welcher sich um seine Person bildete, bestand die Heilbehandlung oft darin, dass der Kranke im meist außerhalb der Stadt gelegenen Tempel des Asklepios schlief. Im Traum erschien ihm dann die Gestalt des Asklepios und gab dem Patienten Diäten oder andere heilende Kuren auf.

Mit der Wiedererweckung des Toten war er aber wohl schließlich zu weit gegangen. Hades, der Gott der Unterwelt, beschwerte sich energisch bei seinem Bruder Zeus über Asklepios Tun. Auch Zeus fürchtete aufgrund des Erfolges des Heilkünstlers, dass bald kein Mensch mehr sterben würde und tötete Asklepios, indem er einen Blitz auf ihn schleuderte. Asklepios Vater Apollon tötete aus Rache dafür sämtliche Zyklopen, deren Aufgabe es war, die Blitze für den Göttervater zu schmieden. Zeus belegte Apollon daraufhin mit der Strafe, neun Jahre lang die Rinder des Admetos zu hüten.

Frage 1: Welche der folgenden Aussagen ist/sind aus dem Text ableitbar?
1. Zeus ist der Urgroßvater von Machaon.
2. Asklepios zählt zu den 12 Hauptgöttern des griechischen Pantheons.
3. Artemis ist die Tochter von Philyra und Phlegyas.

A   1. ist ableitbar.
B   3. ist ableitbar.
C   1. und 2. sind ableitbar.
D   1. und 3. sind ableitbar.
E   2. ist ableitbar.

Frage 2: Welche der folgenden Aussagen ist/sind aus dem Text ableitbar?
1. Artemis tötete die Mutter von Asklepios.
2. Asklepios soll einen Toten wiedererweckt haben und wurde deshalb von Zeus getötet.
3. Asklepios lernte bei einem Schüler seines Vaters die Heilkunst.

A   1. ist ableitbar.
B   Alle sind ableitbar.
C   2. und 3. sind ableitbar.
D   1. und 2 sind ableitbar.
E   3. ist ableitbar.

Frage 3: Welche der folgenden Aussagen ist/sind dem Text zufolge richtig?
1. Als Strafe für die Auferweckung eines Toten musste Apollon ein Jahr lang die Rinder des Admetos hüten.
2. Machaon soll ebenfalls die Kunst der Wiederweckung von Toten beherrscht haben.
3. Hades ist den beschriebenen Verwandtschaftsbeziehungen nach der Großonkel von Asklepios.

A   1. ist richtig.
B   2. ist richtig.
C   3. ist richtig.
D   1. und 3. sind richtig.
E   Keine ist richtig.

Lösungen

Hier handelt es sich um einen typischen definitorischen Text: Er beschreibt Verwandtschaftsverhältnisse, definiert die Namen bzw. die Rollen der erwähnten Personen und nennt klar deren Eigenschaften. Hierbei ist es wichtig, beim Lesen ein grundsätzliches Verständnis für den Inhalt sowie die groben Zusammenhänge und Unterschiede zwischen den Personen zu entwickeln. Genaue Details wie beispielsweise exakte Verwandtschaftsverhältnisse kann man dann gegebenenfalls bei der jeweiligen Frage noch schnell nachschlagen.

Frage 1: Antwort **A** ist auszuwählen.

1. **korrekt**
   Gleich im ersten Absatz wird Asklepios als Sohn des Apollon bezeichnet. Dem dritten Absatz ist die Information zu entnehmen, dass Machaon der Sohn des Asklepios ist. Da Apollon wiederum laut Text (1. Absatz) ein Sohn des Zeus ist, ist folglich das Verwandtschaftsverhältnis korrekt beschrieben.

2. **inkorrekt**
   Die Aussage ist falsch. Apollon ist als einer der 12 Hauptgötter beschrieben, sein Sohn Asklepios aber nicht.

3. **inkorrekt**
   Alle drei Namen werden zwar im Text genannt, in der Aussage aber in falsche verwandtschaftliche Verhältnisse gesetzt. Artemis wird als Zwillingsschwester von Apollon beschrieben und müsste damit dieselben Eltern haben wie er. In jedem Fall gibt es keinen Hinweis darauf, dass Philyra und Phlegyas die Eltern von Artemis sind.

Frage 2: Antwort **B** ist auszuwählen.

1. **korrekt**
   Die Aussage ist richtig, denn im Text heißt es im zweiten Absatz, dass Artemis die Koronis tötete, die als Mutter von Asklepios genannt ist.

2. **korrekt**
   Die Aussage umfasst zwei verknüpfte Aspekte: Asklepios soll einen Toten erweckt haben und dies soll der Anlass gewesen sein, warum Zeus ihn getötet hat. Wäre einer dieser Aspekte oder die Verknüpfung nicht richtig, würde dies genügen, um die Aussage als Ganzes unwahr zu machen.

3. **korrekt**
   Asklepios lernte von Cheiron, der als Schüler von Apollon genannt ist.

Frage 3: Antwort C ist auszuwählen.

1. **inkorrekt**
   Apollon musste zwar tatsächlich eine Strafe ableisten, allerdings weil er die Zyklopen getötet hatte. Außerdem wurde die Strafe im Text mit 9 Jahren angegeben

2. **inkorrekt**
   Machaon wird zwar im Text genannt, allerdings findet man nur die Information, dass er am Kampf um Troja beteiligt gewesen sein soll; nicht, über welche Fähigkeiten er verfügte. Die Fähigkeit Tote erwecken zu können, wird im Text Asklepios zugeschrieben.

3. **korrekt**
   Hier muss Wissen aus verschiedenen Textstellen kombiniert werden: Im letzten Absatz wird erwähnt, dass Hades ein Bruder des Zeus ist, und im ersten Absatz steht, dass Zeus der Vater des Apollon und der wiederum Vater von Asklepios ist.

Übungsaufgaben

Auf den folgenden Seiten finden Sie **ein Testset** mit 5 Texten und jeweils 2 oder 3 Fragen, wie sie Ihnen auch im MedAT begegnen können. Wenn Sie sich mit den Grundlagen und Strategien, die auf den vorangegangenen Seiten vorgestellt wurden, ausreichend vertraut gemacht haben, können Sie sich unter originalen Zeitvorgaben an den folgenden Aufgaben versuchen. Denken Sie auch hier im Nachhinein immer daran, Ihre Bearbeitung und gemachte Fehler zu analysieren und daraus zu lernen. Die korrekten Lösungsbuchstaben finden Sie in der Lösungsliste auf S. 242. Ausführliche Erklärungen zu allen Aufgaben können Sie auf *www.stark-verlag.de/onlinecontent* herunterladen.

Bearbeitungszeit unter Prüfungsbedingungen:
- pro Testset: 35 min
- pro Text: 7 min
- pro Frage: 175 s

Testset

Der Mythos des Ikarus

In der griechischen Mythologie ist Ikarus der Sohn des begnadeten Architekten und Erfinders Daidalos. Beide wurden auf der Insel Kreta im Labyrinth des Minotaurus gefangen gehalten. Ein Minotaurus ist eine Gestalt mit einem menschlichen Körper und dem Kopf eines Stieres. Der Minotaurus, Asterios, war ein uneheliches Kind der Pasiphae und eines Stieres, was durch eine Erfindung von Daidalos möglich gemacht wurde. Daidalos hatte ein Gestell gebaut, wodurch Pasiphae sich als Kuh verkleiden und den Liebesakt mit dem Stier vollziehen konnte. Prinzessin Ariadne galt als die Fruchtbarkeitsgöttin und war die Tochter der Pasiphae und des Königs Minos von Kreta, der Daidalos und Ikarus gefangen hielt.

Als König Minos durch Poseidon an die Macht kam, zwang er die Bewohner der Stadt Athen, alle 9 Jahre Menschen als Opfergabe nach Kreta zum Minotaurus zu schicken. Dies war die Rache dafür, dass ein Sohn des Minos, Androgeos, beim Versuch den Vater des Minotaurus zu töten ums Leben kam. Der Königssohn Theseus, der ein vielfacher Held war, fing diesen marathonischen Stier ein und führte ihn nach Athen, wo er ihn opferte. Als es zum dritten Mal Zeit für das geforderte Menschenopfer war, meldete sich Theseus freiwillig, um die Athener von dieser Bürde zu befreien. Prinzessin Ariadne verliebte sich in Theseus und versprach, ihm zu helfen, den eingesperrten Minotaurus im Labyrinth zu besiegen. Der Ariadnefaden war ihr Geschenk, durch das Theseus sich aus dem Labyrinth des Minotaurus befreien konnte. Er nutzte den Faden, indem er ihn vom Eingang aus Stück für Stück abrollte und so seinen Weg wieder hinaus fand, nachdem er den Minotaurus getötet hatte. Ariadne und Theseus flüchteten daraufhin mit Ariadnes jüngerer Schwester Phädra nach Naxos. Auf Naxos trennte sich Theseus von Ariadne, die einem anderen versprochen war. Später wurde Theseus König von Athen und heiratete Phädra.

Daidalos und Ikarus wurden gefangen gehalten als Strafe dafür, dass Daidalos, der das Labyrinth kreiert hatte, Theseus half, den Ariadnefaden zu verwenden. Daidalos kannte aber den Ausgang und floh mit Ikarus aus dem Labyrinth. Da Minos alle Seewege kontrollierte, erfand Daidalos für sich und seinen Sohn Flügel, um von der Insel zu fliehen. Vor dem Flug warnte er Ikarus, er solle nicht zu hoch fliegen, da die Hitze der Sonne seine Flügel verbrennen lassen würde. Auch solle er nicht zu tief fliegen, da die Feuchte des Meeres ihn ebenfalls abstürzen lassen würde. Zunächst verlief ihr Flug gut und Daidalos erreichte Sizilien. Ikarus wurde jedoch übermütig und flog zu nah an die Sonne. Das Wachs seiner Flügel schmolz, die Federn fielen ab und Ikarus versank im Meer. Daraufhin benannte Daidalos eine Insel nach seinem Sohn, Ikaria.

81 Welche der folgenden Aussagen ist aus dem Text ableitbar?

- **A** Das Labyrinth wurde von einer anderen Person erschaffen als die Verkleidung der Pasiphae.
- **B** Der marathonische Stier war im Labyrinth eingesperrt.
- **C** Minos und Pasiphae hatten zwei Kinder.
- **D** Prinzessin Ariadne verliebte sich in Theseus, als sie schon verheiratet war.
- **E** Ariadne ist die Halbschwester des Minotaurus.

Lösung: Antwort ☐

82 Welche der folgenden Aussagen ist/sind aus dem Text ableitbar?
1. Phädra ist die jüngere Schwester des Androgeos.
2. Der Minotaurus lebte 27 Jahre.
3. Daidalos half zwar dem König Minos, aber auch einer Person, die gegenteilige Interessen verfolgte.

- **A** 1. ist ableitbar.
- **B** 2. ist ableitbar.
- **C** 3. ist ableitbar.
- **D** 1. und 2. sind ableitbar.
- **E** Keine ist ableitbar.

Lösung: Antwort ☐

Evolution des *Homo sapiens*

Die Erforschung der Entwicklung der Menschheit zur aktuellen Spezies *Homo sapiens* beschäftigt und fasziniert die Wissenschaft schon lange. Die archäologischen Befunde sind aber leider sowohl unvollständig als auch uneindeutig.

Der *Homo sapiens*, auch anatomisch moderner Menschen genannt, existiert seit etwa 300 000 Jahren. Als Referenzwert nimmt man ein Gehirnvolumen von 1 400 cm^3 und eine Körpergröße von ca. 1,6 bis 2 m an. Vor 15 000 Jahren hatte sich *Homo sapiens* bereits über den ganzen Planeten verbreitet und war die einzige verbliebene Homo-Spezies. Die größte Schwierigkeit besteht darin die Abstammungslinie des *Homo sapiens* zu verfolgen, da nach und nach immer mehr Hominini-Spezies mit unterschiedlichen Merkmalsausprägungen identifiziert wurden.

Vor etwa 6 bis 7 Millionen Jahren spalteten sich die evolutionären Pfade der Hominini und der Panini (Schimpansen). *Sahelanthropus tchadensis* ist eine Spezies, die anhand von 9 Überresten identifiziert wurde. Diese Spezies lebte um die Zeit der Hominini-Panini-Spaltung. Die Eigenschaft, die sie mit den übrigen Hominini teilt, ist ein relativ flaches, kurzes Gesicht.

Vor etwa 4,5 bis 4,3 Millionen Jahren lebte *Ardipithecus ramidis*, von dem über 17 Individuen gefunden wurden. Zu Lebzeiten war „Ardi" etwa 1,20 m groß und wog 50 kg. Das Gehirn des Ardi hatte ein Volumen von nur etwa 300–375 cm^3.

Australopithecus afarensis lebte vor 3,5 bis 3 Millionen Jahren. Von dieser Spezies stammt das berühmte Skelett „Lucy". Die Vertreter der Spezies waren etwa 1,5 m groß, mit einem Gewicht von über 40 kg und einem Gehirnvolumen von 400–500 cm^3. *Australopithecus afarensis* lief überraschenderweise bereits komplett auf zwei Beinen. Aus ihm ging *Australopithecus africanus* und *Paranthropus aethiopicus* hervor.

Aus *Australopithecus africanus* formte sich wiederum der *Homo habilis* (vor 2,3–1,65 Millionen Jahren). Der Fund des wörtlich „geschickten Menschen" in Afrika war ein Wendepunkt der Archäologie, weil er bewies, dass sich der Homo nicht in Asien entwickelte, was bis dahin angenommen wurde. Der *Homo habilis* war zwar wesentlich kleiner als die Australopithecus-Spezies, hatte aber ein wesentliches größeres Gehirn.

Der erste Hominini, der dem modernen Menschen sehr ähnlich war, war *Homo ergaster*, der vor 1,9 bis 1,5 Millionen Jahren lebte. Sein Gehirnvolumen variierte von 500 cm^3 bis 900 cm^3.

Homo erectus hatte ein Gehirnvolumen von 1 200 cm³ und war bis zu 1,80 m groß. Er konnte bereits das Feuer kontrollieren und war womöglich der erste, der Hütten baute. Auf *Homo erectus* folgten *Homo antecessor* und *Homo heidelbergensis*, welcher der direkte Vorfahre des Neandertalers und des modernen Menschen war. *Homo heidelbergensis* wurde 1907 in Heidelberg entdeckt und lebte vor 800 000 bis 300 000 Jahren.

Die ältesten *Homo-neanderthalensis*-Überreste werden auf ein Alter von etwa 430 000 Jahren geschätzt und diese Spezies war vor 30 000 Jahren bereits ausgestorben. *Homo neanderthalensis* hatte ein Gehirnvolumen von 1600 cm³, konnte bereits kochen und eventuell auch musizieren. Aufgrund anatomischer Strukturen und genetischer Analysen vermuten Wissenschaftler*innen, dass der Neandertaler bereits über eine Lautsprache verfügte.

83 Wissenschaftler*innen vermuten, dass die Spezies sich teilweise untereinander fortpflanzten, was die Verfolgung der Evolution erschwert. Bei welcher der folgenden Spezies ist aufgrund des Zeitraums ihres Vorkommens eine Fortpflanzung untereinander eher unwahrscheinlich?

A *Homo sapiens* und *Homo neanderthalensis*
B *Homo habilis* und *Homo heidelbergensis*
C *Homo ergaster* und *Homo habilis*
D *Homo antecessor* und *Homo heidelbergensis*
E *Homo sapiens* und *Homo heidelbergensis*   **Lösung:** Antwort ☐

84 Welche der folgenden Aussage(n) ist/sind ableitbar?
1. „Lucy" lief wahrscheinlich nicht auf zwei Beinen.
2. Mit steigender Körpergröße wuchs das Gehirn der im Text beschriebenen Spezies stetig.
3. *Homo antecessor* ist ein direkter Vorfahre des anatomisch modernen Menschen.

A 2. ist ableitbar.
B 1. und 2. sind ableitbar.
C 2. und 3. sind ableitbar.
D 1. und 3. sind ableitbar.
E Keine der Aussagen ist ableitbar.   **Lösung:** Antwort ☐

Michel Foucault

Michel Foucault war ein bekannter französischer Philosoph des 20. Jahrhunderts, der insbesondere ab den 60er Jahren einflussreich war. Man könnte ihn am ehesten der poststrukturalistischen Strömung zuordnen.

Der Strukturalismus betont, dass Strukturen der Gesellschaft maßgeblich durch Sprache beeinflusst sind und ähnlich wie Sprache nach grammatikalischen Regeln funktionieren. Philosophen dieser Einstellung suchen nach den grammatikalischen Regeln des Denkens, die bestimmen, wie über Themen des Lebens diskutiert wird. Sprachliche Strukturen basieren auf Zeichen, die als Stellvertreter für etwas Abwesendes fungieren. So ist beispielsweise ein rotes Licht ein Zeichen (Signifikant) dafür, dass man an der Ampel stehen bleiben soll (Signifikat). Der Zusammenhang von Signifikant und Signifikat ergibt sich nur aus der Beziehung zu anderen Zeichen. Ein rotes Licht bedeutet stehen bleiben, weil andere Zeichen wie beispielsweise ein grünes Licht das nicht bedeuten. Dieser Zusammenhang ist aber willkürlich und der Sinn des Ausdrucks lässt sich nur über Kontextwissen ermitteln.

Der Poststrukturalismus baut auf den Annahmen des Strukturalismus auf und erweitert sie um eine gesellschaftskritische Perspektive. Der Fokus liegt darauf, wie gesellschaftliche Institutionen die Bedeutungszusammenhänge bestimmen, konstruieren und filtern. Der Sinn hinter den Zeichen kann nur begriffen werden, wenn bestimmt wird, wer die Grammatik festlegt. Über eine Dekonstruktion der grammatikalischen Strukturen soll eine Auflösung der Machtstrukturen erreicht werden.

Foucault leistete seinen Beitrag durch die Prägung des Begriffs „Diskurs" und die dazugehörige Diskursanalyse. Ein Diskurs kann viele Bedeutungen haben und der Begriff kann unterschiedlich verstanden werden. Im allgemeinsten Verständnis wird der Diskurs als Produktion von sozialem Sinn verstanden. Der Diskurs enthält die Regeln und Prinzipien, nach denen kommuniziert wird. Ein zentrales Kriterium für einen Diskurs ist, ob die unterschiedlichen kommunikativen Äußerungen einen übersituativen, überindividuellen und relativ stabilen Sinn haben. In einer Diskursanalyse werden dementsprechend gegenwärtige und historische Phänomene in ihrer Entwicklung oder Struktur untersucht. Foucault förderte insbesondere die Machtanalyse, in der er von einer wechselseitigen Beziehung zwischen den Machtverhältnissen und der Konstruktion von Wissen ausging. Die sozialen Verhältnisse formen also die Begriffe und was als wahr verstanden wird. Diese Wahrheiten wiederum legitimieren, delegitimieren oder modifizieren die Machtverhältnisse.

85 Welches der folgenden wäre dem Text zufolge ein Beispiel für einen Diskurs?
- A Die Diskussion der psychiatrischen Diagnosen eines bestimmten Diktators
- B Die Diskussion der Entwicklung der Armut seit dem 16. Jahrhundert in Europa
- C Eine Untersuchung der im Mittelalter eingeführten Vogelarten in Deutschland
- D Die Entwicklung der Herstellung von Kriegswaffen seit dem ersten Weltkrieg
- E Biologieunterricht in der Schule

Lösung: Antwort ☐

86 Welche der folgenden Zuordnungen ist/sind korrekt?
1. Signifikant: die Abfolge der Buchstaben H, U und T; Signifikat: das Objekt, das man als Kopfbedeckung benutzen kann.
2. Signifikant: die Buchstaben H, U und T; Signifikat: das Wort Hut
3. Signifikat: die Abfolge der Buchstaben H, U und T; Signifikant: das Objekt, das man als Kopfbedeckung benutzen kann.

- A 1. ist korrekt.
- B 2. ist korrekt.
- C 3. ist korrekt.
- D 1. und 2. sind korrekt.
- E 2. und 3. sind korrekt.

Lösung: Antwort ☐

87 Welche Aussage ist **nicht** aus dem Text ableitbar?
- A Laut dem Strukturalismus funktioniert die Gesellschaft ähnlich wie eine Sprache.
- B In den 60er Jahren trat eine poststrukturalistische Strömung der Philosophie auf.
- C Der Zusammenhang zwischen Signifikat und Signifikant ist immer allgemein verständlich gewählt.
- D Eine Untersuchung wie sich die Definition von Normalität und Abnormalität verändert hat und durch die Machtstrukturen beeinflusst wurde, wäre ein Beispiel für eine Diskursanalyse.
- E Eine einzelne Person kann nicht Gegenstand eines Diskurses sein.

Lösung: Antwort ☐

Forensische Entomologie

Die Entomologie, auch Insektenkunde, wird in der Forensik eingesetzt, um Kriminalfälle besser zu verstehen und zu lösen. Meistens macht man sich entomologisches Wissen zunutze, um den Zeitpunkt des Todes eines Mordopfers zu ermitteln. Denn auch wenn das häufig Aufgabe von Pathologinnen und Pathologen ist, die den ungefähren Zeitpunkt z. B. über die Körperkerntemperatur ermitteln, ist diese Schätzung nur bei kürzlich Verstorbenen möglich.

Wenn eine Person verstorben ist, findet sich nach einer Zeit in den allermeisten Fällen eine gewisse Bandbreite an Insekten-Spezies auf bzw. in ihr. Davor sind Leichen auch dann nicht geschützt, wenn sie sich in einem Gebäude befinden oder beispielsweise in einer Decke eingewickelt wurden. Manchmal kommen die Insekten jedoch nicht an die Leiche heran, weil sie besonders verpackt wurde. Die Spezies, die auf einer Leiche anzutreffen sind, können je nach Fundort sehr unterschiedlich sein, sodass es oft sogar möglich ist, herauszufinden, an welchem Ort die Person zuerst von den Insekten gefunden wurde, auch wenn der Körper nach dem Tod bewegt wurde.

Schmeißfliegen zählen aus verschiedenen Gründen zu den besten forensischen Indikatoren. Anders als andere Insekten verlassen sie sich bei der Suche nach Eiablageplätzen nur auf ihren Geruchssinn. Sie können Verwesungsgerüche über weite Distanzen von über 100 Metern und sogar durch wasserundurchlässige Behältnisse wahrnehmen. Daher sind Schmeißfliegen häufig die ersten, die an einer Leiche ankommen, manchmal sogar schon Minuten nach dem Tod. Außerdem sind ihre Wachstumsphasen präzise erforscht, wodurch der Todeszeitpunkt der besiedelten Leichen gut geschätzt werden kann. Zusätzlich gibt es regionale Unterschiede zwischen den Schmeißfliegen-Arten.

Die weibliche Schmeißfliege wird nach dem Aufspüren einer Leiche zunächst in Körperöffnungen wie Nase, Augen oder Mund hineinkriechen, um dort die Eier, die sie in sich trägt, abzulegen. Im Sommer dauert es dann insgesamt etwa 2 Wochen bis aus einem Ei eine neue Fliege entstanden ist. Nach 1 Tag schlüpft aus dem Ei eine kleine Made, die damit beginnt, sich mithilfe ihrer Haken durch das Fleisch zu fressen. Maden können 24 Stunden am Tag fressen und wachsen daher innerhalb von 4 Tagen von 2 mm bis auf 2 cm. Die vollgefressene Made gräbt sich in die Erde ein, um nicht von größeren Tieren, die nun auch häufig die Leiche entdecken, gefressen zu werden. Im Untergrund bildet sie eine Puppe, aus der 10 Tage später eine Fliege krabbelt und sich aus der Erde befreit. Da sich die Fliegen dann direkt erneut paaren, kann bereits eine 2 Tage alte Fliege neue Eier legen. Allerdings muss sie sich dafür meist einen neuen Ort suchen, da Maden in weniger als einer Woche mehr als 60% einer menschlichen Leiche verzehren können.

88 In Indiana, USA, fand die Polizei einen großen Schwarm von Schmeißfliegen über einem abgedeckten Brunnen. Als sie den Brunnen durchsuchten, stießen sie auf einen Sack mit einer Leiche darin. Der Sack war so abgedichtet, dass weder Wasser noch Lebewesen eindringen konnten.
Welche Aussage ist aus dem Text ableitbar?
- A Die Fliegen waren nicht an der Leiche interessiert, weil sie sich in einem Sack befand.
- B Eine Person hat die Leiche in einem Sack verpackt, durch den die Fliegen zwar nicht zu dem toten Körper gelangen, diesen aber riechen konnten.
- C Die Fliegen sammelten sich oberhalb des Brunnens, bevor sie zur Leiche flogen, um sich zu paaren.
- D Die Fliegen fanden keine Erde, um sich zu verpuppen, also sammelten sie sich in der Luft.
- E Die Fliegen befanden sich über dem Brunnen, um auf den Steinen ihre Eier zu legen.

Lösung: Antwort

89 Ein Entomologe wird damit beauftragt, die auf einer Leiche gefundenen Insekten zu begutachten. Die Polizisten bringen ihm die Leiche in sein Labor. Der Entomologe findet keine Eier, sondern nur eine große Zahl an Maden, die alle etwa 2 cm groß sind.
Welche Schlussfolgerung ist aus dem Text ableitbar?
- A Die Leiche ist weniger als 24 Stunden alt.
- B Die Leiche ist etwa 4 Tage alt.
- C Die Leiche ist älter als 13 Tage.
- D Die Leiche ist älter als 3 Wochen.
- E Keine der Schlussfolgerungen ist ableitbar.

Lösung: Antwort

Psychoanalytische Strömungen

Seit der Begründung der Psychoanalyse Ende des 19. Jahrhunderts durch den berühmten Nervenarzt Sigmund Freud, entwickelte sich dieses Fach stets weiter. Aktuell bestehen verschiedene Strömungen der Psychoanalyse, die sich zwar alle auf Sigmund Freud als Basis beziehen, sich aber gegenseitig derart widersprechen, dass unüberbrückbare Uneinigkeiten entstanden sind.

Die klassische psychoanalytische Konzeption Freuds ist gekennzeichnet durch die Grundannahme, dass sich menschliches Erleben und Verhalten maßgeblich in der frühen Kindheit entwickeln und auf sogenannten Trieben basieren. Triebe dienen dazu, den Organismus zu leiten, um Erregung abzubauen. Beispielsweise bringt Hunger den Menschen dazu, Nahrung zu suchen. Manche dieser Triebe sind aber sozial inakzeptabel und werden daher in das unbewusste System verlagert, wodurch die Erregung nicht verschwindet, aber in andere sozial akzeptierte Triebe umgewandelt werden kann (Sublimierung).

Eine der ersten Weiterentwicklungen der Psychoanalyse war ab dem Jahr 1912 die Individualpsychologie von Alfred Adler, einem Schüler Freuds. Seine grundlegende Annahme bestand darin, dass jeder Mensch von Geburt an Gefühle von Kleinheit, Hilflosigkeit oder Unterlegenheit erlebt, jedoch das Streben, diese Gefühle zu überwinden, dominiert. Diese Theorie wurde von Anna Freud erweitert, die betonte, dass beim Menschen gewisse Abwehrmechanismen vorherrschen, die jedoch variabel sein können und vor allem vom Reifegrad der Persönlichkeit abhängen.

Um 1976 entwickelte Heinz Kohut die Selbstpsychologie. Kohut fokussierte sich darauf, dass in der frühen Entwicklung das kleine Kind insbesondere danach strebt, ein zusammenhängendes Bild von sich selbst auszuprägen. Außerdem betonte Kohut, das Bedürfnis danach, Beziehungen zu anderen herzustellen, die die Kohärenz und Harmonie des Selbst steigern würden.

Eine noch aktuellere Weiterentwicklung der Psychoanalyse stellt die Objektbeziehungstheorie dar. Diese betont wie auch die klassische Psychoanalyse die zentrale Funktion der frühen Beziehungen, ergänzt diese Ansicht aber um die Idee, dass Bezugspersonen als „Objekte" in die Psyche übertragen werden. Diese Objekte würden dann zu Erwartungen führen, die die Interpretation von anderen Menschen beeinflussen, denen man später begegnet. Melanie Klein, eine der bekanntesten Vertreterinnen dieser Theorie, schlug zusätzlich vor, dass zunächst der Säugling alles nur als „gut" oder „schlecht" wahrnehmen kann (Spaltung). Erst im Verlauf würde er lernen, diese Ansichten zu integrieren, um das Gegenüber differenziert wahrzunehmen.

90 Eine junge Patientin ist in psychoanalytischer Behandlung bei Melanie Klein. Welcher der folgenden Ansätze könnte vor diesem Hintergrund ein Fokus der Gespräche sein?

A Die Patientin soll daran arbeiten, sich als ganzes Individuum wahrzunehmen, um harmonischer mit sich selbst zu sein.

B Die Patientin soll üben, sich in andere einzufühlen, um sie besser verstehen zu können.

C Die Patientin soll versuchen, mit der Analytikerin die Zusammenhänge zwischen ihrer Sicht auf ihre aktuellen Freunde und ihrer Erziehung durch die Eltern zu sehen.

D Die Patientin wird mit der Analytikerin versuchen, ihre Freunde als nur gute Menschen wahrzunehmen, um sie nicht als nur schlecht zu sehen, wie damals ihre Eltern.

E Die Patientin wird mit der Analytikerin daran arbeiten, ihre verpönten Wünsche in kulturell akzeptable Formen zu bringen, damit sie sich in die Gesellschaft integrieren kann.

Lösung: Antwort ☐

91 Welche Aussage(n) ist/sind aus dem Text ableitbar?
1. Bei der Entwicklung seiner Theorie der Selbstpsychologie ließ sich Kohut maßgeblich von Adler beeinflussen.
2. Alfred Adler war der erste Verfechter der sogenannten antiautoritären Erziehung.
3. Der Begriff des „Triebs" ist in der Theorie Freuds rein negativ besetzt.
4. Die Entwicklung der Psychoanalyse begann Ende des 19. Jahrhunderts und endete mit der Objektbeziehungstheorie.

A 1. ist ableitbar.
B 1. und 2. sind ableitbar.
C 1., 3. und 4. sind ableitbar.
D 4. ist ableitbar.
E Keine der Aussagen ist ableitbar.

Lösung: Antwort ☐

92 Die Psychoanalyse kann unter anderem genutzt werden, um zu untersuchen, warum Menschen bestimmte Filmgenres bevorzugen. Beispielsweise kann damit die Vorliebe vieler Menschen für Horrorfilme erklärt werden, in denen Personen ums Leben kommen oder schwer verletzt werden. Welches der folgenden Schlagworte könnte auf dieses Beispiel zutreffen?

A Abwehrmechanismen
B Sublimierung
C Spaltung
D Gefühle von Überlegenheit abwehren
E Katharsis

Lösung: Antwort

Figuren zusammensetzen

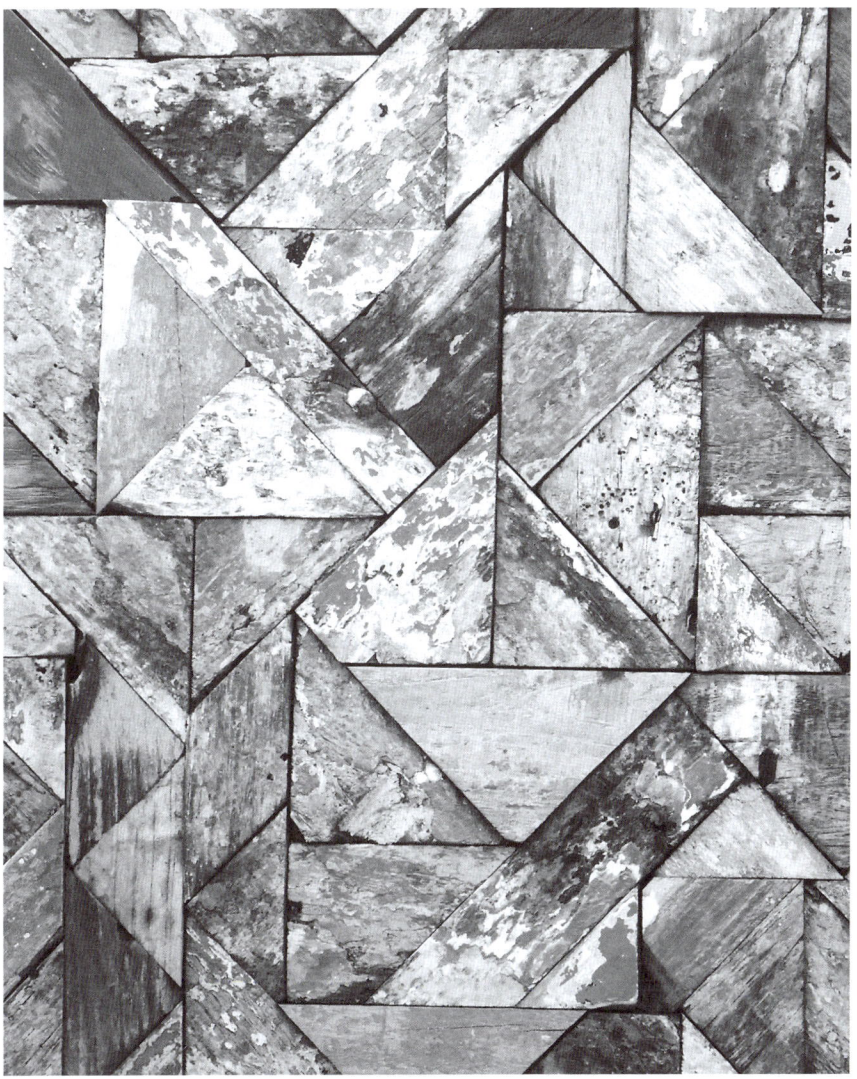

Figuren zusammensetzen

Aufbau

Figuren zusammensetzen ist der erste Untertest nach der Mittagspause und gehört zum Testteil **Kognitive Fähigkeiten und Fertigkeiten**, der mit ca. 40 % in die Gesamtbewertung eingeht.

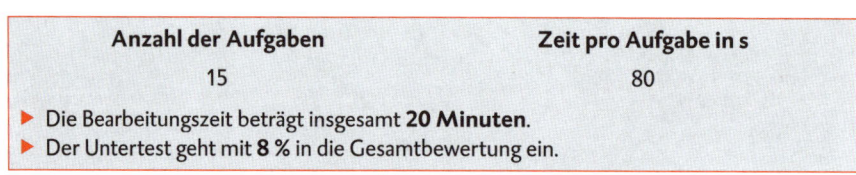

Anzahl der Aufgaben	Zeit pro Aufgabe in s
15	80

▸ Die Bearbeitungszeit beträgt insgesamt **20 Minuten**.
▸ Der Untertest geht mit **8 %** in die Gesamtbewertung ein.

Die Aufgabe des Testkandidaten bzw. der Testkandidatin ist es, zu überprüfen, ob sich die jeweils 3–7 **Einzelteile** zu einer der vier angegebenen **Zielfiguren** A – D zusammensetzen lassen. Ansonsten ist die Antwort E zu wählen.

Beispiel

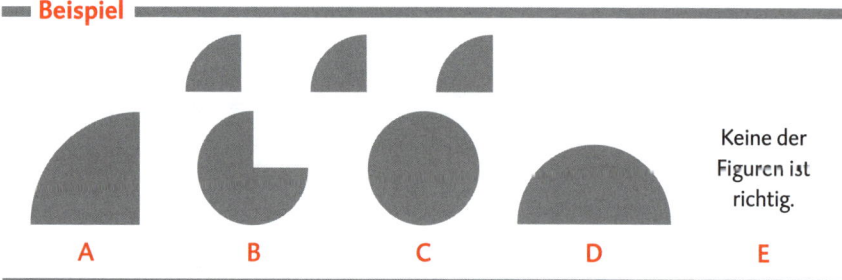

Ähnliche Tests sind Teil vieler internationaler Intelligenz- und Eignungstests und sollen in erster Linie das räumliche Vorstellungsvermögen prüfen.

Wichtige Voraussetzungen:
▸ Zur Lösung der Aufgaben dürfen **keine Hilfsmittel** (z. B. in Form von Schreibgeräten oder Papier) verwendet werden. Offiziell zählen auch die Finger zu den unerlaubten Hilfsmitteln! Das Zeichnen von Hilfslinien, Skizzen o. Ä. ist ebenfalls **nicht gestattet**.
▸ Die Einzelteile müssen nur in der flachen Ebene vor dem geistigen Auge gedreht, jedoch **nie gespiegelt** werden.
▸ Die **Größenverhältnisse** der Einzelteile zueinander sind immer korrekt. Die vollständig zusammengesetzt Figur kann aber kleiner oder größer sein als die Zielfigur. Der Gedanke dahinter ist, dass die Zielfigur nicht schon allein anhand der ungefähren Summe der Flächen der einzelnen Bausteine erkennbar sein soll.
Die Einzelteile der folgenden Beispielaufgabe lassen sich zu einem Kreis zusammensetzen. Obwohl dieser etwas größer ist als die korrekte Zielfigur wäre hier die Antwort **D** zu wählen.

Beispiel

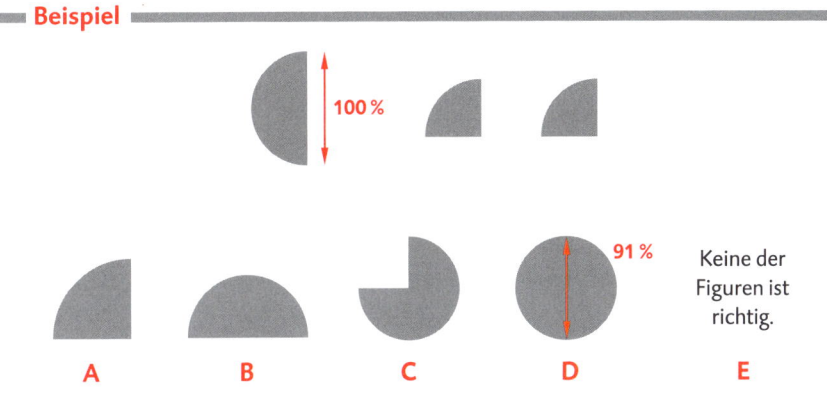

Bearbeitungsstrategien

Zielfiguren identifizieren

Sie finden im MedAT zwei verschiedene Schemata an Zielfiguren (siehe S. 94 und S. 96):

- **Kreis-Aufgaben:**

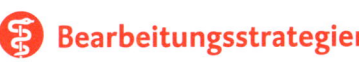

- **Vieleck-Aufgaben:**

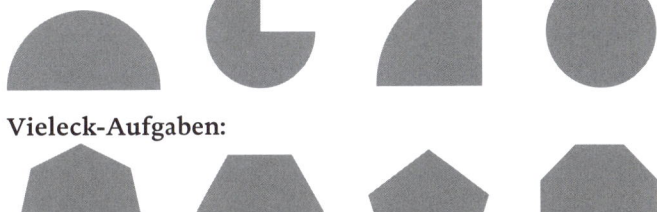

Seit dem Jahr 2018 kommen bei einzelnen Vieleck-Aufgaben auch immer wieder **Trapeze** als Zielfiguren vor.

Die begrenzte Anzahl an möglichen Zielfiguren vereinfacht die Vorbereitung, da Sie sich die oft eindeutigen **charakteristischen Unterschiede** zwischen den einzelnen Figuren während Ihrer Vorbereitung genau einprägen können.

Im Folgenden werden die beiden Aufgabengruppen vorgestellt und die Unterschiede zwischen den einzelnen Zielfiguren genau herausgearbeitet. Da sich dieser Untertest im Allgemeinen bewährt hat, ist davon auszugehen, dass er auch in den kommenden Jahren in dieser Form zum Einsatz kommt – allerdings können wir dies natürlich nicht garantieren. Die vorgestellten Strategien lassen sich jedoch auch auf andere Zielfiguren anwenden.

Zielfigurengruppe Vielecke

Als Zielfigur stehen hier gleichseitige Vielecke mit 5 bis 8 Ecken oder ein Trapez (siehe S. 93) zur Verfügung. Die Zuordnung zu den Lösungsbuchstaben variiert dabei.

Beispiel

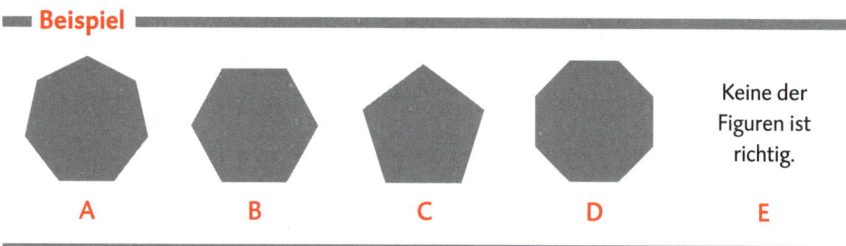

Der einfachste Weg, die verschiedenen Vielecke voneinander zu unterscheiden, führt über deren **Innenwinkel**. Jedes der verwendeten Vielecke weist eine spezifische identische Größe seiner Innenwinkel auf. Kann man also in mehreren der vorgegebenen Einzelteile identische Winkel finden, so kann man anhand dieser ziemlich sicher die Zielfigur identifizieren.

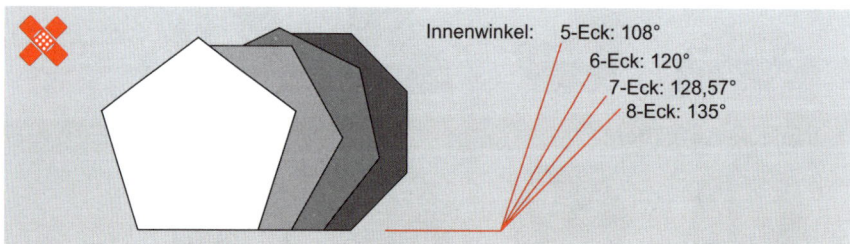

Auf den ersten Blick ist es schwierig, die Winkel eindeutig zuzuordnen, aber es gibt einige Tricks, derer man sich bedienen kann, und mit etwas Übung entwickelt man ein beeindruckend treffsicheres Gefühl bei der Identifikation eines Winkels. Am ehesten lässt sich der „Übergang" vom **Fünfeckwinkel** zum **Sechseckwinkel** unterscheiden: Der Innenwinkel beim Fünfeck ist deutlich spitzer als beim Sechseck.

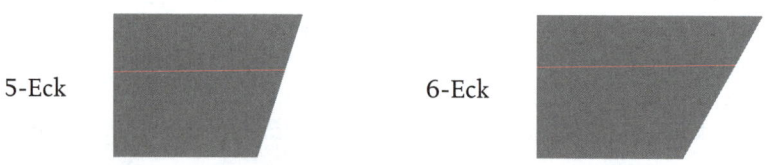

Ein für alle Vielecke hilfreicher Trick ist es, bei möglichst vielen Einzelteilen, zwei Seitenlinien, die man als Außenseite vermutet, gedanklich zu verlängern, wobei man jeweils eine Kante überspringt, um damit gewissermaßen den „Winkelkontrast" erhöhen.

 Im Rahmen der Vorbereitung können Sie sich hier auch mit dem Einzeichnen von Hilfslinien helfen, um ein Gefühl für die Winkel zu entwickeln. Da aber das Verwenden von Stiften während dieses Untertests wie erwähnt nicht erlaubt ist, sollten Sie nicht ausschließlich mit Stiften arbeiten.

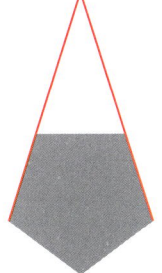 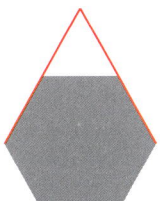 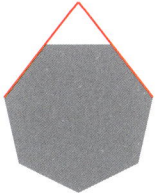 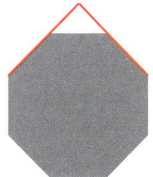

- Beim **5-Eck** fällt auf, dass sich die Linien erst sehr spät schneiden.
- Beim **6-Eck** bildet sich durch das Schneiden der Linien ein gleichseitiges Dreieck mit der Kante des 6-Ecks.
- Beim **7-Eck** bildet sich fast ein, aber doch ganz eindeutig kein rechter Winkel. Um dies zu erkennen, hilft es, die Seite mit der Abbildung (oder den Kopf) so zu drehen, dass eine der beiden verlängerten Linien horizontal liegt.
- Beim **8-Eck** ergibt sich im Schnittpunkt der beiden Linien genau ein rechter Winkel.

Weitere Hinweise können auch die Kanten und Ecken selbst liefern:
- Beim **5-** und beim **7-Eck** liegt jeweils gegenüber einer Kante genau in der Mitte eine Ecke.
- Beim **6-** und beim **8-Eck** sind die gegenüberliegenden Seiten zueinander jeweils parallel.

Eine weitere Möglichkeit, die Zielfigur zu erschließen, ist das **Zählen** der in den Einzelteilen erkennbaren **Ecken**. Dieses Vorgehen bewährt sich jedoch meist nicht, da beispielsweise durch Schnittlinien, die genau durch Ecken verlaufen, leicht Fehler entstehen.

Sonderfall Trapez: Das Trapez fällt etwas aus dem Raster der übrigen Vielecke, ist aber anhand seiner ungleichen Kantenlängen und Winkel im Vergleich zu den regelmäßigen Vielecken oft relativ leicht zu erkennen.

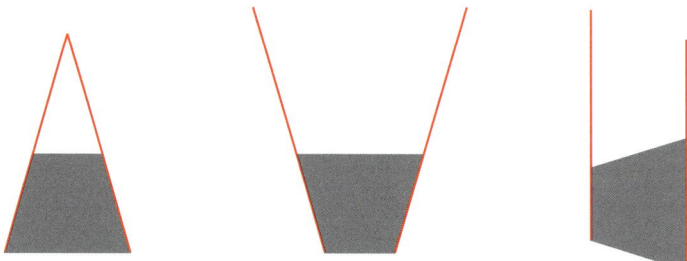

Beim Identifizieren eines Trapezes sollte nach dem **Ausschlussprinzip** vorgegangen werden.
- Erkennt man in den Einzelteilen **wenig Hinweise** auf Symmetrie bzw. Regelmäßigkeit der Zielfigur im Hinblick auf Kantenlängen oder Winkel, so ist dies ein Hinweis auf das Trapez.
- Insbesondere die **parallelen Seiten** geben einen starken Hinweis auf das Trapez als Zielfigur. Dann muss man es nur noch vom 6- und vom 8-Eck unterscheiden, was durch die unterschiedlichen Winkel und die Symmetrie meist gut möglich ist.

Zielfigurengruppe Kreis

Als Zielfiguren stehen ein Viertelkreis, ein Halbkreis, ein Dreiviertelkreis und ein Vollkreis zur Auswahl. Auch hier variiert die Zuordnung zu den Lösungsbuchstaben.

Beispiel

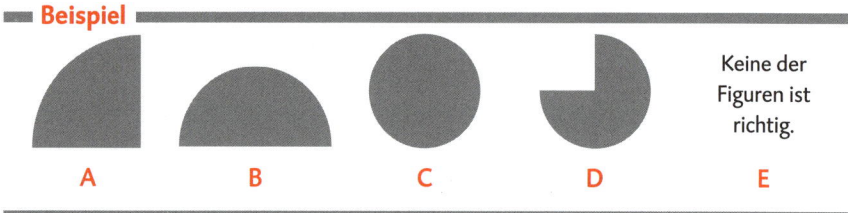

Bei allen Aufgaben zu dieser Zielfigurengruppe ist es ratsam, zunächst die Anteile des **Kreisrandes** an den jeweiligen Einzelteilen zu identifizieren. So erhält man einerseits einen Überblick über die ungefähre Länge des Kreisrandes – oft schon ein sehr guter Hinweis auf die Zielfigur. Andererseits erkennt man die Stärke der Krümmung (siehe unten) und bekommt außerdem eine Idee für die Position des Teils innerhalb der Zielfigur.

Beispiel

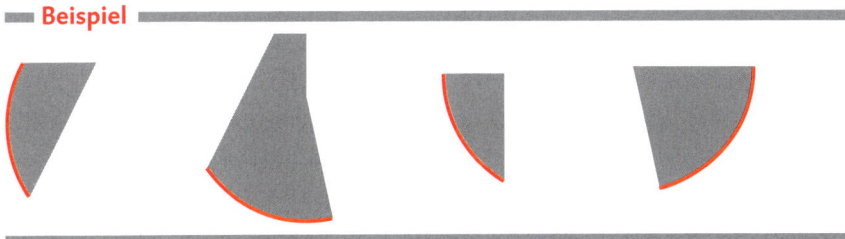

Die verschiedenen Kreis-Zielfiguren lassen sich anhand einiger Merkmale effektiv voneinander unterscheiden:

- **Viertelkreis:** Um bei einem Viertelkreis auf dieselbe Fläche wie bei den anderen Figuren zu kommen, muss man ihn deutlich vergrößern. Dies führt dazu, dass sich die **Krümmung des Kreisrandes** im Vergleich zu den anderen Figuren **deutlich abflacht**. Wenn Sie auf die Krümmung achten, lässt sich der Viertelkreis also meist sehr einfach identifizieren. Auch fällt hier auf, dass es an den Teilen im Verhältnis zu geraden Kanten und Flächen **relativ wenig Kreisrand** gibt.

  Darüber hinaus muss ein vollständiger Viertelkreis einen **rechten Winkel** haben. Auch können Sie die beiden **Übergänge** von der Kreisbahn in den „Radius" zur Orientierung nutzen. Diese drei Strukturen sind meist recht eindeutig identifizierbar und müssen entweder in Einzelteilen vorhanden sein oder sich durch Zusammensetzen bilden lassen.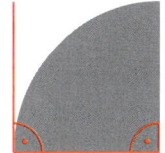

- **Halbkreis:** Auch beim Halbkreis gibt es diese beiden oben angesprochenen **Übergänge** vom Kreisrand in den „Radius" der Figur, jedoch keinen rechten Winkel. Markant ist hier auch die **gerade Seite** des Halbkreises, die sich anhand der Einzelteile oft recht einfach identifizieren lässt.

  Insgesamt fällt beim Halbkreis häufig die eher **längliche Form** der Einzelteile auf.

- **Dreiviertelkreis:** Hier können Sie zur Orientierung wieder die **Übergänge** der Kreisbahn in den Radius finden. Auch erkennen Sie ebenfalls einen **rechten Winkel**, diesmal aber im Außenwinkel der Figur. Ein entscheidendes Kriterium für den Dreiviertelkreis ist, dass dieser rechte Winkel bzw. der Mittelpunkt genau im Zentrum des Kreises liegt. Im Vergleich zum Halb- oder Viertkreis gibt es beim Dreiviertelkreis außerdem **relativ viel Kreisbahn**.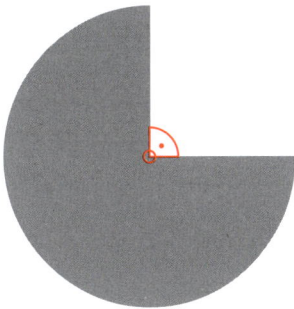

- **Vollkreis:** auffällig ist beim Vollkreis, dass Sie die beschriebenen, für die anderen Figuren typischen Strukturen, **nicht** finden können. Auch finden sich häufig Teile, die über den **Mittelpunkt des Kreises** hinausragen, und damit den Dreiviertelkreis ausschließen. Sobald Sie solche eindeutigen Hinweise finden, kommt als Zielfigur nur noch der Vollkreis in Frage. Ein weiterer Hinweis ist, dass die Einzelteile beim Vollkreis naturgemäß den **größten Anteil an Kreisbahn** haben.

Bei den Kreisaufgaben ist es insgesamt ratsam, zunächst zu prüfen, ob es sich bei der gesuchten Zielfigur um den Viertel- oder den Vollkreis handeln kann. Können Sie beide tendenziell ausschließen, betrachten Sie im nächsten Schritt die Aufgabe etwas genauer und schauen, ob ein Halbkreis wahrscheinlich ist. Finden Sie dabei Hinweise, die darauf hindeuten, dass Sie die gerade Seite des Halbkreises nicht eindeutig bilden können, sollten Sie vom Dreiviertelkreis als Zielfigur ausgehen.

Warum legen wir so viel Wert auf das schnelle Identifizieren der Zielfiguren?

Wenn wir nur die Zielfigur richtig identifizieren, ohne die Einzelteile schon im Geiste zusammenzusetzen, liegen wir statistisch gesehen in **80 % der Fälle** mit der Lösung richtig, da bei 15 Aufgaben der Erwartungswert für die Antwortmöglichkeit „E" nur bei 3 liegt. Identifizieren Sie also die Zielfiguren schnell richtig, haben Sie statistisch gesehen schon **12 von 15 Punkten** und damit ein weit überdurchschnittliches Ergebnis in diesem Untertest. Daher ergibt sich folgender Ablauf in der Bearbeitung:

1 **Identifizieren** Sie der Reihe nach bei allen Aufgaben sicher die **Zielfigur** und kreuzen Sie auf dem Antwortbogen den entsprechenden Buchstaben an. Nehmen Sie sich hierfür ausreichend Zeit – in dieser Phase holen Sie die Punkte in diesem Untertest!
2 Wählen Sie im Anschluss der Reihe nach die **einfachsten Aufgaben** aus (beginnend z. B. bei denen mit nur 3 Einzelteilen).
3 Überprüfen Sie nun die Zielfiguren, für die Sie sich vorher entschieden haben, indem Sie die **Einzelteile im Geiste kombinieren** und so schrittweise überprüfen, ob die Zielfigur tatsächlich vollständig zusammengesetzt werden kann. Achten Sie dabei auf die typischen Eigenschaften und Regelmäßigkeiten der einzelnen Zielfiguren. Nur wenn Sie einen eindeutigen Fehler finden, sollten Sie die Lösung auf Antwort E korrigieren. Ansonsten bleiben Sie bei der gefundenen Zielfigur.

Gründe für die Wahl von „E" („Keine der Figuren ist richtig")

Antwortmöglichkeit E ist in diesem Untertest wie besprochen nur dann zu wählen, wenn Sie sich **absolut sicher** sind, dass keine der vorgegebenen Zielfiguren richtig ist. Es gibt einige Gründe, die zur Auswahl dieses Antwortbuchstabens führen können. Beachten Sie, dass im Folgenden aus Anschaulichkeitsgründen jeweils nur zwei Einzelteile dargestellt sind. Im Originaltest besteht jede Figur jedoch wie beschrieben aus mindestens drei Teilen.

- **Zielfigur ist nicht bei den Antwortmöglichkeiten aufgeführt:**
  In den letzten Jahren ist es z. B. wiederholt vorgekommen, dass sich ein 6-Eck aus den Einzelteilen zusammensetzen ließ, bei den Antwortmöglichkeiten aber gerade das 6-Eck durch ein Trapez ersetzt war.

- **Vorliegen von Zwischenfiguren:**
  - **Beispiel**

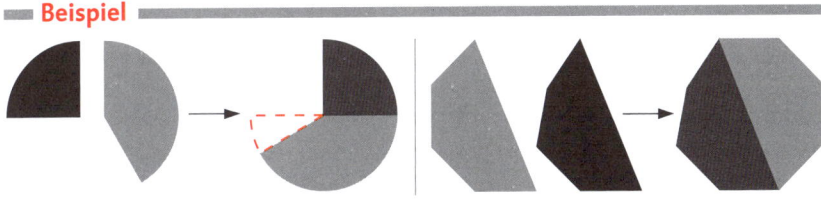

Das Vorliegen von Zwischenfiguren macht die Aufgabe in der Regel sehr anspruchsvoll, da in diesen Fällen die Unterscheidung zwischen den vorgegebenen Zielfiguren oft besonders erschwert ist. Das liegt daran, dass die Einzelteile hier Hinweise auf verschiedenen Zielfiguren enthalten, sodass das Festlegen auf eine Antwort schwerfällt.

- **Fehlendes Teil:**
  - **Beispiel**

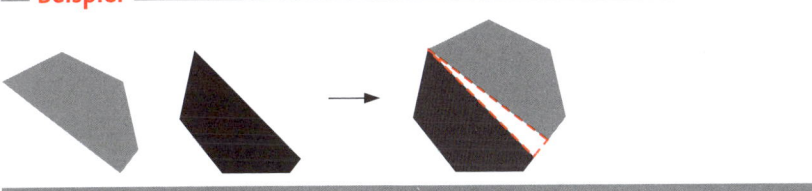

- **Überlappungen:**
  - **Beispiel**

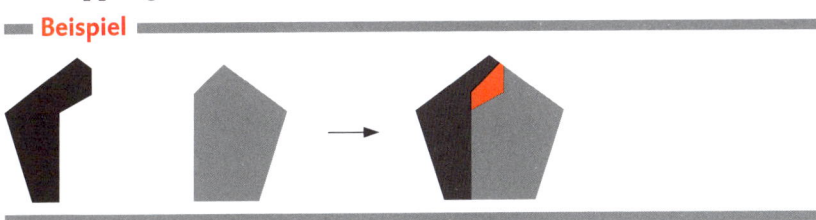

- **Vergrößerte Fläche:**

  ▬ **Beispiel** ▬

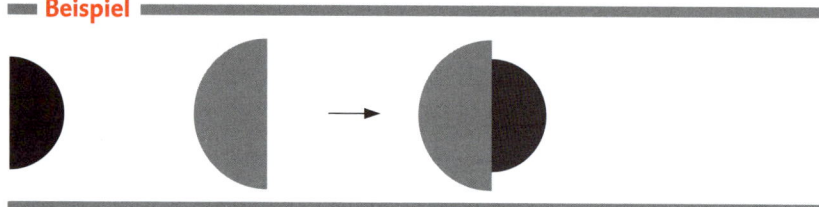

- **Falsche Größenverhältnisse:**

  ▬ **Beispiel** ▬

Behalten Sie aber wie erwähnt im Hinterkopf, dass Ihnen diese Merkmale nur bei wenigen der 15 Aufgaben begegnen werden, entsprechend der zu erwartenden Häufigkeit für die Antwortmöglichkeit E. Entscheidender für die Gesamtpunktzahl ist demnach das sichere und schnelle Identifizieren der korrekten Zielfiguren in den übrigen Aufgaben.

Praktische Anwendung

Anhand der folgenden Beispiele können Sie sich die bisher besprochenen Tipps & Tricks für das Identifizieren der Zielfiguren noch einmal vergegenwärtigen.

▬ **Beispiele** ▬

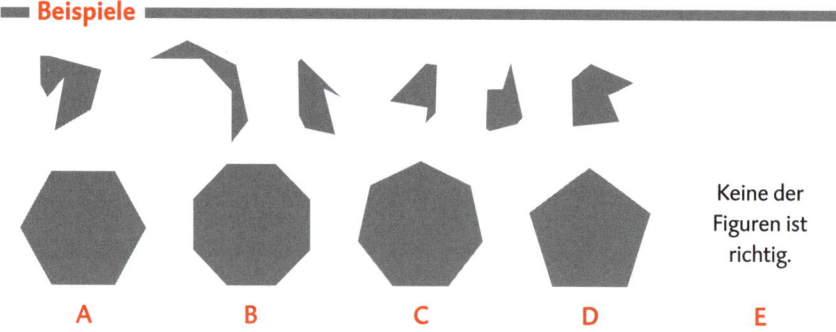

Keine der Figuren ist richtig.

A B C D E

Hier bietet das zweite Teil (von links) die besten Hinweise auf die Zielfigur. Denn aufgrund seiner Größe und Regelmäßigkeit ist es extrem wahrscheinlich, dass bei diesem Teil ein langer Abschnitt der Außenkante der Zielfigur vorliegt.

Mit etwas Übung kann man erkennen, dass Innenwinkel von etwa 130 ° vorliegen bzw. dass sich, wenn man gedanklich zwei der Außenkanten unter Auslassung der dazwischen liegenden Kante verlängert, im Schnittpunkt fast ein rechter Winkel ergibt. Das sind eindeutige Hinweise auf das 7-Eck.

Dementsprechend sollten Sie zunächst **C** auf dem Antwortbogen markieren und später ggf. zu der Aufgabe zurückkommen, um noch zu überprüfen, ob eventuell doch Antwort E zutrifft.

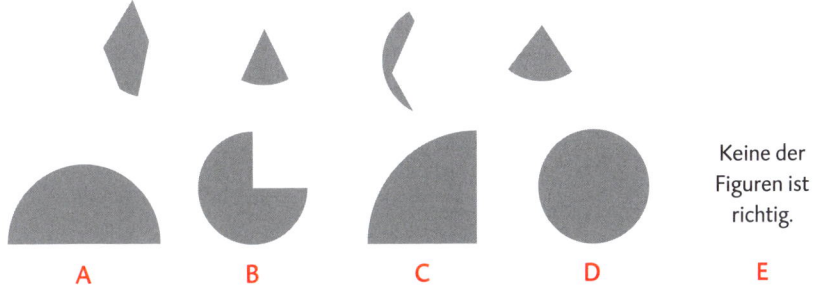

Betrachten Sie die Anteile des Kreisrandes an den Einzelteilen. Versuchen Sie anschließend, die gefundenen Abschnitte gedanklich zu „addieren". Nun werden Sie vermutlich merken, dass mehr Kreisrand vorhanden ist, als für einen Halbkreis notwendig wäre, aber nicht genug für einen Vollkreis. Damit wäre unsere wahrscheinlichste Zielfigur der Dreiviertelkreis.

Auch teilweises gedankliches Zusammensetzen ist hier zielführend: Teil 1 und 3 (von links) passen beispielsweise relativ eindeutig zusammen und bilden ungefähr schon einen 2/5-Kreis. Gemeinsam mit den Teilen 2 und 4 kommen wir dann ziemlich genau in den Bereich eines Dreiviertelkreises.

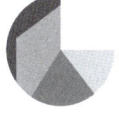

Entweder ist also B oder E die richtige Lösung. Dementsprechend sollten Sie zunächst **B** auf dem Antwortbogen markieren und später ggf. zu der Aufgabe zurückkommen.

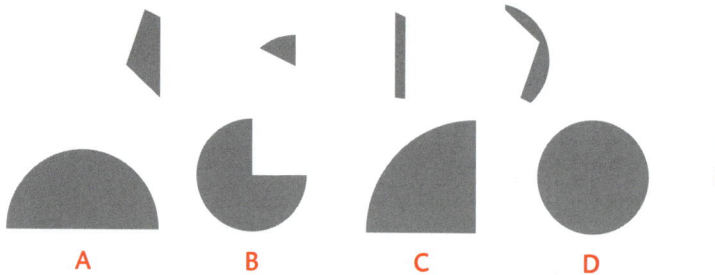

Auch hier wäre der erste Schritt, den Kreisrand zu identifizieren. Betrachtet man dann noch die Einzelteile genauer, fällt die angesprochene, eher längliche Orientierung der Einzelteile auf. Diese ist typisch für den Halbkreis (A).

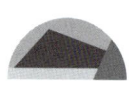

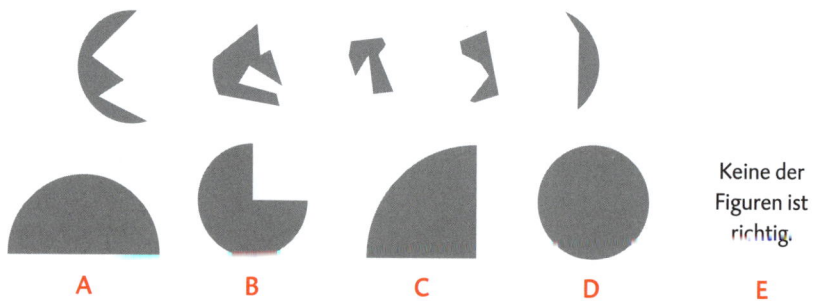

Teil 1 und 5 (von links) haben gemeinsam schon mehr Kreisrand als für einen Dreiviertelkreis benötigt würde, und zusätzlich weist auch Teil 2 noch einen Abschnitt mit entsprechender Krümmung auf.

Einen weiteren Hinweis liefern die Teile 2, 3 und 4. Diese werden gemeinsam den Innenbereich der Figur ausfüllen und gehen deutlich über den Mittelpunkt der Zielfigur hinaus, sodass auch dies gegen einen Dreiviertelkreis und damit für den Vollkreis (D) als Zielfigur spricht.

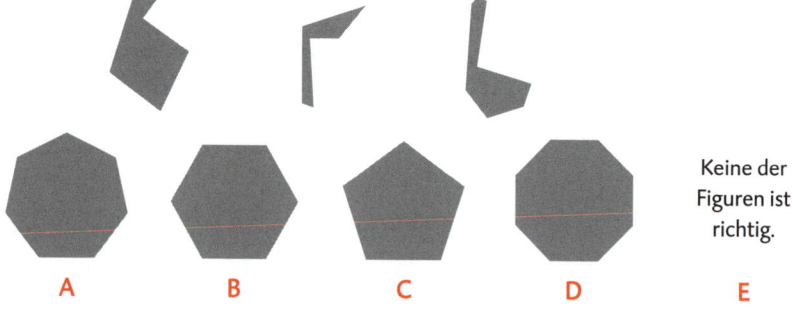

Nicht immer ist auf Anhieb eindeutig erkennbar, welche Kanten Abschnitte der Außenstruktur darstellen, sodass man etwas herumprobieren muss, bis man zum richtigen Ergebnis kommt. Hier könnte man theoretisch z. B. bei allen Teilen zwei Seiten verlängern, wobei man eine überspringt.

Bei den Teilen 1 und 2 kommt man zum gleichen Ergebnis, nämlich einem Schnittpunkt sehr weit weg von der Figur, was für das 5-Eck, also Antwort C, sprechen würde. Auch ein teilweises Zusammensetzen von Teil 1 und 3 bestätigt die Außenkante von Teil 1 und damit unsere Auswahl.

In diesem Fall fehlt zwar innen in der Figur eine Ecke, sodass man mit dem 5-Eck als Antwort falsch liegen würde, aber in 80 % der Fälle lägen wir statistisch gesehen richtig und ggf. hätten wir diese tendenziell einfache Aufgabe später überprüft und unsere Lösung auf **E** korrigiert.

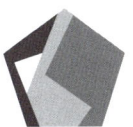

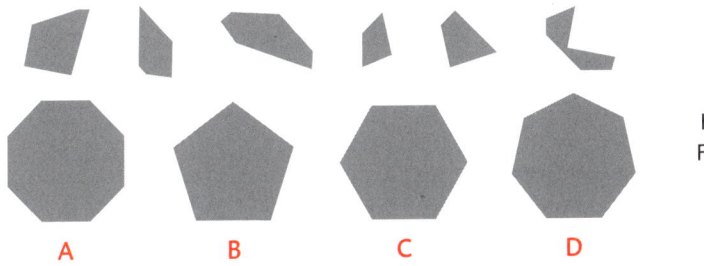

A B C D E

Keine der Figuren ist richtig.

Ein deutlicher Hinweis darauf, dass Einzelteil 3 (von links) Außenkanten umfasst, ist, dass zwei der Kanten des Teils exakt gleich lang sind. Verlängert man gedanklich bei diesem Teil die obere und die rechte Kante, schneiden sich die Linien im rechten Winkel. Ebenso verhält es sich mit den beiden übrigen Kanten dieses Einzelteils.

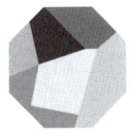

Auch die linke und die untere Kante bei Teil 6 zeigen dieses für das Achteck (**A**) ganz spezifische Zeichen.

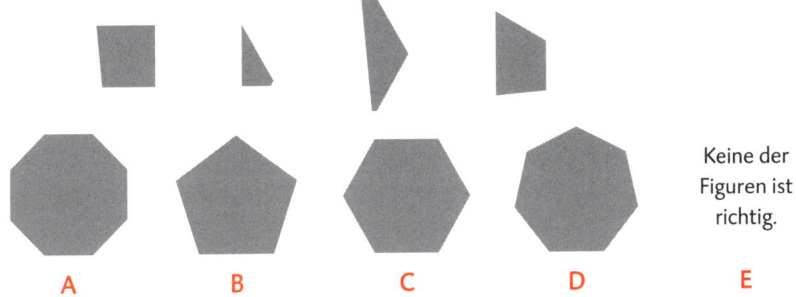

A B C D E

Keine der Figuren ist richtig.

Mit etwas Übung sieht man in Teil 3 (von links) sofort den typischen Sechseckwinkel – helfen kann auch hier wieder, die Kanten in Gedanken zu verlängern. Das Ergebnis sind gleichseitige Dreiecke, ein eindeutiges Zeichen für das Sechseck.

Ebenfalls kann man andeutungsweise erkennen, dass bei Teil 3 die Ober- und die Unterkante parallel zueinander sind. Berücksichtigt man, dass zwischen den parallelen Seiten nur eine Ecke ist, kann man sich sicher für das Sechseck (**C**) entscheiden.

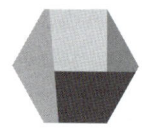

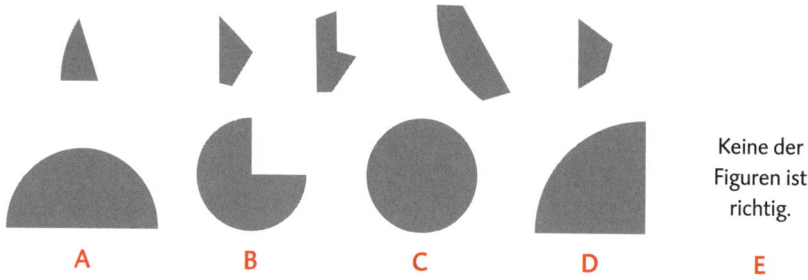

Keine der Figuren ist richtig.

Identifizieren Sie im ersten Schritt den Kreisrand der Einzelteile und schätzen Sie die Rundung ab. Möglicherweise fällt Ihnen gleich auf, dass die Rundung bei den beiden Randteilen sehr flach ist.

Probieren Sie im nächsten Schritt, den Kreisrand eines Teils, vorzugsweise des 4. (von links), gedanklich zu einem vollen Kreis zu verlängern und die Krümmung beizubehalten. Dabei fällt auf, dass der Kreis sehr groß wird, wir ja aber nur zwei Teile mit relativ wenig Kreisrand haben – deutlich zu wenig und zu klein für einen Halbkreis. Dies ist ein eindeutiger Hinweis auf den Viertelkreis (**D**).

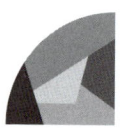

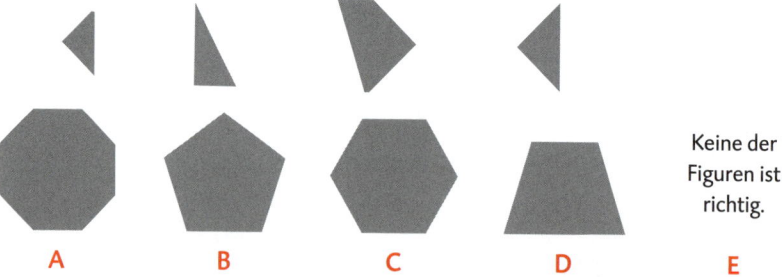

Keine der Figuren ist richtig.

Bei dieser Aufgabe fällt Ihnen vielleicht auf, dass die Einzelteile wenig gleiche Winkel aufweisen, was gegen ein gleichseitiges Vieleck als Zielfigur spricht.

Auch bei näherer Betrachtung der Einzelteile und dem Versuch, diese zu kombinieren, sind keine regelmäßigen Strukturen zu erkennen. Hieran oder auch an einer sich ergebenden sehr langen Außenkante lässt sich das Trapez (D) als Zielfigur oft eindeutig erkennen.

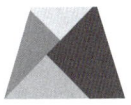

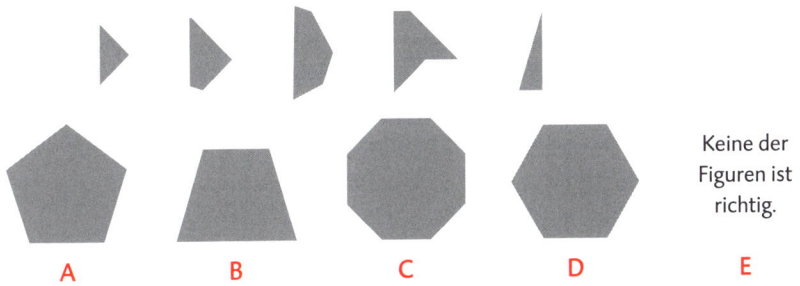

| A | B | C | D | E |

Keine der Figuren ist richtig.

Hier könnte man vielleicht beim 3. Teil (von links) eine gewisse Regelmäßigkeit erkennen, allerdings erscheint es ausgeschlossen, dass man mit den übrigen vier Teilen ein gleichseitiges Vieleck erstellen kann.

Hier bietet sich somit über das Ausschlussverfahren an, entweder die Antwort B oder die Antwort E zu wählen. Da aufgrund statistischer Gründe im Zweifelsfall die Zielfigur zu wählen ist, sollte hier zunächst Antwort **B** auf dem Lösungsbogen markiert und die Wahl später möglichst noch abgesichert werden.

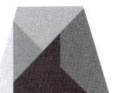

Wenn Sie nun das Gefühl haben, dass Sie sich mit den Herausforderungen dieses Untertests und den Bearbeitungsstrategien ausreichend vertraut gemacht haben, finden Sie auf den folgenden Seiten die Möglichkeit, zwei Testsets unter möglichst realen Bedingungen zu bearbeiten.

Nehmen Sie diese Übungsmöglich ernst, arbeiten Sie nach dem oben beschriebenen Schema, entwickeln Sie ein Zeitgefühl und nehmen Sie sich anschließend auch die Zeit, Ihre Arbeit zu reflektieren. Stellen Sie sich immer wieder die Fragen: Welche Aufgaben habe ich warum falsch gemacht? Welchen Hinweis habe ich übersehen? War ich bloß zu vorschnell? Was hätte ich tun können, um zum richtigen Ergebnis zu kommen?

Außerdem ist es sinnvoll, sich die Unterscheidungskriterien der einzelnen Zielfiguren mit etwas zeitlichem Abstand nochmals genau zu erarbeiten – hier liegt der Schlüssel für ein überdurchschnittliches Ergebnis in diesem Testteil!

Übungsaufgaben

Auf den folgenden Seiten finden Sie **zwei Testsets** zu je 15 Fragen, wie sie Ihnen auch im MedAT begegnen können. Wenn Sie sich mit den Grundlagen und Strategien, die auf den vorangegangenen Seiten vorgestellt wurden, ausreichend vertraut gemacht haben, können Sie sich unter originalen Zeitvorgaben an den folgenden Aufgaben versuchen. Denken Sie auch hier im Nachhinein immer daran, Ihre Bearbeitung und gemachte Fehler zu analysieren und daraus zu lernen. Die korrekten Lösungsbuchstaben finden Sie in der Lösungsliste auf S. 242, die zusammengesetzten Zielfiguren zum Download auf *www.stark-verlag.de/onlinecontent*.

Bearbeitungszeit unter Prüfungsbedingungen:
▶ pro Testset: 20 min
▶ pro Frage: 80 s

Testset 1

93 Welche Figur lässt sich aus den folgenden Einzelteilen zusammensetzen?

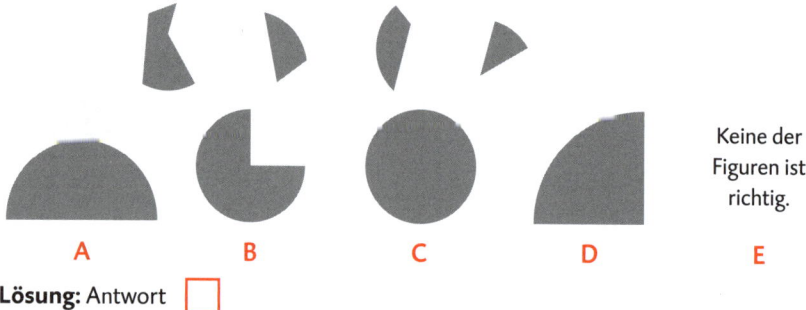

Lösung: Antwort ☐

94 Welche Figur lässt sich aus den folgenden Einzelteilen zusammensetzen?

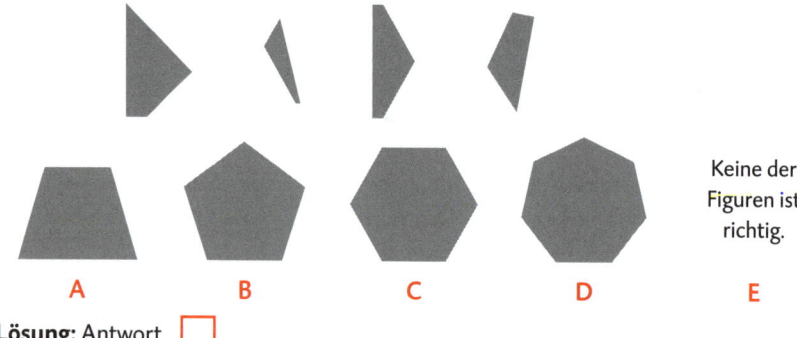

Lösung: Antwort ☐

95 Welche Figur lässt sich aus den folgenden Einzelteilen zusammensetzen?

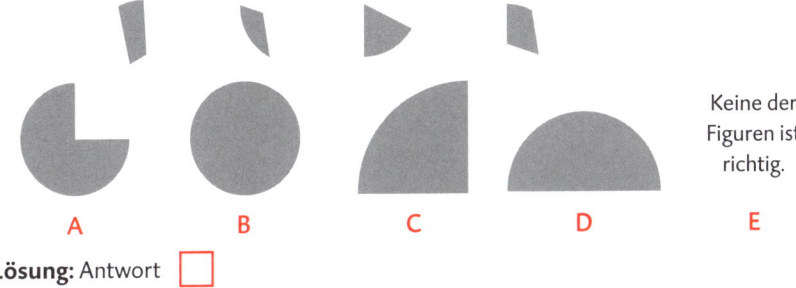

Lösung: Antwort ☐

96 Welche Figur lässt sich aus den folgenden Einzelteilen zusammensetzen?

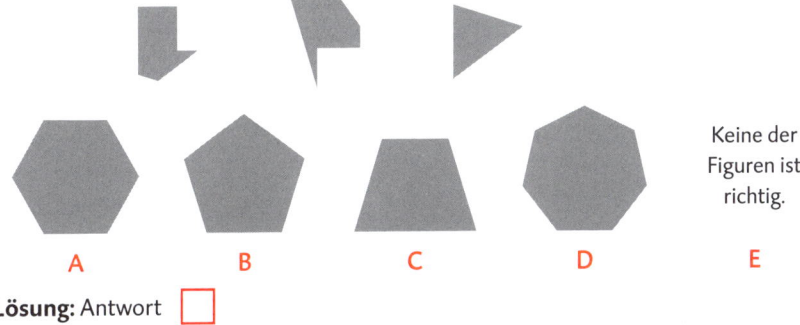

Lösung: Antwort ☐

97 Welche Figur lässt sich aus den folgenden Einzelteilen zusammensetzen?

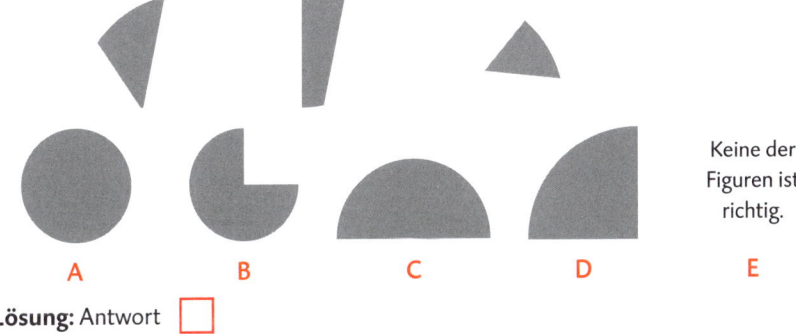

Lösung: Antwort ☐

Figuren zusammensetzen

98 Welche Figur lässt sich aus den folgenden Einzelteilen zusammensetzen?

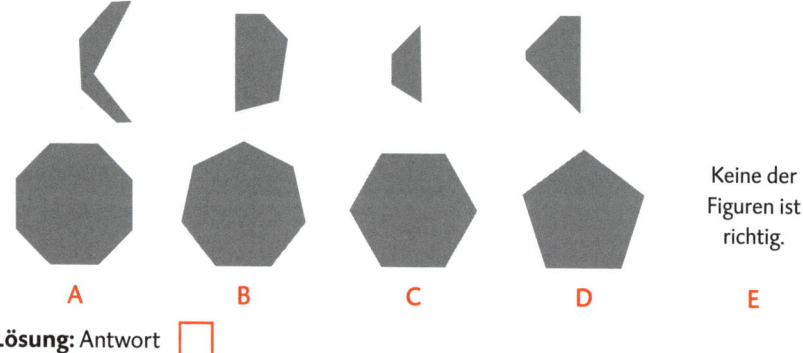

A   B   C   D   E   Keine der Figuren ist richtig.

Lösung: Antwort ☐

99 Welche Figur lässt sich aus den folgenden Einzelteilen zusammensetzen?

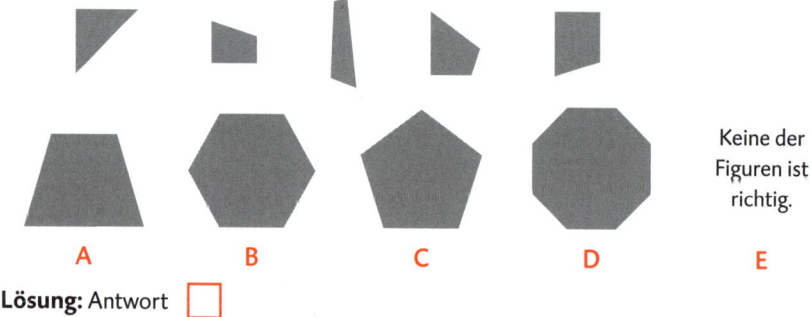

A   B   C   D   E   Keine der Figuren ist richtig.

Lösung: Antwort ☐

100 Welche Figur lässt sich aus den folgenden Einzelteilen zusammensetzen?

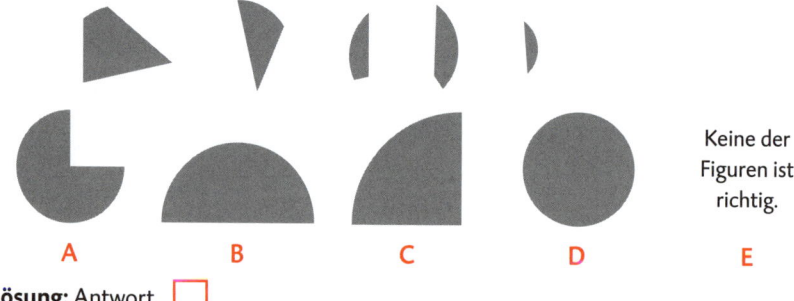

A   B   C   D   E   Keine der Figuren ist richtig.

Lösung: Antwort ☐

101 Welche Figur lässt sich aus den folgenden Einzelteilen zusammensetzen?

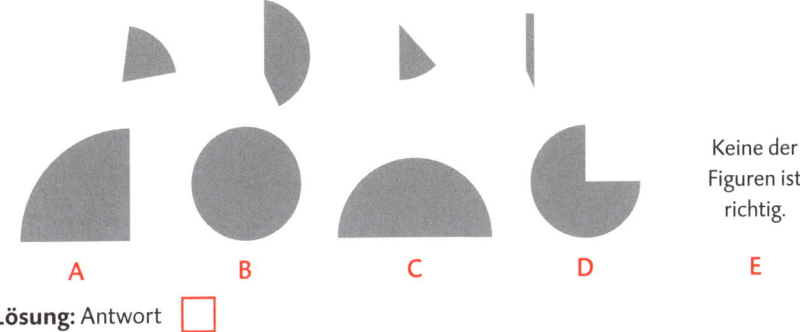

Lösung: Antwort

102 Welche Figur lässt sich aus den folgenden Einzelteilen zusammensetzen?

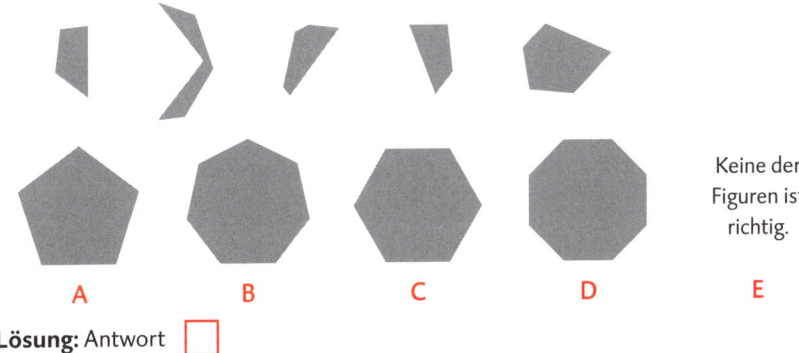

Lösung: Antwort

103 Welche Figur lässt sich aus den folgenden Einzelteilen zusammensetzen?

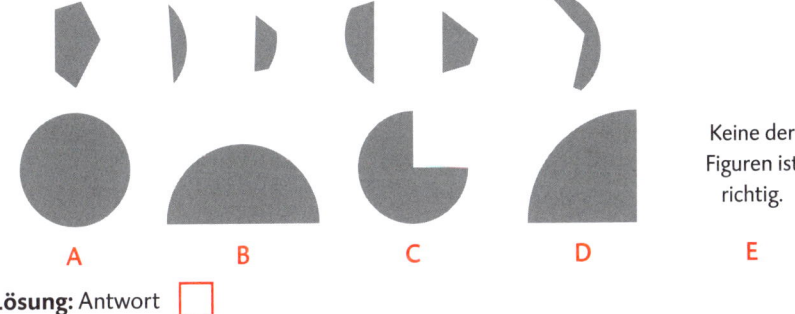

Lösung: Antwort

104 Welche Figur lässt sich aus den folgenden Einzelteilen zusammensetzen?

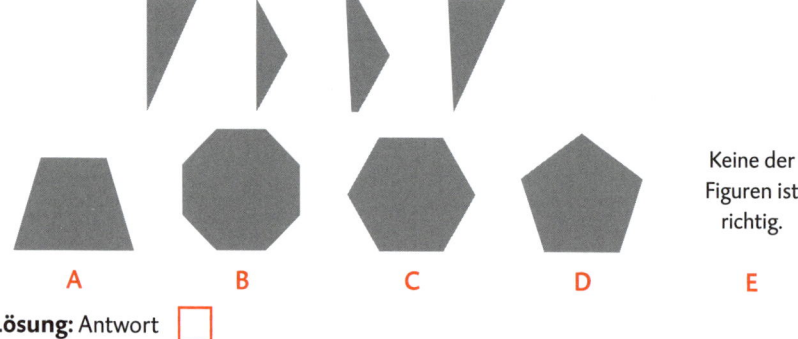

A   B   C   D   E Keine der Figuren ist richtig.

Lösung: Antwort ☐

105 Welche Figur lässt sich aus den folgenden Einzelteilen zusammensetzen?

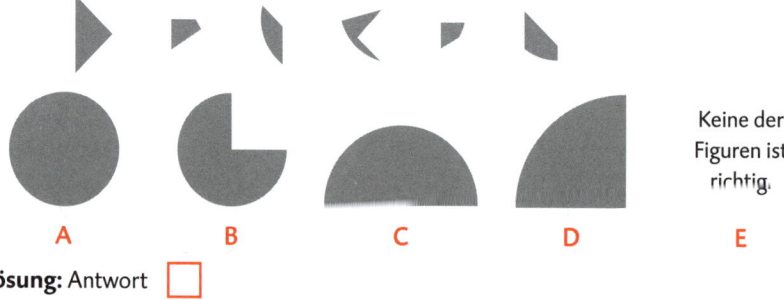

A   B   C   D   E Keine der Figuren ist richtig.

Lösung: Antwort ☐

106 Welche Figur lässt sich aus den folgenden Einzelteilen zusammensetzen?

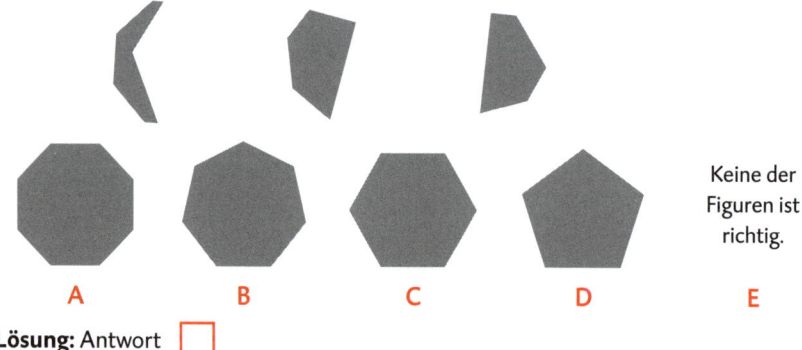

A   B   C   D   E Keine der Figuren ist richtig.

Lösung: Antwort ☐

107 Welche Figur lässt sich aus den folgenden Einzelteilen zusammensetzen?

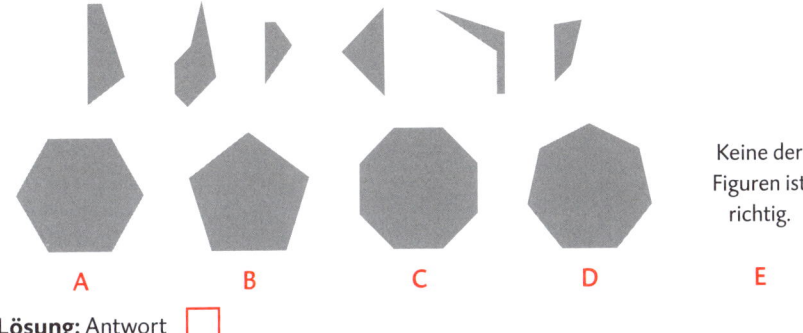

A B C D E

Keine der Figuren ist richtig.

Lösung: Antwort ☐

Testset 2

108 Welche Figur lässt sich aus den folgenden Einzelteilen zusammensetzen?

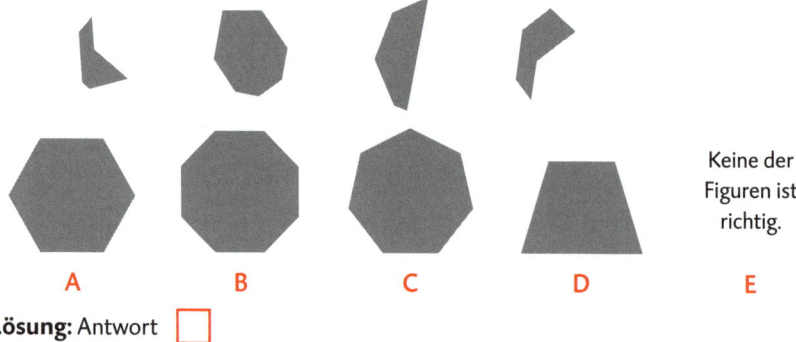

Keine der Figuren ist richtig.

A   B   C   D   E

Lösung: Antwort ☐

109 Welche Figur lässt sich aus den folgenden Einzelteilen zusammensetzen?

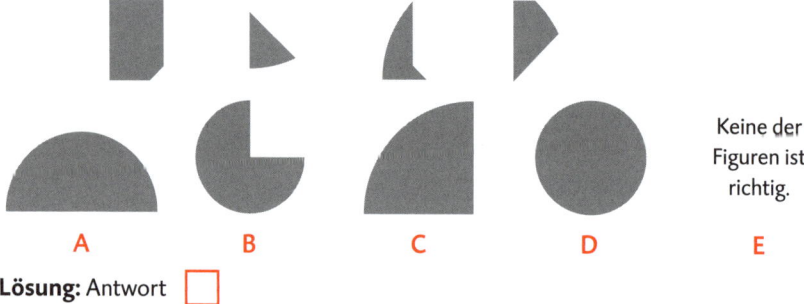

Keine der Figuren ist richtig.

A   B   C   D   E

Lösung: Antwort ☐

110 Welche Figur lässt sich aus den folgenden Einzelteilen zusammnsetzen?

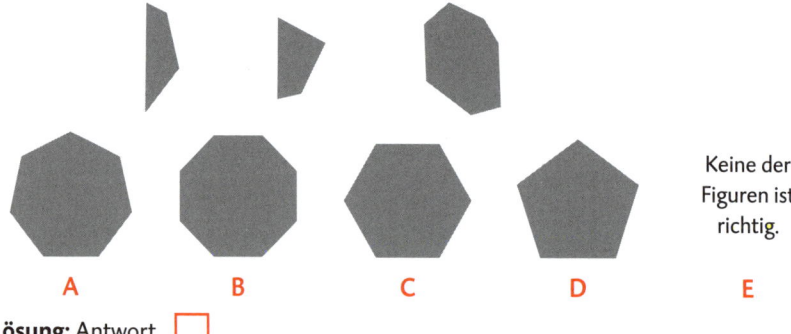

Keine der Figuren ist richtig.

A   B   C   D   E

Lösung: Antwort ☐

111 Welche Figur lässt sich aus den folgenden Einzelteilen zusammensetzen?

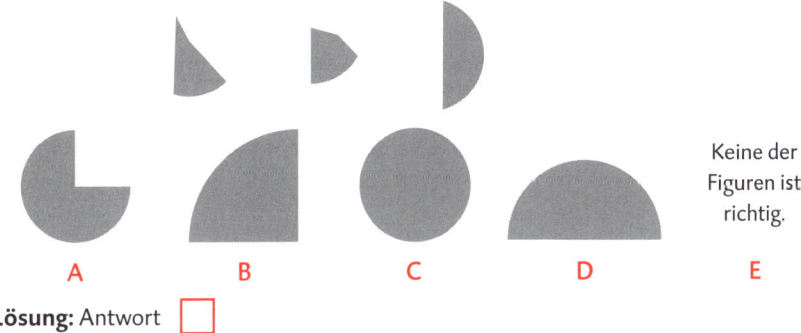

Lösung: Antwort ☐

112 Welche Figur lässt sich aus den folgenden Einzelteilen zusammensetzen?

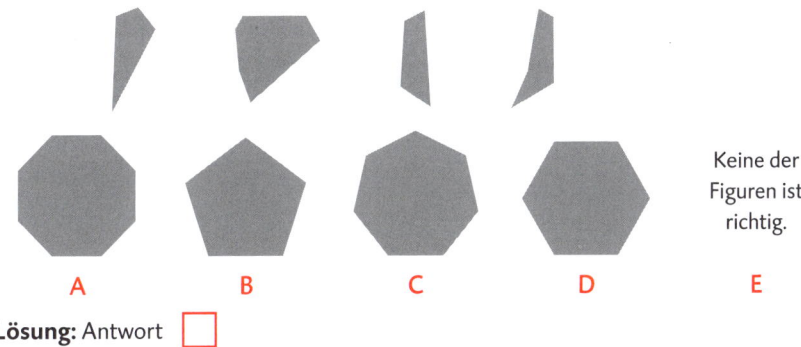

Lösung: Antwort ☐

113 Welche Figur lässt sich aus den folgenden Einzelteilen zusammensetzen?

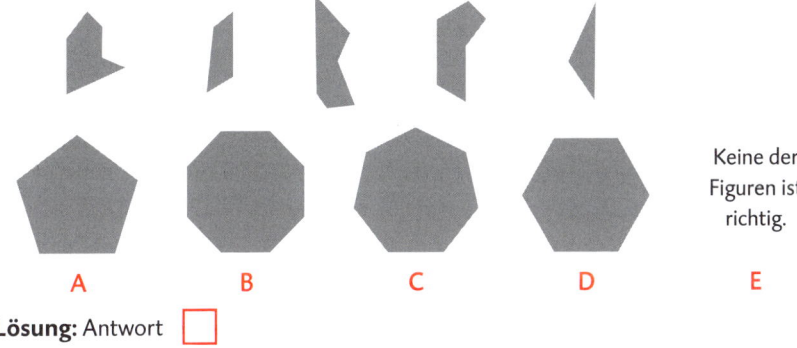

Lösung: Antwort ☐

114 Welche Figur lässt sich aus den folgenden Einzelteilen zusammensetzen?

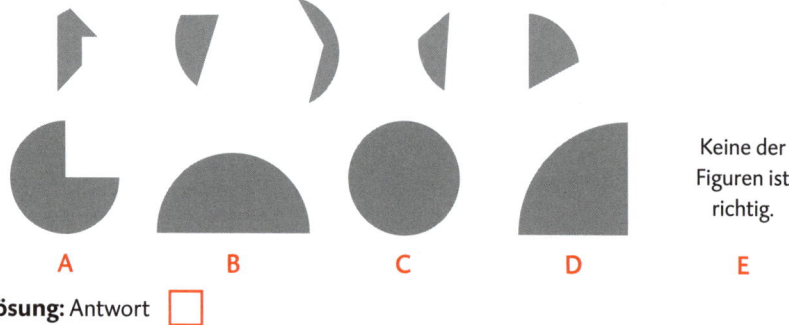

A B C D E Keine der Figuren ist richtig.

Lösung: Antwort ☐

115 Welche Figur lässt sich aus den folgenden Einzelteilen zusammensetzen?

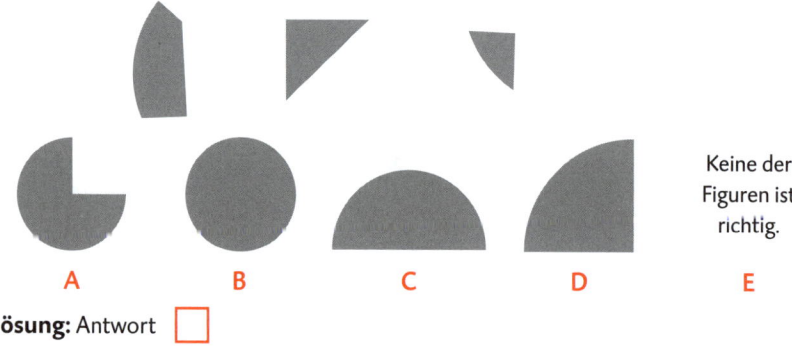

A B C D E Keine der Figuren ist richtig.

Lösung: Antwort ☐

116 Welche Figur lässt sich aus den folgenden Einzelteilen zusammensetzen?

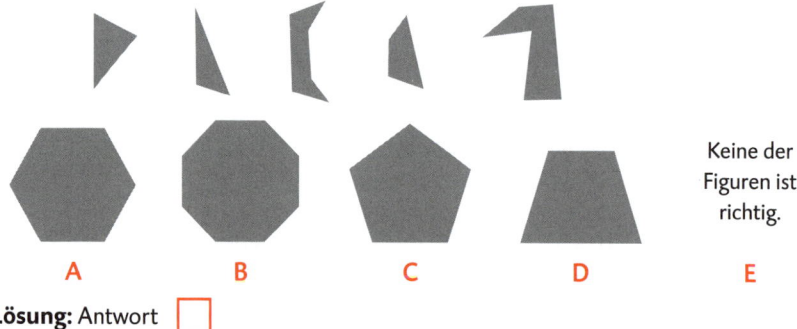

A B C D E Keine der Figuren ist richtig.

Lösung: Antwort ☐

117 Welche Figur lässt sich aus den folgenden Einzelteilen zusammensetzen?

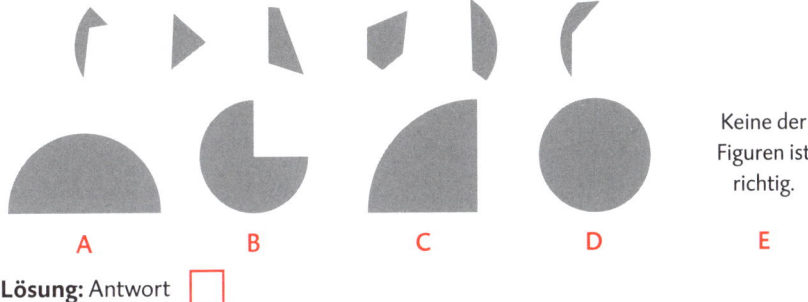

Lösung: Antwort ☐

118 Welche Figur lässt sich aus den folgenden Einzelteilen zusammensetzen?

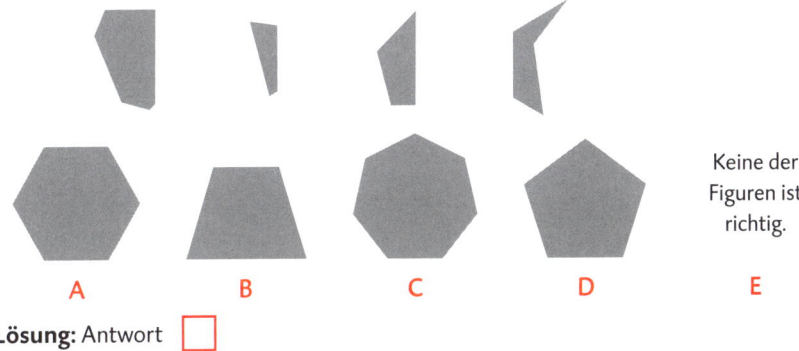

Lösung: Antwort ☐

119 Welche Figur lässt sich aus den folgenden Einzelteilen zusammensetzen?

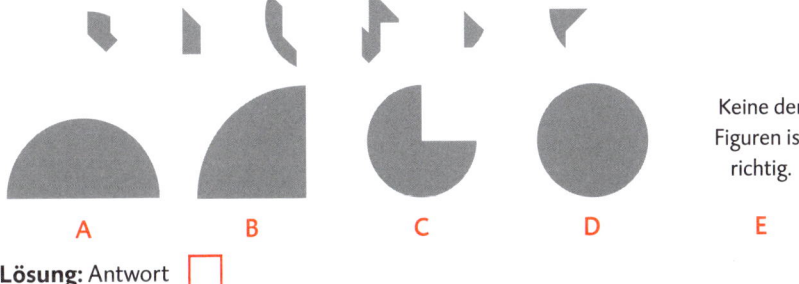

Lösung: Antwort ☐

120 Welche Figur lässt sich aus den folgenden Einzelteilen zusammensetzen?

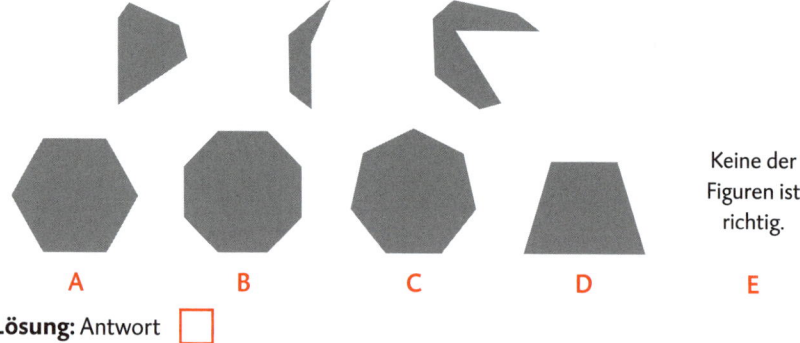

Lösung: Antwort ☐

121 Welche Figur lässt sich aus den folgenden Einzelteilen zusammensetzen?

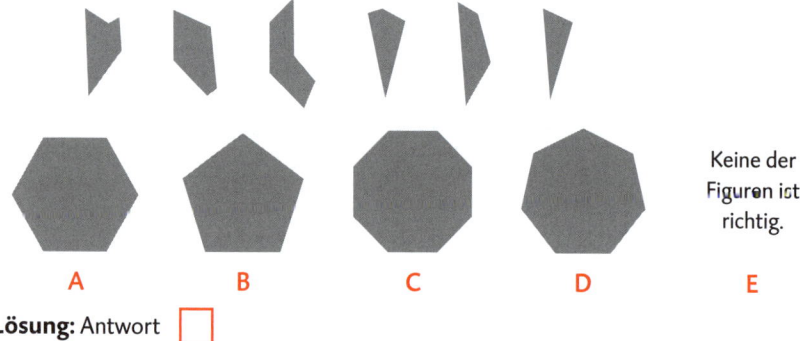

Lösung: Antwort ☐

122 Welche Figur lässt sich aus den folgenden Einzelteilen zusammensetzen?

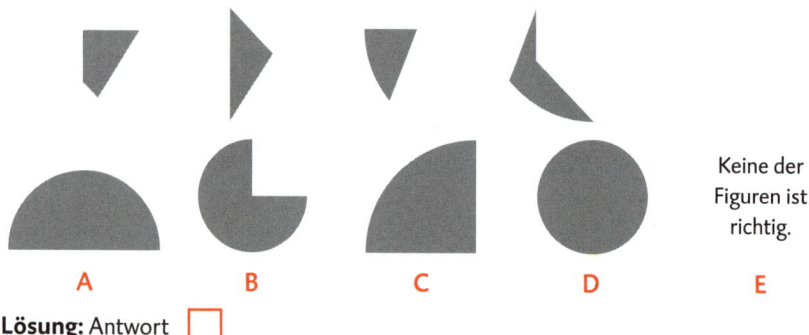

Lösung: Antwort ☐

Gedächtnis und Merkfähigkeit

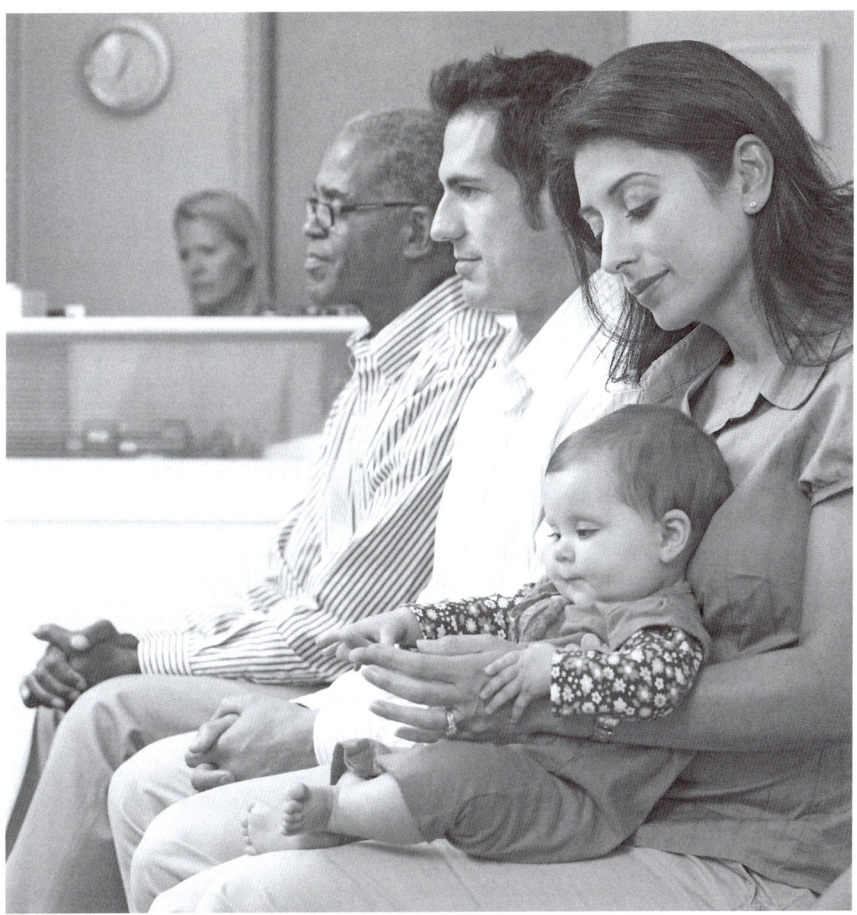

Aufbau

In diesem zweiten Untertest des Testteils „Kognitive Fähigkeiten und Fertigkeiten" wird Ihre Fähigkeit überprüft, sich schnell eine **Vielzahl an Fakten** einzuprägen und diese nach einer gewissen Zeit, in der Sie sich mit anderen Dingen beschäftigt haben, wiederzugeben.

Folglich ist der Test in drei Phasen aufgeteilt:

- In der ersten Phase, der **Einprägephase**, sollen Sie innerhalb von 8 Minuten die Angaben auf 8 Allergieausweisen auswendig lernen.
- Danach müssen Sie sich in der zweiten Phase, der **Ablenkphase**, ca. 40 Minuten lang mit den Untertests Zahlenfolgen und Wortflüssigkeit befassen.
- In der dritten Phase, der **Rekognitionsphase**, werden Ihnen 25 Fragen zu den Ausweisen in Form eines Single-Choice-Tests gestellt. Dabei haben Sie 15 Minuten Zeit, das Gelernte aus dem Gedächtnis abzurufen und die Fragen zu beantworten.

Anzahl der Aufgaben	Zeit pro Aufgabe in s
25	36

▸ Die Einprägezeit beträgt **8 Minuten**.
▸ Die Zeit vom Einprägen bis zur Bearbeitung beträgt **ca. 40 Minuten**.
▸ Die Bearbeitungszeit beträgt **15 Minuten**.
▸ Der Untertest geht mit ca. **13 %** in die Gesamtbewertung ein.

Die Allergieausweise

Beim MedAT wird das Gedächtnis und die Merkfähigkeit mithilfe von „Allergieausweisen" geprüft. Ihre Aufgabe ist es, sich **8 Ausweise** mit jeweils **8 Faktengruppen** einzuprägen.

Beispiel

ALLERGIEAUSWEIS

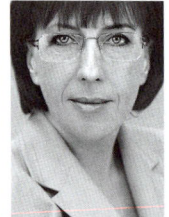

Name: MUSFAR
Geburtsdatum: 1. Januar
Medikamenteneinnahme: ja
Blutgruppe: A
bekannte Allergie: Pflaster
Ausweisnummer: 1 2 3 4 5
Ausstellungsland: Österreich

Wie zu erkennen ist, umfasst der Ausweis ein Foto und 7 weitere Informationen:
- **Foto:** Hierbei kommt es darauf an, sich die Person als Ganzes einzuprägen. Fragen zu Details, wie der Frisur, der Kleidung oder einer Brille, werden nicht gestellt. Es kann jedoch hilfreich sein, sich das Geschlecht zu merken.
- **Name:** Beim Namen handelt es sich um einen „Sinnlos-Namen" mit sechs Buchstaben, der nach dem Schema „Konsonant-Vokal-Konsonant-Konsonant-Vokal-Konsonant" aufgebaut ist. Es handelt sich somit nicht um Namen, die einen hohen Wiedererkennungswert haben und sich einfach merken lassen.
- **Geburtsdatum:** Es sind nur der Tag und der Monat vermerkt, das Geburtsjahr ist nicht angegeben.
- **Medikamenteneinnahme:** Hierbei handelt es sich um eine Information, die entweder „ja" oder „nein" lautet. Konkrete Medikamentennamen oder Wirkstoffe wurden hier bisher nicht angegeben.
- **Blutgruppe:** Hier können wie bei der Medikamenteneinnahme nur bestimmte Werte auftreten. Die vier möglichen Optionen sind A, B, AB und 0. Der Rhesusfaktor (positiv oder negativ) wurde bisher nicht angegeben.
- **Allergie:** In dieser Kategorie sind 1–4 typische Allergene/Allergieauslöser vermerkt. Beachten Sie, dass mehrere verschiedene Personen die gleichen Allergien haben können. Diese Gemeinsamkeit ist ein beliebter Anknüpfungspunkt für eine Fragestellung (z. B.: „Welche Personen haben eine Allergie gegen Penicillin?").
- **Ausweisnummer:** Dabei handelt es sich um eine zufällige Kombination von 5 Zahlen.
- **Ausstellungsland:** Es handelt sich um tatsächlich existierende Länder. Regionen oder Städte wurden bisher nicht abgefragt.

Der Aufbau dieses Untertests war in den vergangenen Jahren durchgehend so wie beschrieben. Für zukünftige Tests kann dafür aber selbstverständlich keine absolute Gewähr gegeben werden.

Fragentypen

In der Rekognitionsphase können Sie zwei Typen von Fragen erwarten:
- **Fragentyp I:** Für die korrekte Beantwortung ist die Rekognition von Fakten eines einzigen Ausweises ausreichend.

Beispiel

Die Person mit der Ausweisnummer 1 2 3 4 5 hat welches Ausstellungsland?

A Deutschland
B Österreich
C Italien
D Spanien
E Keine der Aussagen ist richtig.

- **Fragentyp II:** Hier werden Fakten von zwei oder mehr verschiedenen Ausweisen kombiniert. Es ist also sinnvoll, nicht nur die 8 Ausweise einzeln auswendig zu lernen, sondern sich auch Gemeinsamkeiten zwischen den Ausweisen bewusst zu machen und zu merken.

Beispiel

Welche Allergie haben die Personen mit den Ausweisnummern 1 2 3 4 5 und 6 7 8 9 0 gemeinsam?

A Eiche
B Schimmel
C Kiwi
D Bienen
E Keine der Aussagen ist richtig.

Bearbeitungsstrategien

Mit seinen 25 Fragen, die ca. 13 % der Gesamtbewertung ausmachen, hat dieser Untertest innerhalb des MedAT eine **sehr hohe Wertigkeit**, weshalb der gründlichen Vorbereitung hier eine besonders große Bedeutung zukommt.

Mithilfe einer gezielten Vorbereitung anhand der individuell besten **Lernstrategie** ist vor dem Hintergrund des bekannten Aufbaus der Aufgaben für jede bzw. jeden das Erreichen einer sehr hohen Punktzahl möglich.

Um den Erfolg der im Folgenden dargestellten Lernstrategien zu überprüfen, ist es sinnvoll, nach dem Bearbeiten der Übungsfragen eines Testsets (siehe S. 132) oder auch alternativ dazu, die entsprechenden 8 Allergieausweise aus dem Gedächtnis komplett niederzuschreiben. So erhalten Sie einen guten Überblick darüber, welche Informationen es in Ihr Langzeitgedächtnis geschafft haben und welche nicht und Sie können Ihre Lernstrategie ggf. anpassen.

Geschichten erfinden

Die Basis dieser grundsätzlich auch ohne viel Vorbereitung anwendbaren Lernstrategien ist es, Neues mit Bekanntem zu verknüpfen. Das ist bei diesem Untertest gut möglich, weil die Aufgaben immer einem **festen Schema** folgen (siehe vorherige Seiten). Für diesen Aufbau kann man sich gut ein gewisses Gerüst schaffen, mit dem dann in der realen Testsituation in kurzer Zeit mit hoher Präzision die Begriffe memoriert werden können. Die Grundlage hierfür ist das Geschichten-Erfinden, da dies für die meisten Menschen die „natürlichste" Form ist, sich an Dinge zu erinnern.

Die Informationen aus dem Ausweis werden also in eine **Geschichte** verpackt, sinnvollerweise mit der Ausweisbesitzerin bzw. dem Ausweisbesitzer als Hauptperson. Man nimmt die einzelnen Fakten und fügt sie zu einem stimmigen und vor allem einprägsamen **Gesamtbild** zusammen, das sich nach der Ablenkungsphase leicht aus dem Gedächtnis holen lässt. Um diese einfache Strategie zu verstärken, sollte man die Geschichte möglichst lebendig wirken lassen. Je intensiver man in seiner Fantasie die Handlung bzw. die Situation ausgestalten kann, desto besser. Sie können versuchen, der handelnden Person eine Stimme zu verleihen, sich überlegen, wie sie riecht oder wie ihr Charakter ist. Oft lassen sich solche kleinen Fakten gut mit den einzuprägenden Daten kombinieren – zu einer Bienenallergie beispielsweise fällt Ihnen sicherlich sofort ein spannendes Bild ein. Je humorvoller und außergewöhnlicher die Geschichte ist, desto besser. Man kann sich hier auch leicht an Familie, Bekannten oder Berühmtheiten orientieren, sofern es zufällig passt.

Diese Strategie bietet viele Möglichkeiten, hat aber auch ihre **Schwachstellen**. Insbesondere unter Zeitdruck und Nervosität kann man sich spezifische Informationen spontan allein mithilfe einer Geschichte schwer merken.

Man kann jedoch die verschiedenen Informationen zu Begriffen „kodieren", die sich leichter in eine Geschichte einbauen lassen als z. B. abstrakte Begriffe oder Zahlen. Auf den folgenden Seiten stellen wir Ihnen verschiedene Möglichkeiten vor, die Ihnen dabei helfen, die für Sie individuell beste Strategie zu entwickeln. Im folgenden Beispiel, das sich auf den Musterausweis auf S. 118 bezieht, wird auf diese weiterführenden Strategien vorgegriffen, damit Sie eine Idee davon bekommen, wie man eine Geschichte entwickeln kann, die alle Fakten umfasst.

▬ Beispiel

Frau Senf (musfar, englisch *mustard*) feiert (Partyhut = Blutgruppe A) auf dem Wiener Prater (Österreich) von Silvester in ihren Geburtstag hinein (Geburtsdatum 1. Januar). Da sie ihre das Sehvermögen einschränkenden Medikamente eingenommen hat (Medikamenteneinnahme: ja), hat sie sich beim Aufschneiden der Senftube zur Bratwurst mit Senf vollgespritzt und in den Finger geschnitten, kann sich aber kein Pflaster aufkleben (weil Pflaster-Allergie) und hat deshalb die leere Senftube drüber gezogen. Die Allergieausweisnummer könnte man sich in diesem Beispielausweis natürlich einfach als aufsteigende Reihe merken, aber mit Hilfe des Major-Systems (siehe S. 128) kodiert man die Ausweisnummer zu 12 = Tanne, welche noch als geschmückte Weihnachtstanne an Silvester im Bild stehen kann. 34 = Meer und 5 = Allee könnte man in die Geschichte noch so einbauen, dass Frau Senf, die sich vollgespritzt hat und an Silvester draußen in der Kälte steht, vom Meer träumt und in ihren Gedanken aus den Bäumen der (Prater-)Allee Palmen werden.

Namen

Wie bereits im Abschnitt „Aufbau" vorgestellt, bestanden die Namen der Allergieausweise in den letzten Jahren aus **zweisilbigen Nonsense-Wörtern** mit **6 Buchstaben**. Das bedeutet, dass man nicht, wie bei echten Nachnamen (z. B. Schneider, Fischer, Rossi) in den meisten Fällen möglich, unmittelbar auf bekannte Bilder zurückgreifen kann.

Dennoch ist die Strategie hier grundsätzlich vergleichbar: Versuchen Sie, einen möglichst **ähnlich klingenden Begriff** zu assoziieren, den Sie leicht als Bild in Ihre Geschichte einbauen können und der zumindest so spezifisch ist, dass er nachher zum Wiedererkennen und zur Unterscheidung von anderen Namen ausreicht.

■ Beispiel

So könnte aus Frau **MUSFAR** (siehe Beispielausweis und Beispielgeschichte oben) eine Frau Senf oder Frau Mustard werden (MUSFAR → *mustard*, engl. Senf), also eine Frau, die voll mit Senf ist. Frau **LANHAB** (siehe Übungsaufgaben) wird beispielsweise zur Netzwerktechnikerin mit entsprechenden Werkzeugen und Herr **CEMPIR** zum leidenschaftlichen Camper inklusive Zelt etc.

Falls Sie jetzt sagen: „Wie kommt man denn auf so einen Unsinn?", haben Sie nicht Unrecht, denn Assoziieren ist **sehr individuell**. Versuchen Sie daher nicht krampfhaft, die Begriffe oder spezifischen Strategien anderer zu übernehmen, sondern probieren Sie selbst Dinge aus, um diejenigen Herangehensweisen zu finden, die Ihrer Art zu denken am besten entsprechen.

Datum

Das Datum auf den Allergieausweisen besteht aus den Angaben von **Tag** und **Monat**. Eine Jahreszahl war bisher nie vermerkt.

Um sich die jeweiligen **Monate** einzuprägen, hat es sich als fast allgemeingültige hilfreiche Strategie erwiesen, diesen die „**Rahmenbedingungen**" der erdachten Geschichten zuzuordnen. Die meisten Menschen verfügen als Grundlage über starke Assoziationen zu den einzelnen Monaten, die man im Zuge der Vorbereitung noch ausgestalten kann.

Beispiele

Januar	Ein Mensch wacht nach einer langen Silvesternacht völlig verkatert im Bett auf.
Februar	Karneval mit bunten Kostümen
März	Frühlingslandschaft mit einer Blumenwiese
April	„Der April macht was er will" – Schnee und Sonnenschein
Mai	Die Rahmenhandlung der Geschichte ist eine Maifeier mit Maibaum.
Juni	Ein Feld voller reifer Erdbeeren
Juli	Schauplatz der Handlung ist ein Sonnenblumenfeld.
August	Es ist Hochsommer, unsere Person sitzt am Strand und genießt einen Cocktail mit Schirmchen.
September	Unsere Person macht einen Spaziergang durch einen sich verfärbenden Laubwald oder durch üppige Weinberge.
Oktober	Halloween, Kürbisse etc.
November	Es ist ein typischer Herbsttag: Es regnet, stürmt und hagelt.
Dezember	Die Person agiert in einer typischen Weihnachtsumgebung.

Für Strategien zum Codieren der **Tageszahl** verweisen wir an dieser Stelle auf die Abschnitte zum Zahlen-Symbol-System (siehe S. 125) und zum Major-System (siehe S. 128).

Allergien

Auch für die häufigsten **Allergien** bzw. **Allergieauslöser** kann man sich in der Vorbereitungsphase hervorragend Bilder zurechtlegen.
Typische Allergien sind:
- **Pflanzenpollen:** Gräser, Kiefer, Ulme, Rotbuche, Flieder, Sauerampfer, Raps, Hasel, Eiche, Gänsefuß, Weide, Spitzwegerich, Birke, Erle, Linde, Weide, Roggen, Weizen, Ambrosia, Goldrute, Nessel, Platane, Traubenkraut, Beifuß
- **Nahrungsmittel:** Gluten, Erdbeeren, Pilze, Kiwi, Äpfel, Sojabohne, Shrimps, Meeresfrüchte, Karotte, Pflaume, Nüsse (z. B. Haselnüsse, Erdnüsse), Kümmel, Sojabohne
- **Tiere:** Bienen, Wespen, Hund, Katze, Hornissen, Hausstaubmilben
- **Sonstiges:** Penicillin, Schimmelpilze (z. B. Cladosporium, Aspergillus), Latex, Nickel, Sonne, Pflaster, Konservierungsstoffe

Gerade das bewusste assoziative **Überzeichnen** von Begriffen ist für das Erinnern sehr hilfreich, kann hervorragend geübt und in der Prüfungssituation angewandt werden.

Beispiele

Rotbuche → eine komplett rote Buche
Weide → eine „weinende" Trauerweide
Gänsefuß → eine Pflanze mit Gänsefüßen statt Blättern
Nickel → große, schwere Nickelbrille auf der Nase des Protagonisten

Ausstellungsland

Greifen Sie auf **Klischees** zurück! Es sind sicherlich bereits bestens vorbereitete Bilder in Ihrem Kopf, die Sie hervorragend für das Merken des Ausstellungslandes nutzen können. Da Sie diese Gedanken mit niemandem teilen, können Sie hier Ihrer Fantasie freien Lauf lassen. Erstellen Sie sich für europäische Länder im Kopf bereits ein Umfeld, in das Sie die Personen einbinden können.

Ausweisnummer

Die Ausweisnummer ist vermutlich die größte Herausforderung. Dieser **fünfstelligen Nummer** kann man sich beispielsweise so nähern:

- Es ist leichter, sich 46 und 329 zu merken oder 4 63 29 als 46329. Man merkt sich ja in der Regel auch eine Telefonnummer nicht „am Stück", sondern **in Blöcken**.
Auch kann man versuchen, die einzelnen Blöcke mit der Ausweisbesitzerin bzw. dem Ausweisbesitzer zu **verknüpfen**. Beispielsweise ist die Person 46 Jahre alt und hat 3 Kinder im Alter von 2 und 9.
- Eine weitere Hilfe, um sich Zahlen zu merken, ist das **Zahl-Symbol-System**, in dem jeder Zahl ein bestimmtes Objekt oder Merkmal zugewiesen wird. So repräsentiert die 1 z. B. einen Sieger, die Zahl 7 lässt sich mit Zwergen oder den Todsünden assoziieren und die Zahl 8 mit Spinnen, Unendlichkeit oder dem 8-Ball im Billard. Für das Merken einer Nummer lassen sich diese „Einzelbilder" dann zu eigenen Geschichten oder zu einer Episode innerhalb einer Gesamt-Geschichte verbinden.
- Sehr sinnvoll, aber mit größerem Vorbereitungsaufwand verbunden, ist die Nutzung des **Major-Systems** (siehe S. 128).

Sollten Sie jedoch merken, dass es Ihnen trotz längerem Üben nicht gelingt, sich alle Ausweisnummern korrekt einzuprägen, können Sie dazu übergehen, sich nur **die erste und die letzte Stelle** zu merken. Im Fall von 46329 würden Sie sich also die 49 merken und nur diese zweistellige Zahl mit der Person verknüpfen. Da dabei jedoch 60 % der zu merkenden Information verloren geht, kann man nicht davon ausgehen, alle Punkte zu holen. Sollte in einer Frage nach der exakten Ausweisnummer gefragt werden, kann man unter Umständen dennoch alle Punkte erreichen.

▰ Beispiel

Wird gefragt:
„Wie lautet die Ausweisnummer der Person mit dem Ausstellungsland Österreich?"
Und die Antwortmöglichkeiten sind …

A 4 6 3 2 9
B 8 7 3 7 2
C 2 8 9 1 3
D 3 4 9 8 7
E Keine der Aussagen ist richtig.

lässt sich nur mit den zwei Ziffern eine eindeutige Lösung finden.

Sind die Antwortmöglichkeiten hingegen …

A 4 6 3 2 9
B 4 2 3 6 9
C 4 3 6 2 9
D 4 6 2 3 9
E Keine der Aussagen ist richtig.

ist die richtige Lösung anhand der gemerkten Informationen nicht zu ermitteln.

Gegenstand-Personen-Beziehung

Mit einer etwas außergewöhnliche, aber sinnvolle Methode können Sie das Gedächtnis unterstützen, indem Sie auf Ihrem Arbeitsplatz am Prüfungstag **8 Gegenstände** platzieren, die die einzelnen Personen repräsentieren – beispielsweise Taschentücher, Wasserflasche, Kaugummi, Kugelschreiber, Süßigkeit, Ausweis, Einladungsschreiben und Antwortbogen. Legt man sich die Gegenstände in 4 Spalten mit 2 Reihen aus, so kann man die Personenanordnung im Testheft nachempfinden und jede Person an ihrer Position mit einem bestimmten Gegenstand verknüpfen. Während der Ablenkungsphase bleiben die Gegenstände am Ort liegen, und in der Reproduktionsphase haben Sie einen **echten Gegenstand**, an dem Sie sich gedanklich „festhalten" können.

Diese Methode geht an die Grenze des Erlaubten, man bricht jedoch keine der offiziellen Regeln, macht sich keine Notizen o. Ä. Denn nirgends steht geschrieben, wie Sie Ihren Arbeitstisch aufzuräumen haben.

Loci-Methode

Bei der Loci-Methode handelt es sich um ein Instrument, das man auch für das Merken der Ausweisdaten hervorragend nutzen kann. Dabei können Sie sich in eine vorbereitete **Phantasiewelt** begeben, in die Sie während der Einprägephase neue Fakten einbauen.

Für die konkrete Aufgabe bietet es sich an, sich ein **Haus** vorzustellen, das 8 Zimmer hat, z. B. Küche, Bad, Wohnzimmer, Bibliothek, Fitnessraum, Schlafzimmer, Kinderzimmer und Heizungsraum. Jedes Zimmer wird in Gedanken ausgestaltet, d. h., es hat Fenster, Türen, Möbel, einen Fußboden und alles, was einem sonst noch so einfällt. Je **detailreicher** die Zimmer sind, desto leichter wird es, unsere Personen darin einzuordnen. Gerne dürfen die Zimmer auch Räumen entsprechen, die Ihnen vertraut sind. Wohnen Sie beispielsweise bereits in einem Haus mit mindestens 8 Zimmern, bietet sich dieses als „Merkgerüst" an.

Zu Beginn der Einprägephase ist das Haus also möbliert, aber **unbewohnt**. In den 8 Minuten der Einprägephase wird es **zum Leben erweckt**, indem die 8 Personen jeweils in eines der Zimmer einziehen.

Beispiel

- In den Räumen können chaotische Zustände herrschen: In der Bibliothek kann beispielsweise Weihnachten mit Weihnachtsbaum, Schnee und Schneemann sein, weil die dort lebende Person im Dezember Geburtstag hat.
- Die Türen oder Fenster zu den Zimmern können offen oder geschlossen sein, je nachdem, welche Medikamenteneinnahme die Personen aufweisen.
- Die Personen können Hüte aufhaben, wenn sie die Blutgruppe A haben, eine Brille tragen, wenn sie die Blutgruppe B haben oder beides bzw. beides nicht tragen, wenn sie die Blutgruppe AB bzw. 0 haben.
- Auch könnte es einen großen Tisch geben, auf dem die Verursacher der Allergien der betrachteten Person liegen.

In der Reproduktionsphase kennen wir unsere 8 Räume, wir haben sie ja schon lange vor dem Test in unser Gedächtnis eingebaut. Wir müssen also zunächst die Räume **ins Gedächtnis zurückrufen** und die in der Einprägephase ergänzten Details werden uns dann schnell wieder einfallen. Wir wissen, dass in jedem Raum eine Tür oder ein Fenster ist, und müssen uns nur daran erinnern, ob es offen oder geschlossen war. Vielleicht war der Schnee in der im Beispiel genannten Bibliothek am Schmelzen, da der Kamin brannte und das Fenster geschlossen war. So wissen wir, dass es sich um Dezember und Medikamenteneinnahme „nein" gehandelt hat. Die Brille des Schneemanns ist schon auf die Erdbeernase gerutscht, was uns zeigt, dass der Patient eine Erdbeerallergie und die Blutgruppe B hat.

 Bei dieser Methode ist es essenziell, dass die **Grundlagen**, also das vorbereitete Haus o. Ä., perfekt sitzen. Wenn man zu viel nachdenken muss, um sich die Phantasiewelt überhaupt vorzustellen, kann man von dieser Methode nicht vollständig profitieren. Daher sollten unbedingt einige Wochen **Vorbereitungszeit** eingeplant werden. Aufgrund der vielen Punkte, die in diesem Untertest erzielt werden können, ist die Zeit aber auf jeden Fall sinnvoll eingesetzt.

Major-System

Das Major-System ist eine Methode, um sich **lange Ziffernfolgen** effektiv einzuprägen. Ähnlich wie bei der Loci-Methode ist auch hier einiges an **Vorbereitung** notwendig, aber dafür ist es anschließend ein Leichtes, sich die fünfstelligen Ausweisnummern oder die Geburtstage der einzelnen Personen zu merken.

Hierbei werden jeder Ziffer ein **Konsonant** oder **mehrere Konsonanten** zugewiesen. Aus der Abfolge der Konsonanten lassen sich dann unter Zuhilfenahme von Vokalen **Wörter** bilden, die man sich einfacher merken kann als zufällige Ziffern und die jederzeit zurückübersetzt werden können.

Eine gebräuchliche Zuordnung ist folgende:

▬ Beispiel

0 = s, z, ß, ss, c (Zischlaute, ähnlich „zero")
1 = t, d
2 = n
3 = m
4 = r
5 = l
6 = j, ch, sch
7 = g, k, ck
8 = f, v, w, ph
9 = p, b

Die Beispiel-Ausweisnummer 4 6 3 2 9 könnte, der Codierung im oben dargestellten Beispiel folgend, so übersetzt werden:
4 = r
6 = j, ch, sch, g
3 = m
2 = n
9 = p, b

Sinnvoll ist es, die Zahlenfolge in **Zwei-Ziffern-Schritten** zu unterteilen und diese jeweils in ein Wort zu übersetzen.

Zahl	Wort	Zahl	Wort	Zahl	Wort	Zahl	Wort
0	Oase	18	Taufe	46	Rauch	74	Chor
1	Tee	19	Taube	47	Rock	75	Keule
2	Noah	20	Nase	48	Reif	76	Koch
3	Oma	21	Hund	49	Rabe	77	Geige
4	Reh	22	Nonne	50	Lasso	78	Kaffee
5	Allee	23	Nemo	51	Lotto	79	Kappe
6	Schi	24	Nero	52	Leine	80	Fass
7	Kuh	25	Nil	53	Lama	81	Fit
8	Ufo	26	Nische	54	Leier	82	Föhn
9	Boa	27	Unke	55	Lolli	83	WM
00	Zeus	28	Nivea	56	Leiche	84	Feuer
01	CD	29	Neubau	57	Lego	85	Falle
02	Zahn	30	Moos	58	Lava	86	Wäsche
03	Osama	31	Matte	59	Laub	87	Waage
04	Zorro	32	Mohn	60	Schuss	88	Waffe
05	Saal	33	Mumie	61	Yeti	89	Wabe
06	Seuche	34	Meer	62	Scheune	90	Bus
07	Socke	35	Mühle	63	Schaum	91	Bett
08	Sofa	36	Masche	64	Schere	92	Biene
09	Zippo	37	Mac	65	Schal	93	Baum
10	Tasse	38	Mafia	66	Scheich	94	Bär
11	Tod	39	Mopp	67	Jacke	95	Pool
12	Tanne	40	Rose	68	Schaf	96	Bach
13	Damm	41	Radio	69	Schippe	97	Puck
14	Tor	42	Ruine	70	Kasse	98	Bifi
15	Duell	43	Armee	71	Kitt	99	Baby
16	Tasche	44	Rohr	72	Kino		
17	Theke	45	Rolle	73	Kamm		

Möglichkeiten zur Übersetzung von Zwei-Ziffern-Kombinationen in Wörter

Unsere Beispiel-Ausweisnummer 4 6 3 2 9 könnte also z. B. in 46 ⇒ Rauch, 32 ⇒ Mohn und 9 ⇒ Boa zerlegt werden.

Bei der fünfstelligen Ausweisnummer fehlt der letzten Zahl ihr „Partner". Jedoch kann man sinnvoll eine sechste Ziffer aus der Blutgruppe und der Medikamenteneinnahme ableiten, wie unten erklärt wird.

Sie müssen sich nicht an das gebräuchliche Major-System halten, sondern können sich auch ein völlig **eigenes System** ausdenken.
Eine alternative Zuordnung von zweistelligen Zahlen zu Begriffen, kann beispielsweise vereinfacht über **Kategorien** erfolgen. Beispielsweise könnte man den Zahlen 1 bis 10 Obstsorten zuordnen, 11 bis 20 Berufen, 21 bis 30 Automarken usw. Am Ende ist allein entscheidend, welche Strategie Ihnen mehr liegt.

Kombination der Angaben zur Blutgruppe und Medikamenteneinnahme in einer Ziffer

Aus der Kombination von Blutgruppe (A, B, AB, 0) und Medikamenteneinnahme (ja, nein) ergeben sich **8 verschiedene Varianten**. Eine Möglichkeit wäre, der Medikamenteneinnahme „nein" die Zahl 0 zuzuweisen, der Medikamenteneinnahme „ja" die Zahl 5. Der Blutgruppe A gibt man die Zahl 1, der Blutgruppe B die Zahl 2, der Blutgruppe AB die Zahl 3 und der Blutgruppe 0 die Zahl 0.

Aus der Kombination beider Informationen ergibt sich jeweils eine **eindeutige Ziffer**:

nein + Blutgruppe 0   = 0 + 0 = 0
nein + Blutgruppe A   = 0 + 1 = 1
nein + Blutgruppe B   = 0 + 2 = 2
nein + Blutgruppe AB = 0 + 3 = 3
ja + Blutgruppe 0   = 5 + 0 = 5
ja + Blutgruppe A   = 5 + 1 = 6
ja + Blutgruppe B   = 5 + 2 = 7
ja + Blutgruppe AB   = 5 + 3 = 8

Vorgegeben ist beispielsweise die Ausweisnummer 4 6 3 2 9. Angenommen, der Patient hat die Blutgruppe A und die Medikamenteneinnahme „ja", so ergibt sich die Ziffer 6. Die neue dem Patienten zugewiesene Nummer ist folglich 4 6 3 2 9 **6** und sie enthält neben der Ausweisnummer auch die Information von Medikamenteneinnahme und Blutgruppe.

Neben den Wörtern Rauch und Mohn merken wir uns also zum Beispiel noch das für die 96 stehende Wort „Pech". Man könnte sich also einen rauchenden Menschen vorstellen, der Mohn sammelt, um neues Opium herzustellen und der das Pech hat, drogenabhängig zu sein.

Eine erfahrungsgemäß für viele Teilnehmer*innen sinnvolle Methode ist die Kombination von Loci- und Major-System.

Selbstverständlich müssen nicht alle Aspekte, die wir vorgestellt haben, von Ihnen berücksichtigt werden. Aber wenn Sie das eine oder andere beherzigen und konsequent an Ihrer Geschichten-Struktur, Ihrem Gedächtnis-Haus oder an der Einprägung des Major-Systems arbeiten, werden Sie gegenüber Ihren Konkurrentinnen und Konkurrenten einen signifikanten Vorteil haben.

Einprägen von Gemeinsamkeiten

Wie angesprochen ist es sinnvoll, nachdem Sie sich in einem ersten Durchgang die Personen einzeln eingeprägt haben, auf auffällige **Gemeinsamkeiten** zwischen den Personen zu achten und sich diese bewusst einzuprägen (siehe Fragentyp II, S. 120).

Im Zusammenhang mit dem Testteil Gedächtnis und Merkfähigkeit kommt beispielsweise in Online-Foren immer wieder die Frage auf, ob man sich **Notizen zu den Allergieausweisen** machen darf und/oder soll.
Grundsätzlich ist es **nicht gestattet** sich während der Untertests zwischen Einpräge- und Rekognitionsphase Notizen zu den Ausweisen zu machen (Notizen zum Lösen der Zahlenfolgen und Wortflüssigkeitsaufgaben sind aber natürlich erlaubt). In der Rekognitionsphase war es zumindest laut Aufgabenstellung und schriftlich veröffentlichten Informationen im Virtuellen Medizinischen Campus der MedUni Graz gestattet, sich Notizen zu machen.
Leider kam es trotz schriftlicher Information bei der Durchführung des Aufnahmetests zu unterschiedlichen Interpretationen der Regelung: An gewissen Testorten war z. B. das Erstellen einer Tabelle in der Rekognitionsphase erlaubt, an anderen nicht. Um dieses Problem von Anfang an zu vermeiden, empfehlen wir Ihnen, direkt ohne Notizen und ohne Aufzeichnen einer Tabelle zu arbeiten, da im Vorhinein nicht garantiert werden kann, wie die Testleiterin bzw. der Testleiter mit der Regelung umgeht. Wenn Sie sich von Anfang an daran gewöhnen, ohne Tabelle zu arbeiten, wird das für Sie keinesfalls einen Nachteil darstellen.

Gedächtnis und Merkfähigkeit

Übungsaufgaben

Auf den folgenden Seiten finden Sie **zwei Testsets** mit jeweils 8 Allergieausweisen und 25 Fragen, wie sie Ihnen auch im MedAT begegnen können. Wenn Sie sich mit den Grundlagen und Strategien, die auf den vorangegangenen Seiten vorgestellt wurden, ausreichend vertraut gemacht haben, können Sie sich unter originalen Zeitvorgaben an den folgenden Aufgaben versuchen. Denken Sie auch hier im Nachhinein immer daran, Ihre Bearbeitung und gemachte Fehler zu analysieren und daraus zu lernen. Die korrekten Lösungsbuchstaben finden Sie in der Lösungsliste auf S. 243 und unter *www.stark-verlag.de/onlinecontent*.

Bearbeitungszeit unter Prüfungsbedingungen:
- Einprägezeit: 8 Minuten
- Zeit, die bis zur Rekognitionsphase verstreichen sollte: ca. 40 Minuten
- Dauer der Rekognitionsphase: 15 Minuten
- Zeit pro Aufgabe: 36 Sekunden

Testset 1 – Einprägephase

 ALLERGIEAUSWEIS

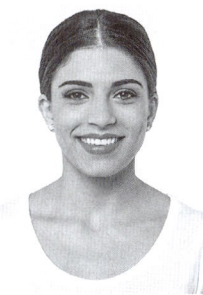

Name: LANHAB

Geburtsdatum: 5. Mai

Medikamenteneinnahme: nein

Blutgruppe: B

bekannte Allergie: Meeresfrüchte, Erdnüsse

Ausweisnummer: 2 3 7 5 3

Ausstellungsland: Schweiz

 ALLERGIEAUSWEIS

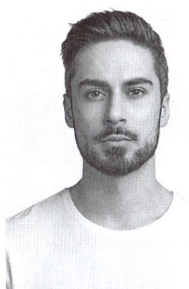

Name: KEMPIR

Geburtsdatum: 07. November

Medikamenteneinnahme: ja

Blutgruppe: AB

bekannte Allergie: Katzen, Bienen, Äpfel

Ausweisnummer: 9 9 2 9 5

Ausstellungsland: Österreich

ALLERGIEAUSWEIS

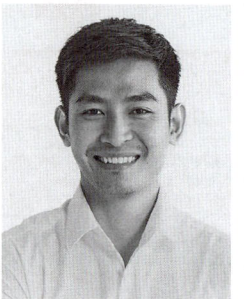

Name: SUMDIT
Geburtsdatum: 12. Februar
Medikamenteneinnahme: nein
Blutgruppe: AB
bekannte Allergie: Hausstaubmilbe, Latex
Ausweisnummer: 7 5 4 3 1
Ausstellungsland: Österreich

ALLERGIEAUSWEIS

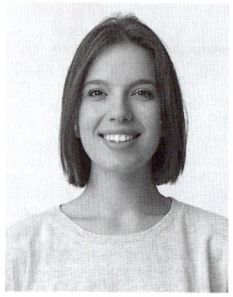

Name: FISGAR
Geburtsdatum: 16. Januar
Medikamenteneinnahme: nein
Blutgruppe: A
bekannte Allergie: Bienen
Ausweisnummer: 4 8 2 0 1
Ausstellungsland: Deutschland

ALLERGIEAUSWEIS

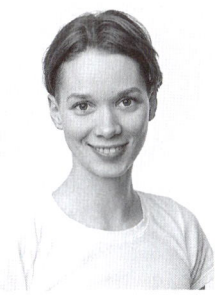

Name: LUKWIB
Geburtsdatum: 21. Oktober
Medikamenteneinnahme: ja
Blutgruppe: AB
bekannte Allergie: Sonne
Ausweisnummer: 4 8 0 2 5
Ausstellungsland: Polen

 ALLERGIEAUSWEIS

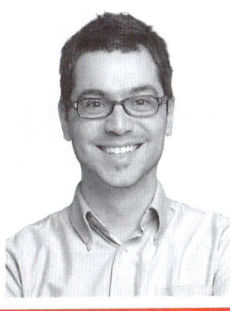

Name: VIRQAB
Geburtsdatum: 22. Dezember
Medikamenteneinnahme: ja
Blutgruppe: A
bekannte Allergie: Hausstaubmilbe, Sonne
Ausweisnummer: 5 5 4 8 2
Ausstellungsland: USA

ALLERGIEAUSWEIS

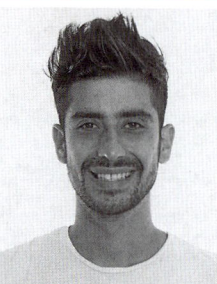

Name: WATVON
Geburtsdatum: 11. März
Medikamenteneinnahme: nein
Blutgruppe: B
bekannte Allergie: Haselnüsse, Äpfel, Bienen
Ausweisnummer: 4 8 2 0 1
Ausstellungsland: Liechtenstein

ALLERGIEAUSWEIS

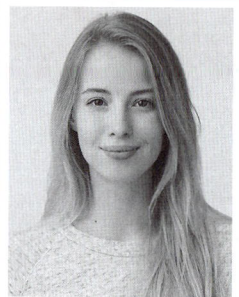

Name: HAKNAS
Geburtsdatum: 1. August
Medikamenteneinnahme: ja
Blutgruppe: 0
bekannte Allergie: Latex
Ausweisnummer: 4 7 2 6 0
Ausstellungsland: Indien

Testset 1 – Rekognitionsphase

123 Aus welchem Land kommt die Person mit der Meeresfrüchteallergie?
  A USA
  B Schweiz
  C Österreich
  D Deutschland
  E Keine Antwort ist richtig. **Lösung:** Antwort

124 Die Person mit der Blutgruppe A und Medikamenteneinnahme „nein" hat welches Ausstellungsland?
  A Polen
  B Schweiz
  C Österreich
  D Deutschland
  E Keine Antwort ist richtig. **Lösung:** Antwort

125 Welchen Namen hat die Person, die am 5. Mai Geburtstag hat?
  A SUMDIT
  B HAKNAS
  C VIRQAB
  D WATVON
  E Keine Antwort ist richtig. **Lösung:** Antwort

126 Wie viele Personen haben die Blutgruppe AB?
  A 1
  B 2
  C 3
  D 4
  E Keine Antwort ist richtig. **Lösung:** Antwort

127 Welch Allergien haben die Personen aus Österreich?
  A Latex und Meeresfrüchte, Erdnüsse
  B Hausstaubmilbe, Latex und Bienen
  C Katzen, Bienen, Äpfel und Bienen
  D Katzen, Bienen, Äpfel und Hausstaubmilbe, Latex
  E Keine Antwort ist richtig. **Lösung:** Antwort

128 Welche Namen haben die Personen, die im gleichen Monat Geburtstag haben?
- A SUMDIT und KEMPIR
- B WATVON und LANHAB
- C HAKNAS und KEMPIR
- D VIRQAB und LUKWIB
- E Keine Antwort ist richtig.

Lösung: Antwort ☐

129 Welche Person kommt aus Österreich und hat die Ausweisnummer 9 9 2 9 5?
- A SUMDIT
- B WATVON
- C LANHAB
- D KEMPIR
- E Keine Antwort ist richtig.

Lösung: Antwort ☐

130 Welche Ausweisnummer hat die Person mit der Blutgruppe B und Geburtstag am 5. Mai?
- A 4 8 2 0 1
- B 7 5 4 3 1
- C 5 5 4 8 2
- D 4 8 0 2 5
- E Keine Antwort ist richtig.

Lösung: Antwort ☐

131 Welche Ausweisnummer hat diese Person?
- A 9 9 2 9 5
- B 4 8 2 0 1
- C 4 8 0 2 5
- D 5 5 4 8 2
- E Keine Antwort ist richtig.

Lösung: Antwort ☐

132 Eine Hausstaubmilbenallergie hat eine Person/haben Personen aus …
- A Liechtenstein.
- B Indien.
- C USA und Österreich.
- D Liechtenstein, Deutschland und Polen.
- E Keine Antwort ist richtig.

Lösung: Antwort ☐

133 An welchem Tag hat eine der Personen mit einer Bienenallergie Geburtstag?
  A 16. Januar
  B 12. Februar
  C 7. Mai
  D 1. August
  E Keine Antwort ist richtig.   **Lösung:** Antwort ☐

134 Welche Ausweisnummer hat die Person mit dem Geburtsdatum 1. August?
  A 4 7 6 2 0
  B 7 4 2 6 0
  C 4 7 2 6 0
  D 7 4 6 2 0
  E Keine Antwort ist richtig.   **Lösung:** Antwort ☐

135 Welche Allergie(n) hat die Person mit dem Namen LUKWIB?
  A Latex
  B Hausstaubmilbe, Latex
  C Sonne
  D Haselnüsse, Äpfel, Bienen
  E Keine Antwort ist richtig.   **Lösung:** Antwort ☐

136 Welche Personen haben eine Allergie auf Erd- oder Haselnüsse?
  A KEMPIR und HAKNAS
  B LANHAB und WATVON
  C WATVON und LUKWIB
  D VIRQUAB und LUKWIB
  E Keine Antwort ist richtig.   **Lösung:** Antwort ☐

137 Wie lauten die Ausweisnummern der Personen mit genau zwei Allergien?
  A 9 9 2 9 5   7 5 4 3 1
  B 7 5 4 3 1   4 7 2 6 0
  C 5 5 4 8 2   4 7 2 6 0   4 8 2 0 1
  D 4 8 2 0 1   9 9 2 9 5   4 8 0 2 5
  E Keine Antwort ist richtig.   **Lösung:** Antwort ☐

138 Aus welchem Land kommt die Person mit der Ausweisnummer 5 5 4 8 2?
- A USA
- B Indien
- C Deutschland
- D Liechtenstein
- E Keine Antwort ist richtig.   **Lösung:** Antwort ☐

139 Die Person aus Deutschland hat welche Allergie?
- A Bienen
- B Latex
- C Sonne
- D Katzen, Bienen, Äpfel
- E Keine Antwort ist richtig.   **Lösung:** Antwort ☐

140 Eine Person mit Sonnenallergie kommt aus welchem Land?
- A Liechtenstein
- B Indien
- C Österreich
- D Deutschland
- E Keine Antwort ist richtig.   **Lösung:** Antwort ☐

141 Wie heißt diese Person?
- A HAKNAS
- B SUMDIT
- C LUKWIB
- D LANHAB
- E Keine Antwort ist richtig.   **Lösung:** Antwort ☐

142 Welche Allergie(n) hat diese Person?
- A Hausstaubmilbe, Latex
- B Latex
- C Meeresfrüchte, Erdnüsse
- D Haselnüsse, Äpfel, Birnen
- E Keine Antwort ist richtig.   **Lösung:** Antwort ☐

143 Welche der folgenden Personen hat die Blutgruppe A?

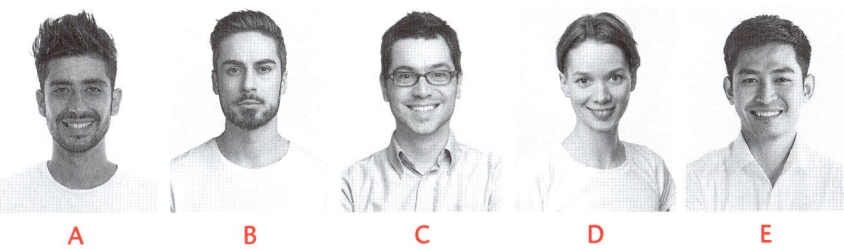

A B C D E

Lösung: Antwort ☐

144 Welche der folgenden Personen haben Medikamenteneinnahme „nein" und die Blutgruppe B?
- A KEMPIR und HAKNAS
- B LANHAB und WATVON
- C WATVON und LUKWIB
- D SUMDIT und LUKWIB
- E Keine Antwort ist richtig.

Lösung: Antwort ☐

145 Welche Person hat Medikamenteneinnahme „ja" und die Blutgruppe AB?
- A HAKNAS
- B LUKWIB
- C WATVON
- D SUMDIT
- E Keine Antwort ist richtig.

Lösung: Antwort ☐

146 Die Person mit der Ausweisnummer 4 8 0 2 5 hat an welchem Tag Geburtstag?
- A 12. Februar
- B 16. Januar
- C 7. November
- D 22. Dezember
- E Keine Antwort ist richtig.

Lösung: Antwort ☐

147 Die Person mit Medikamenteneinnahme „nein" und der Blutgruppe AB stammt aus welchem Land?

A Österreich
B Indien
C Deutschland
D Liechtenstein
E Keine Antwort ist richtig.

Lösung: Antwort

Testset 2 – Einprägephase

 ALLERGIEAUSWEIS

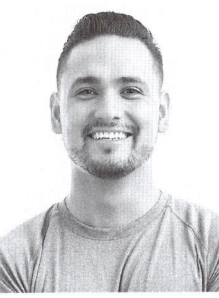

Name: WILMON
Geburtsdatum: 12. Mai
Medikamenteneinnahme: ja
Blutgruppe: AB
bekannte Allergie: Erdbeeren, Cadmium
Ausweisnummer: 1 6 8 2 5
Ausstellungsland: Schottland

 ALLERGIEAUSWEIS

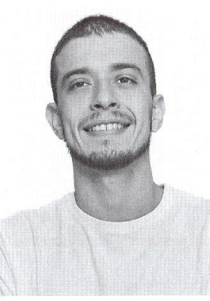

Name: KIRFUT
Geburtsdatum: 22. Februar
Medikamenteneinnahme: nein
Blutgruppe: AB
bekannte Allergie: Hausstaubmilbe
Ausweisnummer: 4 3 7 8 5
Ausstellungsland: Irland

ALLERGIEAUSWEIS

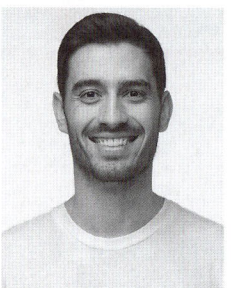

Name: NIWKOW
Geburtsdatum: 4. April
Medikamenteneinnahme: ja
Blutgruppe: A
bekannte Allergie: Schimmelpilze
Ausweisnummer: 8 5 4 2 7
Ausstellungsland: Russland

ALLERGIEAUSWEIS

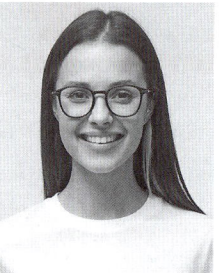

Name: WEBJAN
Geburtsdatum: 31. Juli
Medikamenteneinnahme: nein
Blutgruppe: AB
bekannte Allergie: Gräser, Birke, Nickel
Ausweisnummer: 8 4 8 4 3
Ausstellungsland: Australien

ALLERGIEAUSWEIS

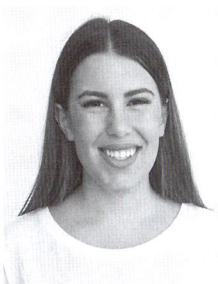

Name: MILGAR

Geburtsdatum: 16. März

Medikamenteneinnahme: nein

Blutgruppe: B

bekannte Allergie: Konservierungsstoffe, Hunde

Ausweisnummer: 6 7 2 8 5

Ausstellungsland: Kanada

 ## ALLERGIEAUSWEIS

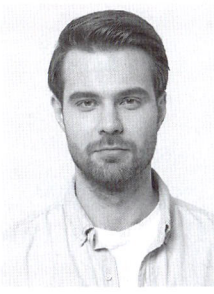

Name: HUSPER

Geburtsdatum: 12. Dezember

Medikamenteneinnahme: ja

Blutgruppe: 0

bekannte Allergie: Hunde

Ausweisnummer: 7 2 1 1 5

Ausstellungsland: Österreich

ALLERGIEAUSWEIS

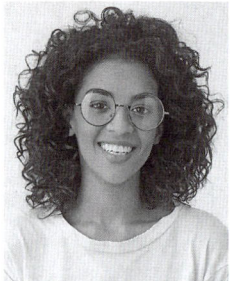

Name: MULCEF
Geburtsdatum: 1. April
Medikamenteneinnahme: ja
Blutgruppe: 0
bekannte Allergie: Nickel, Gräser, Birke
Ausweisnummer: 2 4 7 1 2
Ausstellungsland: England

ALLERGIEAUSWEIS

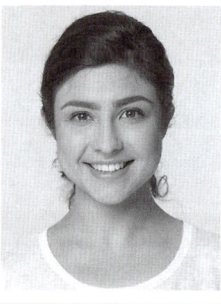

Name: HUTKEM
Geburtsdatum: 24. Dezember
Medikamenteneinnahme: nein
Blutgruppe: A
bekannte Allergie: Penicillin, Hausstaubmilbe
Ausweisnummer: 7 8 3 2 9
Ausstellungsland: Österreich

Testset 2 – Reproduktionsphase

148 Welche Allergien hat die Person mit der Ausweisnummer 4 3 7 8 5?
  A Erdbeeren, Cadmium
  B Gräser, Birke, Nickel
  C Konservierungsstoff, Hunde
  D Penicillin, Hausstaubmilbe
  E Keine Antwort ist richtig.   **Lösung:** Antwort ☐

149 Welche Ausweisnummer hat die Person mit dem Namen MULCEF?
  A 2 4 7 1 2
  B 7 2 1 1 5
  C 8 5 4 2 7
  D 8 4 8 4 3
  E Keine Antwort ist richtig.   **Lösung:** Antwort ☐

150 Welche Person hat eine Allergie gegen Nickel?
  A MULCEF
  B WILMON
  C HUTKEM
  D NIWKOW
  E Keine Antwort ist richtig.   **Lösung:** Antwort ☐

151 Welche Allergie(n) hat die Person, deren Ausweis in Russland ausgestellt wurde?
  A Hunde
  B Schimmelpilze
  C Hausstaubmilben
  D Penicillin, Hausstaubmilben
  E Keine Antwort ist richtig.   **Lösung:** Antwort ☐

152 Welche Blutgruppe hat die Person, deren Ausweis in Australien ausgestellt wurde?
  A A
  B B
  C AB
  D 0
  E Keine Antwort ist richtig.   **Lösung:** Antwort ☐

153 In welchem Land wurde der Ausweis der Person mit dem Namen MILGAR ausgestellt?
  A   Irland
  B   England
  C   Schottland
  D   Kanada
  E   Keine Antwort ist richtig.   **Lösung:** Antwort ☐

154 Welche der Personen nimmt kein Medikament ein?
  A   HUSPER
  B   MULCEF
  C   KIRFUT
  D   NIWKOW
  E   Keine Antwort ist richtig.   **Lösung:** Antwort ☐

155 Welches Geburtsdatum hat die Person mit der Blutgruppe B?
  A   31. Juli
  B   16. März
  C   12. Dezember
  D   12. Mai
  E   Keine Antwort ist richtig.   **Lösung:** Antwort ☐

156 Welche Ausweisnummer hat diese Person?
  A   6 7 2 8 5
  B   7 8 2 3 9
  C   1 6 8 2 5
  D   4 3 7 8 5
  E   Keine Antwort ist richtig.   **Lösung:** Antwort ☐

157 In welchem Land wurde der Ausweis der Person mit Geburtstag am 1. April ausgestellt?
  A   England
  B   Irland
  C   Schottland
  D   Russland
  E   Keine Antwort ist richtig.   **Lösung:** Antwort ☐

Gedächtnis und Merkfähigkeit | 149

158 Die Ausweisnummer welcher Person beginnt mit der Ziffer 1?
- A WEBJAN
- B WILMON
- C HUSPER
- D MILGAR
- E Keine Antwort ist richtig. **Lösung:** Antwort ☐

159 Die Person mit den Allergien unter anderem auf Gräser und Birke hat an welchem Tag Geburtstag?
- A 31. Juni
- B 4. April
- C 22. Februar
- D 12. Mai
- E Keine Antwort ist richtig. **Lösung:** Antwort ☐

160 Wann hat diese Person Geburtstag?
- A 31. Juli
- B 4. April
- C 12. Dezember
- D 16. März
- E Keine Antwort ist richtig. **Lösung:** Antwort ☐

161 Die Person mit der Blutgruppe A und Medikamenteneinnahme „nein" hat welche Allergie?
- A Hausstaubmilbe
- B Schimmelpilze
- C Penicillin, Hausstaubmilbe
- D Gräser, Birke, Nickel
- E Keine Antwort ist richtig. **Lösung:** Antwort ☐

162 Wie heißt diese Person?
- A MULCEF
- B WILMON
- C HUTKEM
- D HUSPER
- E Keine Antwort ist richtig. **Lösung:** Antwort ☐

163 Welche Allergien haben die Personen mit der Blutgruppe AB?
  A Gräser, Birke, Nickel und Hunde
  B Hausstaubmilbe und Konservierungsstoff und Erdbeeren, Cadmium
  C Gräser, Birke, Nickel und Hausstaubmilbe und Erdbeeren, Cadmium
  D Schimmelpilze und Hunde und Nickel, Gräser, Birke
  E Keine Antwort ist richtig.   **Lösung:** Antwort ☐

164 Welche Personen haben die Blutgruppe 0?
  A HUSPER, HUTKEM
  B HUSPER, MULCEF
  C HUTKEM, MULCEF
  D HUSPER, WILMON
  E Keine Antwort ist richtig.   **Lösung:** Antwort ☐

165 Welche Allergie(n) hat diese Person?
  A Nickel, Gräser, Birke
  B Penicillin, Hausstaubmilbe
  C Hausstaubmilbe
  D Hunde
  E Keine Antwort ist richtig.   **Lösung:** Antwort ☐

166 Welche Blutgruppe ist nicht bei den Personen vertreten, die kein Medikament einnehmen?
  A A
  B B
  C AB
  D 0
  E Keine Antwort ist richtig.   **Lösung:** Antwort ☐

167 Die Person mit der Allergie gegen Gräser, Birke, Nickel hat welche Ausweisnummer?
  A 8 3 8 4 4
  B 8 3 8 3 4
  C 8 4 8 3 3
  D 8 4 8 4 3
  E Keine Antwort ist richtig.   **Lösung:** Antwort ☐

168 Welche Eigenschaften treffen auf die Person mit dem Namen WILMON zu?
 A Blutgruppe 0 und Medikamenteneinnahme „ja"
 B Blutgruppe A und Medikamenteneinnahme „nein"
 C Blutgruppe A und Medikamenteneinnahme „ja"
 D Blutgruppe B und Medikamenteneinnahme „nein"
 E Keine Antwort ist richtig. **Lösung:** Antwort ☐

169 Welche Ausweisnummer hat diese Person?
 A 7 2 1 1 5
 B 2 4 7 1 2
 C 8 5 4 2 7
 D 4 3 7 8 5
 E Keine Antwort ist richtig. **Lösung:** Antwort ☐

170 Welches Geburtsdatum hat die Person aus Österreich mit Medikamenteneinnahme „nein"?
 A 24. Dezember
 B 16. März
 C 12. Mai
 D 4. April
 E Keine Antwort ist richtig. **Lösung:** Antwort ☐

171 Die Person mit Geburtstag am 16. März hat welche Allergie(n)?
 A Konservierungsstoff, Hunde
 B Gräser, Birke, Nickel
 C Schimmelpilze
 D Hunde
 E Keine Antwort ist richtig. **Lösung:** Antwort ☐

172 Welche Personen haben Medikamenteneinnahme „ja"?
 A NIWIKOW, WEBJAN, HUSPER, HUTKEM
 B KIRFUT, WILMON, HUSPER, MULCEF
 C NIWIKOW, WILMON, HUSPER, MULCEF
 D MILGAR, MULCEF, HUSPER, WEBJAN
 E Keine Antwort ist richtig. **Lösung:** Antwort ☐

Zahlenfolgen

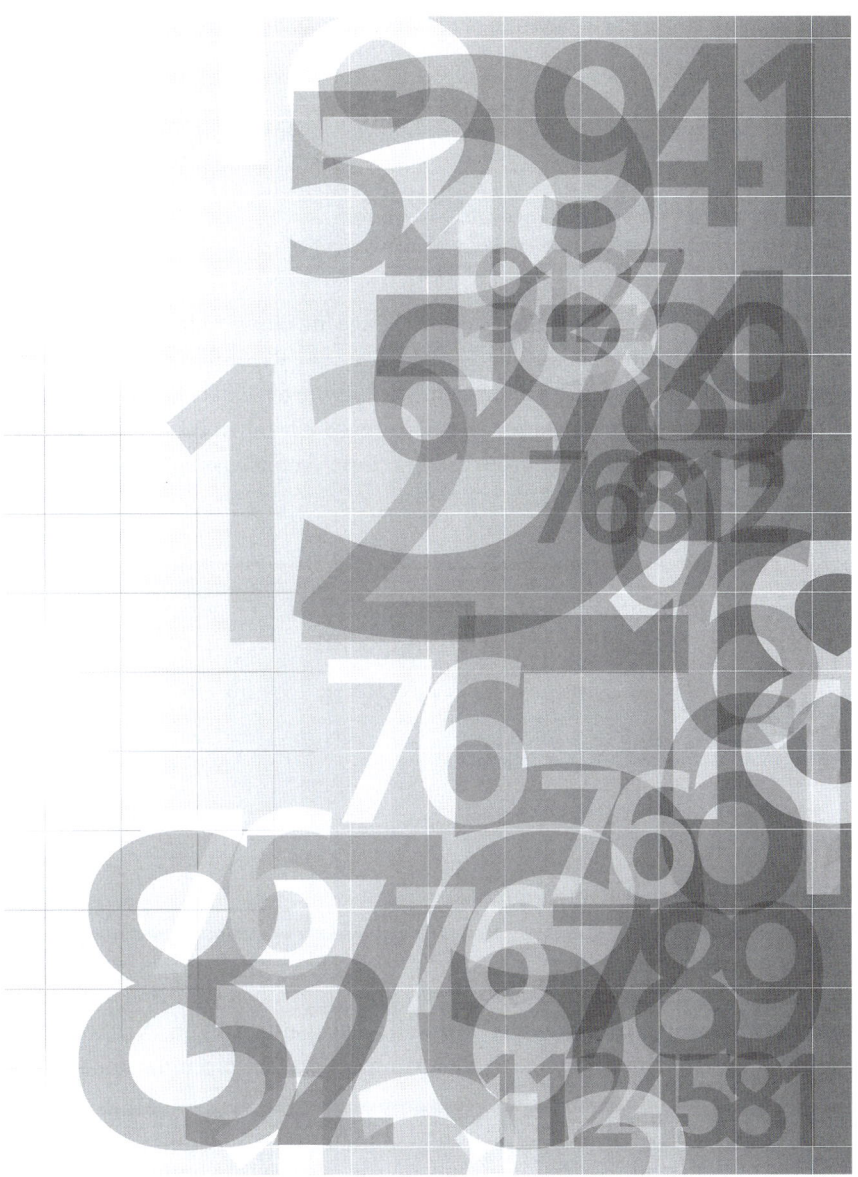

Zahlenfolgen

Aufbau

Zahlenfolgen ist der erste der beiden Untertests, die die Einpräge- und die Rekognitionsphase des Gedächtnis-und-Merkfähigkeit-Teils voneinander trennen.

Anzahl der Aufgaben	Zeit pro Aufgabe in s
10	90

▶ Die Bearbeitungszeit beträgt insgesamt **15 Minuten**.
▶ Der Untertest geht mit ca. **5 %** in die Gesamtbewertung ein.

Die Aufgabe ist es, logische Zusammenhänge in einer Abfolge von **sieben Zahlen** zu erkennen und daraus die beiden in der Reihe **logisch folgenden Zahlen** abzuleiten. Auch hier müssen die Antworten im bekannten **Single-Choice-Format** gegeben werden. Den Lösungsbuchstaben A–D ist ein Ergebnis in Zahlen und dem Lösungsbuchstaben E ist „keine Lösung ist richtig." zugeordnet.

Beispiel

Welche der angegebenen Zahlen müssen anstelle der Fragezeichen eingesetzt werden, damit die Zahlenfolge logisch ergänzt ist?

| 1 | 2 | 4 | 7 | 11 | 16 | 22 | ? | ? |

A 29 | 37
B 28 | 35
C 29 | 38
D 28 | 37
E Keine Antwort ist richtig.

Zwischen den Zahlen der angegebenen Zahlenfolgen besteht dabei immer ein logischer Zusammenhang, es gibt also **keine Nonsensefolgen**. Nur wenn die Lösungen A–D keine sinnvolle Erweiterung der Zahlenfolgen darstellen, ist E die zu wählende Alternative.

Grundsätzlich sind alle Rechenoperationen, die Sie für die Zahlenfolgen benötigen, einfache Rechenoperationen, die sich aus Kombinationen der **Grundrechenarten** („+", „–", „·" und „:") ableiten lassen. So auch in der angegebenen Beispielaufgabe: Jede Zahl ist mit der nächsten durch eine Addition verbunden, wobei der Summand mit jedem Schritt um 1 größer wird (+1, +2,

+ 3, ...), sodass sich für die beiden gesuchten Zahlen 22 + 7 = 29 und 22 + 7 + 8 = 37 und damit Lösung A ergibt.

In den letzten Jahren sind in den Aufgaben bis auf wenige Ausnahmen keine **negativen Zahlen** vorgekommen. In keinem Fall musste bisher mit Kommastellen, Brüchen, Prozenten oder Exponenten gerechnet werden. Der **Zahlenraum** erstreckte sich dabei in der Regel von 0 bis 9999. Wie die Beispielaufgabe schon zeigt, können die einzelnen Zahlen nicht nur durch eine fixe Rechenoperation verknüpft sein, sondern auch durch eine Rechenoperation, die sich **von Schritt zu Schritt verändert**.

Zahlenfolgen sind Teil vieler etablierter Intelligenztests, sie prüfen das logischschlussfolgernde Denken und lassen sich durch zwei Ansätze gut trainieren:
- Zum einen dadurch, dass wir uns mit den typischen Prinzipien der Zahlenfolgen und ihren Grundlagen vertraut machen – Die Systeme im MedAT hatten in den letzten Jahren einen hohen Wiedererkennungswert. Im Folgenden werden die verschiedenen, **typischen Systeme** daher detailliert vorgestellt.
- Zum anderen dadurch, dass wir korrektes und zeiteffizientes **Kopfrechnen** trainieren.

Bearbeitungsstrategien

Sehen Sie sich in einem ersten Schritt der Bearbeitung die **Entwicklung** der Zahlenfolge an. Wird sie beispielsweise mit jedem Schritt größer oder im Wechsel größer/kleiner/größer/...? So erhalten Sie zuverlässig erste Hinweise und können die möglichen Systeme stark eingrenzen.

Schreiben Sie sich die Differenzen zwischen den einzelnen Zahlen in Ihr Testheft. Es hat sich bewährt, **Additionen und Multiplikationen** („Zahlen werden größer") **über die Zahlenfolge** und **Subtraktionen/Divisionen** („Zahlen werden kleiner") **unter die Zahlenfolge** zu schreiben. So sieht man schnell, welche Zusammenhänge möglich sind und „verrutscht" beim Ablesen nicht so leicht.

Im Folgenden werden die unterschiedlichen Systeme beschrieben, nach denen die Zahlenfolgen aufgebaut sein können. Auch eine Kombination verschiedener Systeme ist möglich (siehe Kombinationsaufgaben S. 160).

2/3/4er-Systeme

Bei den 2/3/4er-Systemen gibt es 2, 3 oder 4 unterschiedliche Rechenoperationen, die sich regelmäßig wiederholen.

> Diese Systeme lassen sich oft leicht identifizieren, weil z. B. bei einem 3er-System mit der Abfolge „+", „+", „–" die Zahlenfolge eine sich wiederholende größer/größer/kleiner-Richtung nimmt. Dann braucht man nur noch die Zahlen bzw. ihre Veränderung auszurechnen und ist schon bei der Lösung.

Beispiel 1

```
    +2    +1    +2    +1    +2    +1    +2    +1
0  |  2  |  3  |  5  |  6  |  8  |  9  |  ?  |  ?
```

In diesem Fall wiederholen sich 2 unterschiedliche Rechenoperationen, +2 und +1. Es handelt sich also um eine 2er-Folge. Die Zahlen, die anstelle der Fragezeichen eingesetzt werden sollen, sind demnach 11 | 12.

Beachten Sie jedoch unbedingt: Oft lassen sich Zahlenfolgen auf unterschiedliche Art und Weise lösen. Im Beispiel würde man zum selben Ergebnis kommen, wenn man von zwei separaten Zahlenreihen ausginge, in denen jeweils die Positionen 1, 3, 5, 7 und 9 sowie 2, 4, 6 und 8 zusammenhängen. In beiden Zahlenreihen wäre die Rechenoperation jeweils +3.

```
     +3    +3    +3    +3    +3    +3    +3
0  |  2  |  3  |  5  |  6  |  8  |  9  |  ?  |  ?
```

Beispiel 2

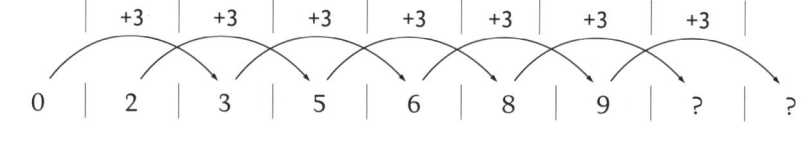

Hier ergibt sich bei der ersten Betrachtung der Entwicklung ein guter Hinweis auf ein System mit 3 sich wiederholenden Rechenschritten – Die Zahlenfolge wird abwechselnd kleiner/größer/größer/kleiner/größer/größer.

Betrachtet man im nächsten Schritt die Differenzen, fällt auf, dass für die ersten Schritte jeweils zwei unterschiedliche Operationen möglich sind. In solchen Fällen sollte man zunächst beide Möglichkeiten aufschreiben – häufig zeigt sich im nächsten Schritt, dass beispielsweise eine Multiplikation keinen Sinn macht, und falls doch, ergeben sich mehrere mögliche Lösungen, die Sie alle berücksichtigen sollten. Die korrekte Lösung im Beispiel ist 14 | 22.
Beachten Sie:
- Finden Sie eine **logisch ableitbare** Lösung A–D, können Sie sicher sein, dass Sie die richtige Lösung haben.
- Wenn Sie eine mögliche Lösung gefunden haben und diese nicht in A–D enthalten ist, ist es dennoch möglich, dass eine der Lösungen durch einen **anderen Rechenweg** erzielt werden kann. Entscheiden Sie sich also nicht vorschnell für E, sondern berücksichtigen Sie, dass in manchen Fällen **mehrere Rechenoperationen** möglich sind und somit auch mehrere Lösungen. Hier kann es sinnvoll sein, die Antwortmöglichkeiten A–D probeweise in die Zahlenfolge einzusetzen und zu schauen, ob dadurch eine sinnvolle Verbindung erkennbar wird.
- Es wird Ihnen **nie** eine Aufgabe begegnen, bei der **mehr als eine** der angegebenen Lösungen A–D richtig ist.

Beispiel 3

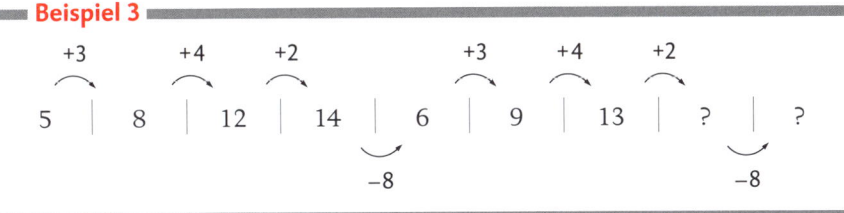

Auch eine Abfolge von **4 unterschiedlichen Rechenoperationen**, wie sie im Beispiel oben dargestellt ist, ist im realen Test bereits vorgekommen. Dabei kommt es leicht zu Verunsicherungen, weil logischerweise erst nach dem 4. Schritt ein Muster erkennbar wird. Hier ist es folglich besonders wichtig, sich **die vorgegebenen Lösungsmöglichkeiten** genau anzusehen und diese zur Bestätigung des gefundenen Musters einzusetzen. Ist 11 | 3 als Lösung angegeben, kann man sich mit sicherem Gefühl für dieses Zahlenpaar entscheiden. Bei den 2/3/4er-Systemen kann es auch vorkommen, dass sich einzelne **Rechenschritte verändern**. So wäre es bei einem 3er-System wie bei der Beispielaufgabe 2 auch denkbar, dass aus der +8 im nächsten Schritt eine +9 (oder ähnliches) würde. Das System muss also nicht zwingend statisch sein und sich einfach wiederholen – so wird zusätzlich Schwierigkeit erzeugt. Solche **Kom-**

binationsaufgaben, auf die ab S. 160 näher eingegangen wird, können auch bei allen folgenden Systemen vorkommen.

Verschränkte Zahlenreihen

Es ist auch möglich, dass die erste mit der dritten Zahl etc. und die zweite mit der vierten Zahl etc. zusammenhängt. Bemerkt man diesen Zusammenhang nicht gleich, verzettelt man sich oft in unmöglichen Zusammenhängen zwischen den unmittelbar benachbarten Zahlen.

■ **Beispiel 4** ■

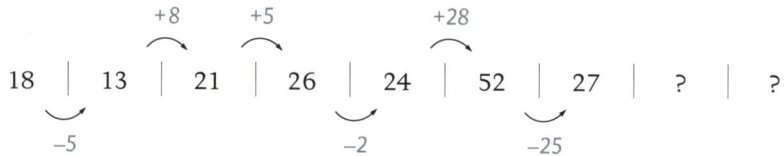

Die Suche nach einem 2/3/4er-System führt hier also nicht zum Ziel.

Erkennt man allerdings, dass es einen Zusammenhang zwischen den Zahlen an den Positionen 1, 3, 5, 7 und 9 sowie zwischen denen an den Positionen 2, 4, 6 und 8 gibt und betrachtet dann die möglichen Rechenschritte, findet man recht schnell denkbare Lösungen. Die Einfachste wäre in diesem Fall sicherlich 104 | 30, aber auch die Lösung 91 | 30 wäre denkbar:

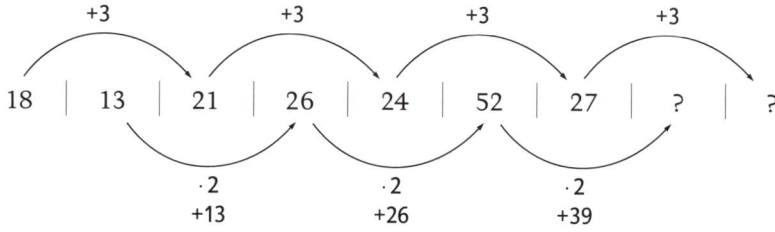

 Auf den ersten Blick erkennt man diese Systeme oft daran, dass sich die Zahlenfolge nicht musterhaft verändert. Anders als bei den 2/3/4er-Systemen gibt es hier also in der Regel kein regelmäßiges „größer/größer/kleiner" oder „größer/kleiner/größer" o. Ä., das sich wiederholt, sondern eben wie in diesem Beispiel ein „kleiner/größer/größer/kleiner/größer/kleiner".

Auch dieses System kann mit anderen kombiniert werden. So ist es beispielsweise möglich, dass der Summand zwischen den Zahlen an den Positionen 1, 3, 5, 7 und 9 immer um eins größer wird oder sich zwei Rechenschritte abwechseln.

Aufaddieren

Als Aufaddieren wird die Rechenoperation bezeichnet, in der die folgende Zahl nicht aus einer unabhängigen Rechenoperation, sondern aus der **vorherigen Zahl selbst** entsteht. Ein relativ einfaches Beispiel ist das folgende.

Beispiel 5

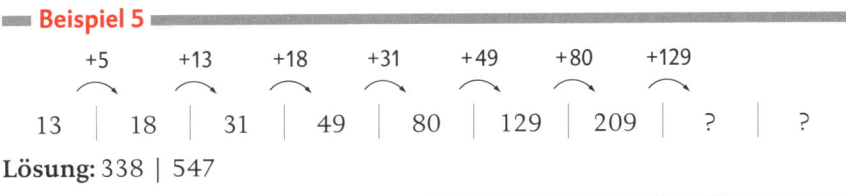

Lösung: 338 | 547

Eine solche Rechenoperation kann ebenfalls mit einem anderen System kombiniert werden, z. B. mit einem 2er- oder 3er-System.

Wechselnder Operator

Auch Systeme, bei denen der Faktor gleich bleibt, sich aber der Operator verändert, sind bereits vorgekommen.

Beispiel 6

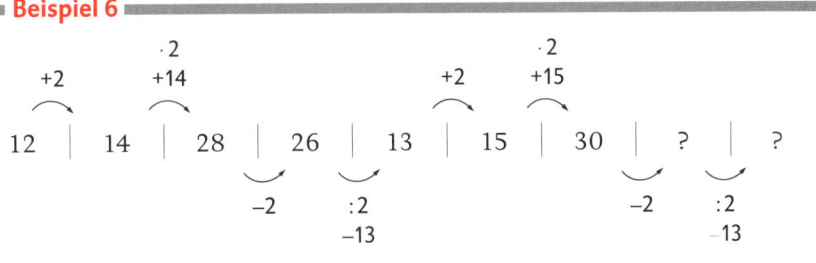

Lösung: 28 | 14 oder 28 | 15

Kombinationsaufgaben

Die kompliziertesten Aufgaben in diesem Untertest sind die Kombinationsaufgaben, die eine **Kombination der bisher beschriebenen Systeme** beinhalten, da hier die Zusammenhänge zwischen verschiedenen Rechenschritten oft relativ schwer zu erkennen sind.

▬ Beispiel 7

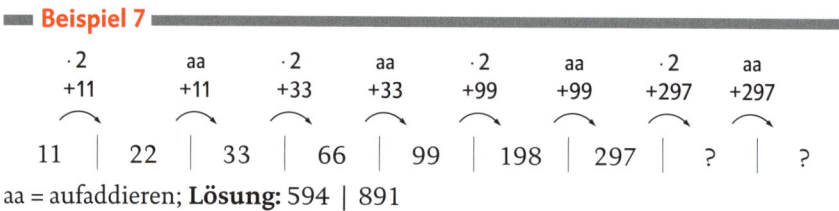

aa = aufaddieren; **Lösung:** 594 | 891

Auch bei dieser Aufgabe gibt es unterschiedliche Lösungsansätze, die zur selben Lösung führen: Entweder wiederholt sich das 2er-System von · 2 und aufaddieren oder das 2er-System derselben Addition, die sich alle zwei Rechenschritte um den Faktor 3 vergrößert.

▬ Beispiel 8

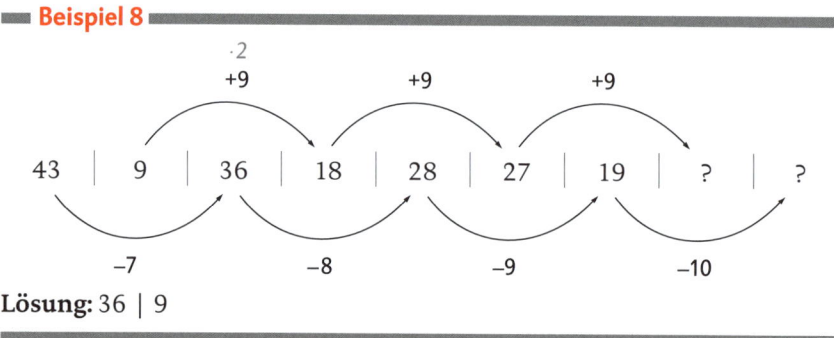

Lösung: 36 | 9

Hier liegen zwei verschränkte Reihen vor und in der Verbindung der Zahlen an den Positionen 1, 3, 5, 7 und 9 nimmt der Subtrahend jeweils um 1 ab.

▬ Beispiel 9

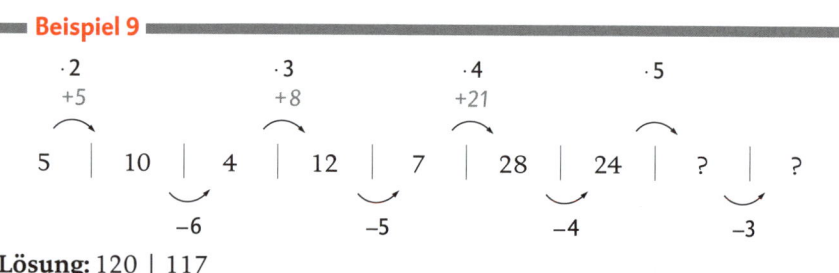

Lösung: 120 | 117

Bei dieser Aufgabe kommen für den Schritt „größer" zunächst die Addition und die Multiplikation in Betracht, allerdings findet man letztendlich nur in der Multiplikation einen sinnvollen Zusammenhang. Der Subtrahend nimmt analog mit jedem Schritt um 1 zu.

Beispiel 10

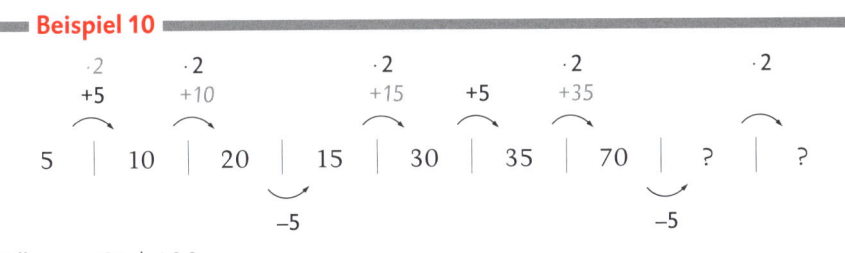

Lösung: 65 | 130

Diese Kombinationsaufgabe gehört sicherlich zu den schwierigeren. Die Rechnungen selbst sind nicht kompliziert, aber der Vorzeichenwechsel von +5 zu −5 im gesuchten Schritt macht das Erkennen des Systems kompliziert.

Beispiel 11

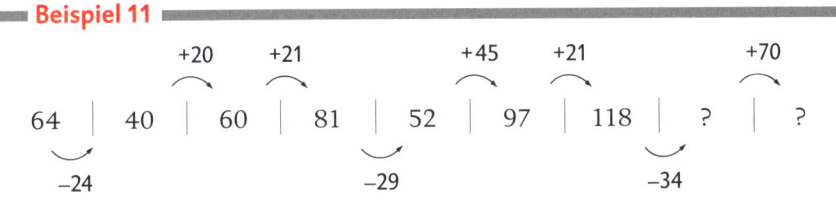

Im vorliegenden Beispiel lässt sich aufgrund der Größenverhältnisse der Zahlen zueinander leicht erkennen, dass diese durch Addition und Subtraktion und nicht durch Multiplikation und Division verbunden sind. Auch wenn es auf den ersten Blick wenig Zusammenhänge gibt, können wir ziemlich sicher ein 3er-System identifizieren. Zusätzlich bleibt der dritte Schritt, +21, gleich. Sollte bei dieser Aufgabe die **Lösung** 84 | 154 zur Wahl stehen, wäre dies mit Sicherheit die zu wählende.

Beispiel 12

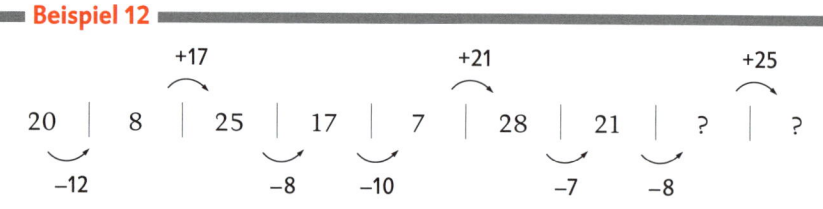

Auch bei dieser Aufgabe ist ein 3er-System zu erkennen. Die Vorzeichen bleiben gleich und stellt man nun eine Verbindung her zwischen der 1. und der 4. Rechenoperation sowie zwischen der 2. und der 5., so ergeben sich als nächste Rechenschritte – 8 und + 25 und als Lösung 13 | 38.

Übungen zum Kopfrechnen

Im Internet gibt es einige Seiten, die die Möglichkeit bieten, **Kopfrechenübungen** nach individuellen Vorgaben und unterschiedlichen Schwierigkeitsgraden zu generieren. Auch für Smartphones findet man unter dem Stichwort Kopfrechnen zahlreiche kostenlose **Apps**, mit denen man zwischendurch das Kopfrechnen trainieren kann.

Eine weitere gute Möglichkeit ist beim **Einkauf** im Supermarkt übungshalber den Einkaufswert zu berechnen und die Person an der Kasse mit dem passenden Betrag zu überraschen.

Übungsaufgaben

Auf den folgenden Seiten finden Sie **zwei Testsets** mit jeweils 10 Fragen, wie sie auch im MedAT vorgegeben werden. Wenn Sie sich mit den Grundlagen und Strategien, die auf den vorangegangenen Seiten vorgestellt wurden, ausreichend vertraut gemacht haben, können Sie sich unter originalen Zeitvorgaben an den folgenden Aufgaben versuchen. Denken Sie auch hier im Nachhinein immer daran, Ihre Bearbeitung und gemachte Fehler zu analysieren und daraus zu lernen. Die korrekten Lösungsbuchstaben finden Sie in der Lösungsliste auf S. 243. Erklärungen zum Lösungsweg können Sie auf www.stark-verlag.de/onlinecontent herunterladen.

Bearbeitungszeit unter Prüfungsbedingungen:
- pro Testset: 15 min
- pro Frage: 90 s

Testset 1

173 Welche der angegebenen Zahlen müssen anstelle der Fragezeichen eingesetzt werden, damit die Zahlenfolge logisch ergänzt ist?

24 | 14 | 41 | 35 | 25 | 53 | 46 | ? | ?

A 36 | 65
B 35 | 99
C 36 | 64
D 31 | 62
E Keine Antwort ist richtig.   **Lösung:** Antwort ☐

174 Welche der angegebenen Zahlen müssen anstelle der Fragezeichen eingesetzt werden, damit die Zahlenfolge logisch ergänzt ist?

5 | 10 | 20 | 17 | 22 | 44 | 41 | ? | ?

A 38 | 43
B 82 | 87
C 82 | 79
D 46 | 92
E Keine Antwort ist richtig.   **Lösung:** Antwort ☐

175 Welche der angegebenen Zahlen müssen anstelle der Fragezeichen eingesetzt werden, damit die Zahlenfolge logisch ergänzt ist?

76 | 32 | 59 | 80 | 31 | 71 | 92 | ? | ?

A 40 | 92
B 145 | 93
C 38 | 91
D 43 | 83
E Keine Antwort ist richtig.   **Lösung:** Antwort ☐

176 Welche der angegebenen Zahlen müssen anstelle der Fragezeichen eingesetzt werden, damit die Zahlenfolge logisch ergänzt ist?

19 | 25 | 33 | 43 | 47 | 61 | 61 | ? | ?

A 79 | 75
B 75 | 75
C 75 | 73
D 81 | 79
E Keine Antwort ist richtig.   **Lösung:** Antwort ☐

Zahlenfolgen

177 Welche der angegebenen Zahlen müssen anstelle der Fragezeichen eingesetzt werden, damit die Zahlenfolge logisch ergänzt ist?

66 | 70 | 75 | 81 | 88 | 96 | 105 | ? | ?

A 115 | 126
B 116 | 128
C 106 | 126
D 105 | 105
E Keine Antwort ist richtig.   **Lösung:** Antwort ☐

178 Welche der angegebenen Zahlen müssen anstelle der Fragezeichen eingesetzt werden, damit die Zahlenfolge logisch ergänzt ist?

11 | 4 | 7 | 10 | 3 | 7 | 11 | ? | ?

A 0 | 3
B 7 | 4
C 4 | 4
D 3 | 7
E Keine Antwort ist richtig.   **Lösung:** Antwort ☐

179 Welche der angegebenen Zahlen müssen anstelle der Fragezeichen eingesetzt werden, damit die Zahlenfolge logisch ergänzt ist?

2 | 9 | 18 | 13 | 20 | 40 | 35 | ? | ?

A 70 | 77
B 42 | 37
C 40 | 80
D 42 | 84
E Keine Antwort ist richtig.   **Lösung:** Antwort ☐

180 Welche der angegebenen Zahlen müssen anstelle der Fragezeichen eingesetzt werden, damit die Zahlenfolge logisch ergänzt ist?

12 | 7 | 19 | 11 | 30 | 15 | 45 | ? | ?

A 34 | 102
B 19 | 64
C 13 | 63
D 66 | 132
E Keine Antwort ist richtig.   **Lösung:** Antwort ☐

181 Welche der angegebenen Zahlen müssen anstelle der Fragezeichen eingesetzt werden, damit die Zahlenfolge logisch ergänzt ist?

| 99 | 85 | 78 | 76 | 57 | 67 | 36 | ? | ? |

- A 38 | 54
- B 21 | 25
- C 58 | 15
- D 99 | 20
- E Keine Antwort ist richtig.

Lösung: Antwort ☐

182 Welche der angegebenen Zahlen müssen anstelle der Fragezeichen eingesetzt werden, damit die Zahlenfolge logisch ergänzt ist?

| 88 | 62 | 95 | 109 | 92 | 112 | 123 | ? | ? |

- A 68 | 75
- B 115 | 122
- C 111 | 129
- D 115 | 133
- E Keine Antwort ist richtig.

Lösung: Antwort ☐

Testset 2

183 Welche der angegebenen Zahlen müssen anstelle der Fragezeichen eingesetzt werden, damit die Zahlenfolge logisch ergänzt ist?

| 1 | 1 | 2 | 3 | 5 | 8 | 13 | ? | ? |

A 18 | 29
B 19 | 31
C 20 | 32
D 21 | 34
E Keine Antwort ist richtig.   **Lösung:** Antwort

184 Welche der angegebenen Zahlen müssen anstelle der Fragezeichen eingesetzt werden, damit die Zahlenfolge logisch ergänzt ist?

| 406 | 392 | 56 | 112 | 98 | 14 | 28 | ? | ? |

A 4 | –10
B 4 | 8
C 14 | 2
D 14 | 0
E Keine Antwort ist richtig.   **Lösung:** Antwort

185 Welche der angegebenen Zahlen müssen anstelle der Fragezeichen eingesetzt werden, damit die Zahlenfolge logisch ergänzt ist?

| 25 | 5 | 25 | 15 | 3 | 15 | 5 | ? | ? |

A 25 | 5
B 0 | –5
C 1 | 6
D 1 | 5
E Keine Antwort ist richtig.   **Lösung:** Antwort

186 Welche der angegebenen Zahlen müssen anstelle der Fragezeichen eingesetzt werden, damit die Zahlenfolge logisch ergänzt ist?

| –9 | 0 | 8 | 15 | 21 | 26 | 30 | ? | ? |

A 32 | 34
B 33 | 37
C 33 | 36
D 35 | 37
E Keine Antwort ist richtig.   **Lösung:** Antwort

187 Welche der angegebenen Zahlen müssen anstelle der Fragezeichen eingesetzt werden, damit die Zahlenfolge logisch ergänzt ist?

| 109 | 89 | 84 | 103 | 69 | 117 | 44 | ? | ? |

- A 38 | 54
- B 60 | 55
- C 99 | 20
- D 131 | 19
- E Keine Antwort ist richtig.

Lösung: Antwort ☐

188 Welche der angegebenen Zahlen müssen anstelle der Fragezeichen eingesetzt werden, damit die Zahlenfolge logisch ergänzt ist?

| 18 | 17 | 22 | 19 | 18 | 23 | 20 | ? | ? |

- A 19 | 24
- B 19 | 18
- C 25 | 24
- D 25 | 22
- E Keine Antwort ist richtig.

Lösung: Antwort ☐

189 Welche der angegebenen Zahlen müssen anstelle der Fragezeichen eingesetzt werden, damit die Zahlenfolge logisch ergänzt ist?

| 8410 | 7680 | 7309 | 960 | 6207 | 160 | 5104 | ? | ? |

- A 40 | 5 103
- B 50 | 3 000
- C 60 | 4 001
- D 40 | 4 000
- E Keine Antwort ist richtig.

Lösung: Antwort ☐

190 Welche der angegebenen Zahlen müssen anstelle der Fragezeichen eingesetzt werden, damit die Zahlenfolge logisch ergänzt ist?

| 15 | 13 | 26 | 24 | 48 | 46 | 92 | ? | ? |

- A 90 | 270
- B 90 | 88
- C 180 | 90
- D 184 | 182
- E Keine Antwort ist richtig.

Lösung: Antwort ☐

191 Welche der angegebenen Zahlen müssen anstelle der Fragezeichen eingesetzt werden, damit die Zahlenfolge logisch ergänzt ist?

| 14 | 28 | 19 | 47 | 62 | 51 | 113 | ? | ? |

A 129 | 116
B 128 | 115
C 129 | 232
D 164 | 180
E Keine Antwort ist richtig.

Lösung: Antwort ☐

192 Welche der angegebenen Zahlen müssen anstelle der Fragezeichen eingesetzt werden, damit die Zahlenfolge logisch ergänzt ist?

| 9 | 14 | 14 | 7 | 12 | 12 | 6 | ? | ? |

A 6 | 11
B 11 | 11
C 10 | 10
D 11 | 6
E Keine Antwort ist richtig.

Lösung: Antwort ☐

Wortflüssigkeit

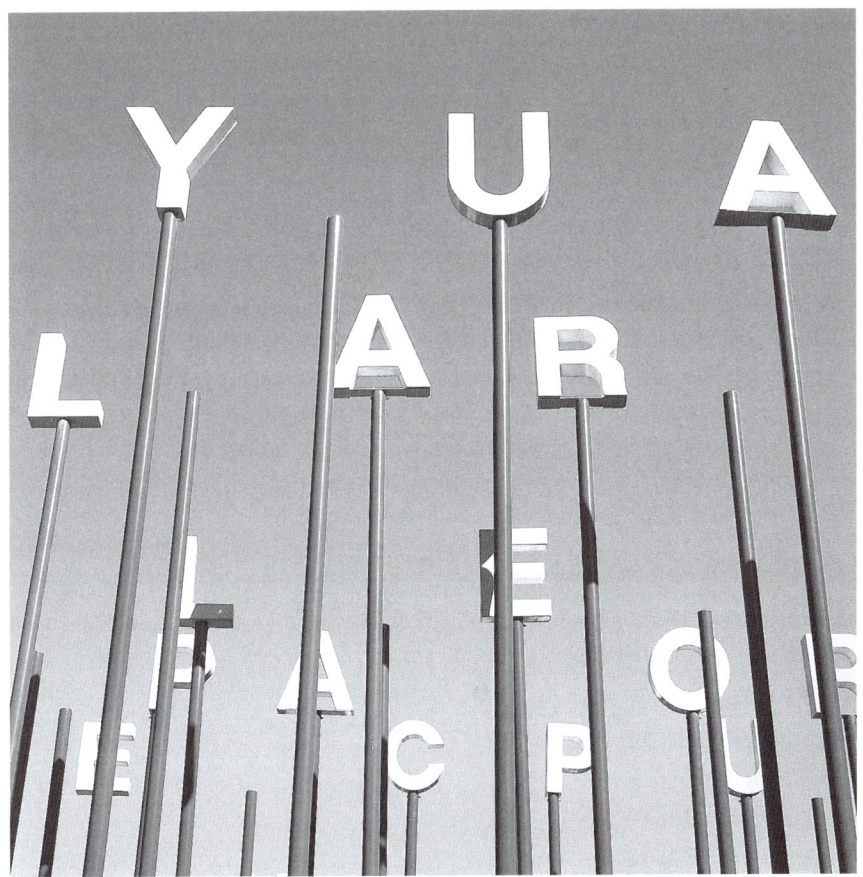

Aufbau

Wortflüssigkeit wird im Anschluss an die Zahlenfolgen, noch zwischen der Einpräge- und der Rekognitionsphase des Untertests Gedächtnis und Merkfähigkeit, abgeprüft.

Anzahl der Aufgaben	Zeit pro Aufgabe in s
15	80

- Die Bearbeitungszeit beträgt insgesamt 20 Minuten.
- Der Untertest geht mit **8 %** in die Gesamtbewertung ein.

Jede Aufgabe besteht aus einer Reihe von Buchstaben. Diese Buchstaben lassen sich zu einem **einzigen Hauptwort (Substantiv)** zusammensetzen. Ihre Aufgabe besteht darin, zu ermitteln, mit welchem **Anfangsbuchstaben** das gesuchte Hauptwort beginnt. Als Lösung für jede Aufgabe sind 4 mögliche Anfangsbuchstaben vorgegeben (Antworten A–D) und zusätzlich die Option, dass keine der genannten Antwortmöglichkeiten richtig ist (Antwort E). Die Schwierigkeit der Aufgaben variiert selbstverständlich.

Beispiel

Welches Wort lässt sich aus den folgenden Buchstaben bilden und wie lautet dessen Anfangsbuchstabe?

T B I F C A H E G E

A Anfangsbuchstabe: H
B Anfangsbuchstabe: F
C Anfangsbuchstabe: G
D Anfangsbuchstabe: B
E Keine der Antworten ist richtig.

Lösung: Die Buchstaben lassen sich zum Wort FACHGEBIET kombinieren. Daher wäre der Lösungsbuchstabe **B** auf dem Antwortbogen anzukreuzen.

Wichtige Vorgaben:
- Es wird immer genau **ein im Duden aufgeführtes Lösungswort** der deutschen Sprache im **Nominativ** gesucht.
- Es werden **keine Eigennamen** abgefragt.
- Es sind **keine Abkürzungen** gesucht.
- Die Wörter umfassen **keine Umlaute** (Ä, Ö und Ü), auch nicht in Form von Buchstabenkombinationen (AE, OE und UE). Auch ist **kein Eszett (scharfes S)** in Form von SZ enthalten.

Anhand der Lösungswörter vergangener Jahre kann das Schwierigkeitsniveau der Aufgaben in etwa abgeschätzt werden.

Beispiele

Buchstabenanzahl	Wörter			
6	Visier	Museum	Umgang	Posten
	Fabrik	Ruptur	Zirkel	
7	Annahme	Distanz	Mimose	Zeugnis
	Senkung	Bargeld	Tabelle	Ampulle
	Legende	Urologe	Konzert	Embolie
	Skrupel	Hinweis	Violine	Monokel
8	Nachteil	Publikum	Promille	Fahrplan
	Kehlkopf	Laufbahn	Freigabe	Mediator
	Privileg	Ohnmacht	Orchidee	Funktion
	Anekdote	Monument		
9	Mysterium	Prozedere	Hagebutte	Container
	Jahrzehnt	Spektakel	Labyrinth	Intention
	Nullpunkt	Wirkstoff	Passagier	Zuschauer
	Insolvenz	Sedierung	Videothek	
10	Waagschale	Opposition	Mannschaft	Verwaltung
	Badezimmer	Verbrechen	Hinterhalt	Pyjamahose

Bearbeitungsstrategien

- **Vokale markieren:** Ein langes Wort mit nur wenigen (2–3) Vokalen wird wahrscheinlich nicht mit einem Vokal beginnen oder enden, da Vokale in der deutschen Sprache als Bindeglieder zwischen den Konsonanten benötigt werden.
- Achten Sie auf in der deutschen Sprache **häufige Buchstabenkombinationen** wie ST, SCH, CH, CK, PF, TZ, QU, ER und EN.

Beispiele

MA**ST**HUHN, TI**SCH**BEIN, BAU**CH**SPE**CK**, TO**PF**LAPP**EN**, SPI**TZ**KEHRE, **QU**ALLE, P**ER**L**EN**KETTE

- Denken Sie an **häufige Endungen** wie -TION, -ING, -UNG, -KEIT, -HEIT, -CHEN, -NIS, -UM und -IUM.

  Beispiele

  ENDSTA**TION**, DOP**ING**, FEIGL**ING**, BILD**UNG**, ERKRANK**UNG**, HEITER**KEIT**, KLEINIG**KEIT**, DUNKEL**HEIT**, ANWESEN**HEIT**, VEIL**CHEN**, HINDER**NIS**, ZEUG**NIS**, ALBTRA**UM**, AQUAR**IUM**

- Achten Sie auch auf häufig vorkommende **Doppelkonsonanten** wie LL, MM, NN, TT und SS.
- Kommen in der Buchstabenreihe im Deutschen **seltene Buchstaben** wie X, Y und Q vor, sollten Sie sich fragen, welche Wörter Sie überhaupt kennen, die diese Buchstaben beinhalten.
- Prägen Sie sich vorab die vorderen Plätze der **Häufigkeitsverteilung** der Anfangsbuchstaben (von Lexikoneinträgen) in der deutschen Sprache ein:

Platz	Buchstabe	Relative Häufigkeit
1	S	11,8 %
2	K	7,3 %
3	A	7,1 %
4	P	7,0 %
5	B	5,7 %
6	M	5,7 %

Quelle: Peter Vogelgesang: Häufigkeit von Buchstaben (Memento vom 9. Februar 2006 im Internet Archive, www.archive.org), 2003

- Beim Sortieren der Buchstaben sollte Sie die bereits verwendeten nicht durchstreichen oder einkreisen, sondern <u>unterstreichen</u> oder einen **Punkt darunter machen**. Denn sollte die gefundene Lösung falsch sein, bleibt die Aufgabe so trotzdem übersichtlich und lässt sich ein weiteres Mal bearbeiten.
- Nachdem Sie zu einer Lösung gekommen sind, sollten Sie kurz die **Anzahl der Buchstaben überprüfen**, um sicherzugehen, dass die Lösung auch wirklich stimmt. Denken Sie daran: Jeder Buchstabe **darf nur einmal** bzw. **muss einmal** verwendet werden. Bei doppelter Verwendung bzw. Weglassen eines Buchstabens ergeben sich teilweise komplett neue Wörter und damit falsche Lösungen.
- Falls Sie zu einer vermeintlichen Lösung gekommen sind, diese jedoch schließlich doch falsifizieren konnten, sollten Sie die Buchstaben in **neuer Anordnung** abschreiben. Sonst kann es passieren, dass Ihr Gehirn durch die gleiche Anordnung immer wieder zur falschen „Lösung" zurückkehrt.

Beispiel

Z E U B R A S W R T lässt sich zu Z E B R A W U R S T zusammensetzen, dies ist jedoch kein Wort, das im Duden zu finden ist, und somit falsch.

In solchen Fällen bietet sich die Anordnung der Buchstaben in einer Art **Buchstabenwolke** an. Durch die damit einhergehende Auflösung der linearen Buchstabenanordnung fällt es dem Gehirn leichter, die Buchstaben unabhängig von ihrer Lage in der Buchstabenreihe neu zu kombinieren.

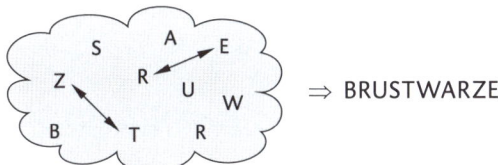 ⇒ BRUSTWARZE

- Bei Lösungswörtern mit den Anfangsbuchstaben A, B, C, D und E sollten Sie besonders auf den **richtigen Lösungsbuchstaben** achten, um keinen Flüchtigkeitsfehler zu begehen und versehentlich den Anfangsbuchstaben des Wortes und nicht den Lösungsbuchstaben im Lösungsbogen zu markieren.

Beispiel

Lösungswort AUTOBAHN ⇒ Anfangsbuchstabe A
Korrekte Antwort: **C** Anfangsbuchstabe: A
⇒ **C** ist auf dem Lösungsbogen zu markieren (nicht A)

- Bei der Bearbeitung der einzelnen Aufgaben ist immer im Hinterkopf zu behalten, dass es für jede korrekt gelöste Aufgabe, **egal ob schwer oder leicht**, einen Punkt gibt. Achten Sie also auf sinnvolles Zeitmanagement: Wenn Sie bei einem Wort nicht weiterkommen, gehen Sie zum nächsten über, das sich vielleicht schon auf den ersten Blick lösen lässt, und kommen Sie zum Schluss zu den schwereren Fragen zurück. Somit stellen Sie sicher, dass Sie keine einfachen Punkte liegen lassen.

 Wortflüssigkeitsaufgaben lassen sich zu Hause und unterwegs gut trainieren:
▶ Lösen Sie die folgenden Übungsaufgaben.
▶ Lassen Sie sich von Freunden oder Verwandten Anagramme erstellen.
▶ Nutzen Sie Apps, um sich selbst oder gegenseitig Anagramme zu erstellen.
▶ Spielen Sie Scrabble oder lösen Sie Kreuzworträtsel.

Übungsaufgaben

> Auf den folgenden Seiten finden Sie **zwei Testsets** mit jeweils 15 Fragen, wie sie auch im MedAT vorgegeben werden. Wenn Sie sich mit den Grundlagen und Strategien, die auf den vorangegangenen Seiten vorgestellt wurden, ausreichend vertraut gemacht haben, können Sie sich unter originalen Zeitvorgaben an den folgenden Aufgaben versuchen. Denken Sie auch hier im Nachhinein immer daran, Ihre Bearbeitung und gemachte Fehler zu analysieren und daraus zu lernen. Die korrekten Lösungsbuchstaben finden Sie in der Lösungsliste auf S. 243, die Lösungswörter unter www.stark-verlag.de/onlinecontent.
>
> Bearbeitungszeit unter Prüfungsbedingungen:
> ▸ pro Testset: 20 min
> ▸ pro Frage: 80 s

Testset 1

193 Welches Wort lässt sich aus den folgenden Buchstaben bilden und wie lautet dessen Anfangsbuchstabe?

A R E R B E T

- A Anfangsbuchstabe: E
- B Anfangsbuchstabe: A
- C Anfangsbuchstabe: R
- D Anfangsbuchstabe: B
- E Keine der Antworten ist richtig.

Lösung: Antwort ☐

194 Welches Wort lässt sich aus den folgenden Buchstaben bilden und wie lautet dessen Anfangsbuchstabe?

D I N I E E M

- A Anfangsbuchstabe: I
- B Anfangsbuchstabe: M
- C Anfangsbuchstabe: N
- D Anfangsbuchstabe: E
- E Keine der Antworten ist richtig.

Lösung: Antwort ☐

195 Welches Wort lässt sich aus den folgenden Buchstaben bilden und wie lautet dessen Anfangsbuchstabe?

A E P T P I T

- A Anfangsbuchstabe: P
- B Anfangsbuchstabe: A
- C Anfangsbuchstabe: I
- D Anfangsbuchstabe: T
- E Keine der Antworten ist richtig.   **Lösung:** Antwort ☐

196 Welches Wort lässt sich aus den folgenden Buchstaben bilden und wie lautet dessen Anfangsbuchstabe?

B R C A D U K

- A Anfangsbuchstabe: D
- B Anfangsbuchstabe: B
- C Anfangsbuchstabe: K
- D Anfangsbuchstabe: A
- E Keine der Antworten ist richtig.   **Lösung:** Antwort ☐

197 Welches Wort lässt sich aus den folgenden Buchstaben bilden und wie lautet dessen Anfangsbuchstabe?

R A S G H E D

- A Anfangsbuchstabe: H
- B Anfangsbuchstabe: E
- C Anfangsbuchstabe: G
- D Anfangsbuchstabe: A
- E Keine der Antworten ist richtig.   **Lösung:** Antwort ☐

198 Welches Wort lässt sich aus den folgenden Buchstaben bilden und wie lautet dessen Anfangsbuchstabe?

P A U S E I O T

- A Anfangsbuchstabe: S
- B Anfangsbuchstabe: O
- C Anfangsbuchstabe: I
- D Anfangsbuchstabe: T
- E Keine der Antworten ist richtig.   **Lösung:** Antwort ☐

199 Welches Wort lässt sich aus den folgenden Buchstaben bilden und wie lautet dessen Anfangsbuchstabe?

T N K O A E D E

- A Anfangsbuchstabe: K
- B Anfangsbuchstabe: D
- C Anfangsbuchstabe: E
- D Anfangsbuchstabe: T
- E Keine der Antworten ist richtig.   **Lösung:** Antwort

200 Welches Wort lässt sich aus den folgenden Buchstaben bilden und wie lautet dessen Anfangsbuchstabe?

E B O D D R N E

- A Anfangsbuchstabe: E
- B Anfangsbuchstabe: B
- C Anfangsbuchstabe: O
- D Anfangsbuchstabe: N
- E Keine der Antworten ist richtig.   **Lösung:** Antwort

201 Welches Wort lässt sich aus den folgenden Buchstaben bilden und wie lautet dessen Anfangsbuchstabe?

A N A A Z S T L

- A Anfangsbuchstabe: A
- B Anfangsbuchstabe: T
- C Anfangsbuchstabe: S
- D Anfangsbuchstabe: Z
- E Keine der Antworten ist richtig.   **Lösung:** Antwort

202 Welches Wort lässt sich aus den folgenden Buchstaben bilden und wie lautet dessen Anfangsbuchstabe?

A M A T K R U B

- A Anfangsbuchstabe: A
- B Anfangsbuchstabe: T
- C Anfangsbuchstabe: M
- D Anfangsbuchstabe: B
- E Keine der Antworten ist richtig.   **Lösung:** Antwort

Wortflüssigkeit 177

203 Welches Wort lässt sich aus den folgenden Buchstaben bilden und wie lautet dessen Anfangsbuchstabe?

M R S P S B R U E

- A Anfangsbuchstabe: S
- B Anfangsbuchstabe: E
- C Anfangsbuchstabe: U
- D Anfangsbuchstabe: B
- E Keine der Antworten ist richtig.   **Lösung:** Antwort ☐

204 Welches Wort lässt sich aus den folgenden Buchstaben bilden und wie lautet dessen Anfangsbuchstabe?

B Z H T O I N U C

- A Anfangsbuchstabe: N
- B Anfangsbuchstabe: H
- C Anfangsbuchstabe: B
- D Anfangsbuchstabe: C
- E Keine der Antworten ist richtig.   **Lösung:** Antwort ☐

205 Welches Wort lässt sich aus den folgenden Buchstaben bilden und wie lautet dessen Anfangsbuchstabe?

T A M T E A E X R

- A Anfangsbuchstabe: R
- B Anfangsbuchstabe: E
- C Anfangsbuchstabe: M
- D Anfangsbuchstabe: A
- E Keine der Antworten ist richtig.   **Lösung:** Antwort ☐

206 Welches Wort lässt sich aus den folgenden Buchstaben bilden und wie lautet dessen Anfangsbuchstabe?

T R L E E E K D O

- A Anfangsbuchstabe: D
- B Anfangsbuchstabe: E
- C Anfangsbuchstabe: T
- D Anfangsbuchstabe: K
- E Keine der Antworten ist richtig.   **Lösung:** Antwort ☐

Wortflüssigkeit

207 Welches Wort lässt sich aus den folgenden Buchstaben bilden und wie lautet dessen Anfangsbuchstabe?

I F B D A S T E E L R

- **A** Anfangsbuchstabe: A
- **B** Anfangsbuchstabe: E
- **C** Anfangsbuchstabe: T
- **D** Anfangsbuchstabe: B
- **E** Keine der Antworten ist richtig.

Lösung: Antwort

Testset 2

208 Welches Wort lässt sich aus den folgenden Buchstaben bilden und wie lautet dessen Anfangsbuchstabe?

O L N I E M

A Anfangsbuchstabe: M
B Anfangsbuchstabe: I
C Anfangsbuchstabe: E
D Anfangsbuchstabe: L
E Keine der Antworten ist richtig.   **Lösung:** Antwort ☐

209 Welches Wort lässt sich aus den folgenden Buchstaben bilden und wie lautet dessen Anfangsbuchstabe?

F E H R A L T

A Anfangsbuchstabe: H
B Anfangsbuchstabe: L
C Anfangsbuchstabe: T
D Anfangsbuchstabe: A
E Keine der Antworten ist richtig.   **Lösung:** Antwort ☐

210 Welches Wort lässt sich aus den folgenden Buchstaben bilden und wie lautet dessen Anfangsbuchstabe?

M M N R B E A

A Anfangsbuchstabe: M
B Anfangsbuchstabe: A
C Anfangsbuchstabe: R
D Anfangsbuchstabe: N
E Keine der Antworten ist richtig.   **Lösung:** Antwort ☐

211 Welches Wort lässt sich aus den folgenden Buchstaben bilden und wie lautet dessen Anfangsbuchstabe?

S A N O P R E L

A Anfangsbuchstabe: L
B Anfangsbuchstabe: S
C Anfangsbuchstabe: R
D Anfangsbuchstabe: P
E Keine der Antworten ist richtig.   **Lösung:** Antwort ☐

Wortflüssigkeit

212 Welches Wort lässt sich aus den folgenden Buchstaben bilden und wie lautet dessen Anfangsbuchstabe?

Q O Z N U L E E

- A Anfangsbuchstabe: N
- B Anfangsbuchstabe: E
- C Anfangsbuchstabe: U
- D Anfangsbuchstabe: Z
- E Keine der Antworten ist richtig.   **Lösung: Antwort** ☐

213 Welches Wort lässt sich aus den folgenden Buchstaben bilden und wie lautet dessen Anfangsbuchstabe?

T O R H E C V E T

- A Anfangsbuchstabe: V
- B Anfangsbuchstabe: R
- C Anfangsbuchstabe: T
- D Anfangsbuchstabe: H
- E Keine der Antworten ist richtig.   **Lösung: Antwort** ☐

214 Welches Wort lässt sich aus den folgenden Buchstaben bilden und wie lautet dessen Anfangsbuchstabe?

P O K E R H A T E

- A Anfangsbuchstabe: O
- B Anfangsbuchstabe: A
- C Anfangsbuchstabe: K
- D Anfangsbuchstabe: H
- E Keine der Antworten ist richtig.   **Lösung: Antwort** ☐

215 Welches Wort lässt sich aus den folgenden Buchstaben bilden und wie lautet dessen Anfangsbuchstabe?

O Z I A T P E L N

- A Anfangsbuchstabe: A
- B Anfangsbuchstabe: I
- C Anfangsbuchstabe: E
- D Anfangsbuchstabe: T
- E Keine der Antworten ist richtig.   **Lösung: Antwort** ☐

216 Welches Wort lässt sich aus den folgenden Buchstaben bilden und wie lautet dessen Anfangsbuchstabe?

B A S U D G N I U L

- A Anfangsbuchstabe: G
- B Anfangsbuchstabe: L
- C Anfangsbuchstabe: A
- D Anfangsbuchstabe: S
- E Keine der Antworten ist richtig.   **Lösung:** Antwort ☐

217 Welches Wort lässt sich aus den folgenden Buchstaben bilden und wie lautet dessen Anfangsbuchstabe?

C A L S A E G R H D

- A Anfangsbuchstabe: G
- B Anfangsbuchstabe: S
- C Anfangsbuchstabe: A
- D Anfangsbuchstabe: D
- E Keine der Antworten ist richtig.   **Lösung:** Antwort ☐

218 Welches Wort lässt sich aus den folgenden Buchstaben bilden und wie lautet dessen Anfangsbuchstabe?

A L S E B A K T B L

- A Anfangsbuchstabe: A
- B Anfangsbuchstabe: B
- C Anfangsbuchstabe: E
- D Anfangsbuchstabe: L
- E Keine der Antworten ist richtig.   **Lösung:** Antwort ☐

219 Welches Wort lässt sich aus den folgenden Buchstaben bilden und wie lautet dessen Anfangsbuchstabe?

K E R U R B S T B S

- A Anfangsbuchstabe: U
- B Anfangsbuchstabe: T
- C Anfangsbuchstabe: B
- D Anfangsbuchstabe: E
- E Keine der Antworten ist richtig.   **Lösung:** Antwort ☐

220 Welches Wort lässt sich aus den folgenden Buchstaben bilden und wie lautet dessen Anfangsbuchstabe?

L C L A O O T P H R S

A Anfangsbuchstabe: O
B Anfangsbuchstabe: C
C Anfangsbuchstabe: P
D Anfangsbuchstabe: T
E Keine der Antworten ist richtig. **Lösung:** Antwort ☐

221 Welches Wort lässt sich aus den folgenden Buchstaben bilden und wie lautet dessen Anfangsbuchstabe?

P E E Z O L M N I T T T

A Anfangsbuchstabe: O
B Anfangsbuchstabe: T
C Anfangsbuchstabe: M
D Anfangsbuchstabe: E
E Keine der Antworten ist richtig. **Lösung:** Antwort ☐

222 Welches Wort lässt sich aus den folgenden Buchstaben bilden und wie lautet dessen Anfangsbuchstabe?

R A A S P T L T Z B I E

A Anfangsbuchstabe: A
B Anfangsbuchstabe: E
C Anfangsbuchstabe: I
D Anfangsbuchstabe: S
E Keine der Antworten ist richtig. **Lösung:** Antwort ☐

Implikationen erkennen

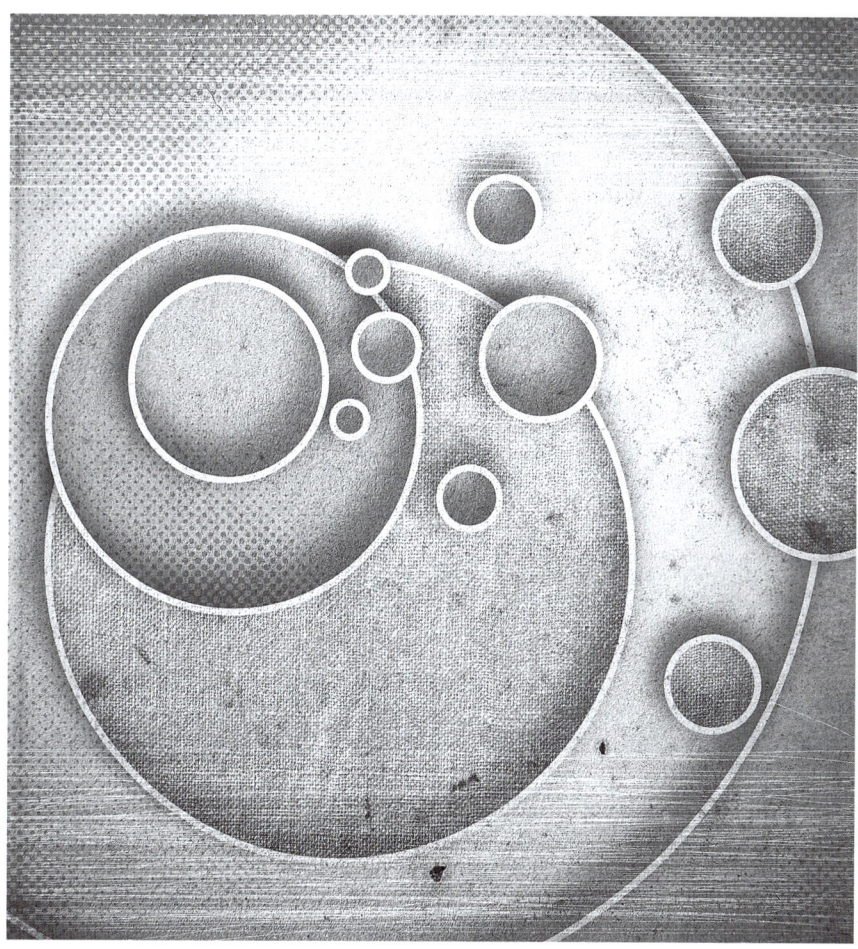

⚕ Aufbau

Die Aufgaben zum Implikationen erkennen folgen innerhalb des Abschnitts Kognitive Fähigkeiten und Fertigkeiten im Anschluss an die Rekognitionsphase des Gedächtnis-und-Merkfähigkeit-Untertests.

Anzahl der Aufgaben	Zeit pro Aufgabe in s
10	60

▶ Die Bearbeitungszeit beträgt insgesamt 10 Minuten.
▶ Der Untertest geht mit ca. **5 %** in die Gesamtbewertung ein.

Die Aufgaben dieses Untertests prüfen Ihre Fähigkeit, aus zwei vorgegebenen **(Grund-)Aussagen logisch zwingend richtige Aussagen** als **Schlussfolgerungen** abzuleiten.

Bei jeder Aufgabe stehen 4 mögliche Schlussfolgerungen zur Wahl (Antworten A–D) und die zusätzliche Option „Keine der Schlussfolgerungen ist richtig." (Antwort E).

Sie können davon ausgehen, dass die **beiden** im Aufgabentext jeweils vorgegebenen Aussagen **gültig/richtig** sind, auch wenn diese nicht Ihrer Erfahrung oder dem gesunden Menschenverstand/Hausverstand entsprechen sollten (z. B. „Alle Äpfel sind Birnen.").

▬ Beispiel

Welche Aussage lässt sich zwingend logisch ableiten?

„Alle Stofftiere sind Zwiebeln."

„Einige Stofftiere sind Kartoffeln."

A Alle Kartoffeln sind Zwiebeln.
B Alle Kartoffeln sind keine Zwiebeln.
C Einige Kartoffeln sind Zwiebeln.
D Einige Kartoffeln sind keine Zwiebeln.
E Keine der Schlussfolgerungen ist richtig.

Lösung: C („Einige Kartoffeln sind Zwiebeln.") ist **zwingend** richtig, da einige Stofftiere Kartoffeln sind und somit diejenigen Kartoffeln, die Stofftiere sind, auch gleichzeitig Zwiebeln sein müssen.
Möglich, aber **nicht zwingend** und daher im Sinne der Fragestellung nicht korrekt, sind sowohl A („Alle Kartoffeln sind Zwiebeln.") als auch D („Einige Kartoffeln sind keine Zwiebeln."). Die Aussage B („Alle Kartoffeln sind keine Zwiebeln.") ist vor dem Hintergrund der beiden Aussagen **unmöglich**.

Die beiden Aussagen, die jeweils die Grundlage der Aufgaben bilden und aus denen man eine logische Schlussfolgerung (Konklusion) ziehen soll, nennt man in der Logik auch **Prämissen**. Dabei ist für die Lösung der Aufgabe egal, welche Prämisse an 1. oder 2. Stelle steht, d. h., man kann sie auch beliebig umgekehrt anordnen. Zwischen beiden Prämissen gibt es jeweils ein **Bindeglied**, also ein Wort, welches sowohl in Prämisse 1 als auch in Prämisse 2 vorkommt. Im folgenden Beispiel ist das Bindeglied das Wort „Bananen", da es sowohl in Prämisse 1 als auch 2 enthalten ist.

Beispiel

Welche Aussage lässt sich zwingend logisch ableiten?
1. Prämisse: „Alle Affen sind Bananen."
2. Prämisse: „Alle Bananen sind keine Zitronen."

A   Alle Affen sind Zitronen.
B   Alle Affen sind keine Zitronen.
C   Einige Affen sind Zitronen.
D   Einige Affen sind keine Zitronen.
E   Keine der Schlussfolgerungen ist richtig.

Konklusion: B Alle Affen sind keine Zitronen.

 Bearbeitungsstrategien

Es gibt folgende Arten von Prämissen:
- **Absolut (= allgemein) bejahende (= positive)** Prämissen: Alle sind ...
- **Absolut (= allgemein) verneinende (= negative)** Prämissen: Alle sind nicht .../Alle sind keine .../Keine sind ...
- **Partikulär (= teilweise) bejahende (= positive)** Prämissen: Einige sind ...
- **Partikulär (= teilweise) verneinende (= negative)** Prämissen: Einige sind nicht/Einige sind keine ...

Allgemeine Voraussetzungen

- Es ist wie in der Einführung angegeben von der **Gültigkeit/Richtigkeit** der einzelnen Prämissen auszugehen.
- Die Lösung bzw. Konklusion ist immer **eindeutig logisch**. Nur wenn Sie jede der Antwortmöglichkeiten A–D widerlegen können, wählen Sie Antwortmöglichkeit E.

- Oft sind die in den Konklusionen dargestellten Zusammenhänge gegensätzlich zu Ihren Erfahrungen, jedoch müssen diese gegebenenfalls dennoch als richtig angesehen werden. Es ist deshalb ratsam, sich von den **Begriffen zu distanzieren** (zum Beispiel durch die Verwendung der Anfangsbuchstaben oder -silben). So verhindern Sie, dass Sie die Zusammenhänge, die in den Prämissen und Konklusionen formuliert werden, mit den realen Zusammenhängen der Begriffe verwechseln.

Die im Folgenden aufgeführten Regeln gelten **unter allen Bedingungen**. Bei der Bearbeitung sollten Sie im ersten Schritt immer diese Regeln auf die Aufgaben anwenden, wodurch Sie in der Lage sind, schnell einige falsche Antwortmöglichkeiten auszuschließen. Die Regeln sollten Sie regelmäßig wiederholen und dann quasi „im Schlaf" anwenden können.

Regeln der Qualität

1 Mindestens eine der beiden Prämissen muss eine bejahende Aussage sein, denn aus zwei verneinenden Prämissen kann keine eindeutige logische Schlussfolgerung gezogen werden.

> **Beispiel**
> 1. Prämisse: Alle X sind **keine** Y.
> 2. Prämisse: Einige Y sind **keine** Z.
> Konklusion: **E** „Keine der Schlussfolgerungen ist richtig."

2 Wenn beide Prämissen bejahend sind, muss die Konklusion ebenfalls bejahend sein.

> **Beispiel**
> 1. Prämisse: Alle X **sind** Y.
> 2. Prämisse: Einige Y **sind** Z.
> Konklusion: Alle Aussagen mit „keine" bzw. „sind nicht..." können als falsch angesehen werden.

3 Wenn eine der beiden Prämissen verneinend ist, muss die Konklusion ebenfalls verneinend sein.

> **Beispiel**
> 1. Prämisse: Alle X sind Y.
> 2. Prämisse: Alle/Einige Y sind **keine** Z.
> Konklusion: Alle Aussagen mit „alle sind..." und „einige sind..." können als falsch angesehen werden.

Regeln der Quantität

1 Mindestens eine der beiden Prämissen muss eine absolute Aussage sein, denn aus zwei partikulären Prämissen kann keine eindeutige logische Schlussfolgerung gezogen werden.

> **Beispiel**
> 1. Prämisse: **Einige** ...
> 2. Prämisse: **Einige** ...
> Konklusion: **E** Keine der Schlussfolgerungen ist richtig.

2 Ist eine der beiden Prämissen eine partikuläre Aussage, so kann die Konklusion ebenfalls nur partikulär sein.

> **Beispiel**
> 1. Prämisse: Alle X sind Y.
> 2. Prämisse: **Einige** Y sind Z.
> Konklusion: Alle Aussagen mit „alle sind ..." bzw. „alle sind nicht/keine ..." können ausgeschlossen werden.

Bearbeitung der Aufgaben mithilfe von Venn-Diagrammen

Nach der Anwendung der Regeln der Qualität und der Quantität hat es sich bewährt, die übrigen Antwortmöglichkeiten mithilfe einer übersichtlichen bildlichen Darstellung zu überprüfen, mit dem Ziel, diese zu widerlegen. Wenn Sie eine Konklusion nicht widerlegen können, haben Sie die gesuchte Antwort gefunden. Konnten Sie alle Antworten A–D widerlegen, ist die gesuchte Antwort E. Zur bildlichen Darstellung empfiehlt sich das Zeichnen von **Venn-Diagrammen** (Mengendiagramme nach John Venn).

Dabei gilt:
- Es ist meistens sinnvoll, **zuerst die allgemeine/absolute** Prämisse zu zeichnen und dem Diagramm **anschließend die partikuläre** Prämisse hinzuzufügen.
- Es ist meistens sinnvoll, **zuerst die bejahende** Prämisse zu zeichnen und **anschließend die verneinende** Prämisse zu implementieren.
- Es gilt das **Ausschlussprinzip:** Ist eine der gegebenen Konklusionen anhand von nur einem Beispiel widerlegbar, so muss die Konklusion verworfen werden, da sie nicht eindeutig logisch richtig ist.

Sehen wir uns nun an, wie man die 4 unterschiedlichen Prämissen-Typen mithilfe von Venn-Diagrammen visualisieren und wie man sie widerlegen kann:

- **Absolut bejahende Prämisse:** z. B. „Alle LOP sind POP."

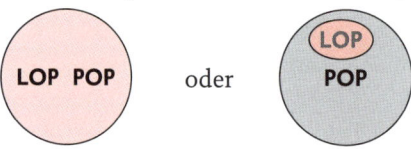

Diese Prämisse bedeutet, dass alle LOP POP **sein müssen**, d. h., jedes LOP muss auch ein POP sein und es darf kein LOP geben, das nicht auch ein POP ist. Gleichzeitig wissen wir aufgrund der Aussage nicht, ob es nicht POP gibt, die keine LOP sind.

Beides ist durch die oben gezeigten Venn-Diagramme abgebildet. Dabei zeigt die rechte Darstellung, dass der **Umkehrschluss** der Prämisse **nicht gültig** ist. Denn die Aussage „Alle LOP sind POP." trifft zu, aber es sind eben nicht zwingend alle POP auch LOP.

Eine entsprechende Konklusion kann **widerlegt werden**, wenn man zeigt, dass es LOP geben kann, die keine POP sind. Denn dann wäre die entsprechende Prämisse nicht mehr gültig.

- **Absolut verneinende Prämisse:** z. B. „Alle LOP sind keine POP." oder „Keine LOP sind POP."

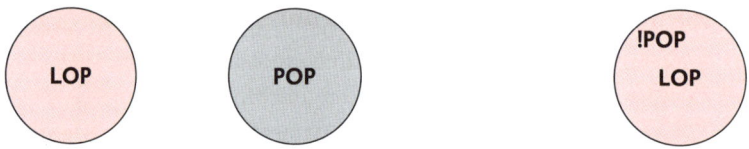

Dies bedeutet, dass es kein LOP geben darf, das auch ein POP ist. Es darf folglich **keine Schnittmenge** zwischen den beiden Kreisen geben. Dies kann man sich durch zwei Kreise ohne Schnittmenge visualisieren und/oder noch zusätzlich durch ein **!POP** im LOP Kreis, wobei das „!" dafür steht, dass die POP nicht in dieser Menge sein dürfen. Für die Lösung mancher Aufgaben ist dies hilfreich (siehe z. B. S. 193).

Die absolut verneinende Prämisse ist im Gegensatz zur absolut bejahenden Prämisse **umkehrbar:** Wenn Alle LOP keine POP sind, dann sind auch alle POP keine LOP.

Widerlegen kann man die absolut verneinende Konklusion, wenn man zeigen kann, dass doch eine Schnittmenge möglich ist, also einige LOP POP sein können.

- **Partikulär bejahende Prämisse:** z. B. „Einige LOP sind POP."

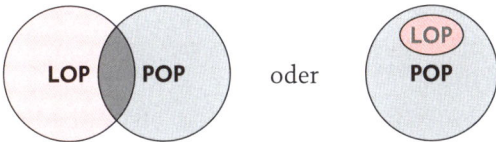 oder

Diese Prämisse bedeutet, dass es **mindestens ein** LOP geben muss, das auch ein POP ist.

Achtung: Gleichzeitig ist es auch möglich, dass **alle** LOP POP sind (rechte Darstellung). Die Aussage bedeutet also **nicht**, dass es auch einige LOP gibt, die keine POP sind.

Auch auf die beiden folgenden Diagramme trifft die Prämisse „Einige LOP sind POP." zu. In der linken Darstellung sind die beiden Mengen deckungsgleich, in der rechten Darstellung liegen alle POP im Kreis der LOP.

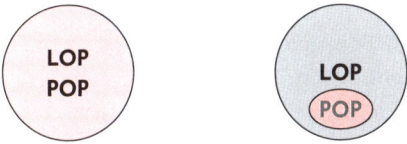

Alle Darstellungen zeigen anschaulich, dass der Umkehrschluss „Einige POP sind LOP." ebenso gültig ist.

Widerlegen kann man eine partikulär bejahende Konklusion, wenn man zeigt, dass es keine Schnittmenge zwischen den beiden Mengen geben kann.

- **Partikulär verneinende Prämisse:** z. B. „Einige LOP sind keine POP." oder „Einige LOP sind nicht POP."

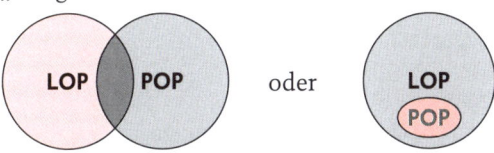 oder

Diese Prämisse bedeutet, dass es **mindestens ein** LOP geben muss, das außerhalb der Menge von POP liegt. Es ist auch möglich, dass sich alle POP in der Menge der LOP befinden (rechte Darstellung). Der Umkehrschluss ist bei dieser Aussage nicht zulässig.

Zur Darstellung einer entsprechenden Prämisse kann am Rand der LOP auch ein abgetrennter Bereich **!POP** eingezeichnet werden, der symbolisiert, dass „hier" keine POP liegen darf. Überall sonst können POP sein.

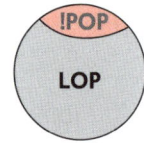

Beachten Sie außerdem: Die Prämisse legt nicht fest, ob es **überhaupt** LOP innerhalb der Menge der POP gibt. „Einige LOP sind keine POP." könnte also auch bedeuten, dass alle LOP **kein** POP sind:

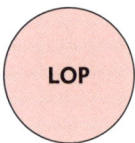 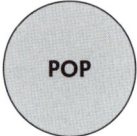

Widerlegen kann man eine partikulär verneinende Prämisse, wenn man zeigen kann, dass es möglich ist, dass alle LOP in der Menge der POP sind.

In den auf S. 191 folgenden konkreten Beispielen werden einige Venn-Diagramme gezeigt. Diese enthalten die **jeweils notwendigen Kreise**, um die Beispielaufgaben korrekt lösen zu können. Das bedeutet nicht, dass weitere Kreise falsch wären. Mit ein wenig Übung lernt man schnell, welche Kreise im jeweiligen Diagramm sinnvoll sind und welche weggelassen werden können und spart sich somit wertvolle Bearbeitungszeit.

 Der Bearbeitungsalgorithmus zusammengefasst:
1. Anwenden den Regeln der Qualität:
    ▶ beide Prämissen bejahend ⇒ Streichen der Antwortmögl. B und D
    ▶ eine Prämisse verneinend ⇒ Streichen der Antwortmögl. A und C
    ▶ beide Prämissen verneinend ⇒ E ist auszuwählen
2. Anwenden der Regel der Quantität:
    ▶ eine Prämisse partikulär ⇒ Streichen der Antwortmögl. A und B
    ▶ beide Prämissen partikulär ⇒ E ist auszuwählen
3. Versuchen mithilfe eines Venn-Diagramms die übrigen Konklusionen von oben nach unten zu widerlegen.

Kann eine Konklusion nicht widerlegt werden, ist die Lösung gefunden.
Können alle Konklusionen aufgrund der Anwendung der Regeln oder mithilfe eines Venn-Diagramms als nicht zwingend zutreffend bewertet werden, ist Antwort E zu wählen.

Implikationen erkennen

Praktische Anwendung

Anhand der folgenden Beispiele können Sie sich die bisher besprochenen Tipps & Tricks zum Implikationen erkennen noch einmal vergegenwärtigen.

▰ Beispiele

Welche Aussage lässt sich zwingend logisch ableiten?

„Alle Viren sind Lebewesen."
„Alle Lebewesen sind Bakterien."

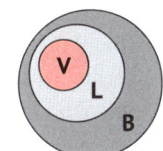

A Alle Viren sind Bakterien.
B Alle Viren sind keine Bakterien.
C Einige Viren sind Bakterien.
D Einige Viren sind keine Bakterien.
E Keine der Schlussfolgerungen ist richtig.

Lösung: **A** „Alle Viren sind Bakterien."

- Aufgrund der zweiten Regel der Qualität (siehe S. 186) können wir die Antwortmöglichkeiten B und D ausschließen, da die Antwort bejahend sein muss. Nun versuchen wir zunächst die Antwortmöglichkeit A zu widerlegen. Widerlegt wäre die Aussage, wenn wir zeigen könnten, dass es einige Viren geben kann, die keine Bakterien sein müssen.
- Zunächst zeichnen Sie dazu die erste Prämisse als Kreis der Viren (V) innerhalb der Lebewesen (L). Wenn Sie anschließend die zweite Prämisse zeichnen, stellen Sie fest, dass der Kreis der Bakterien (B) auch den Kreis der Viren voll umschließen muss, da ja alle Viren im Kreis der Lebewesen liegen. Wir können Antwort A damit nicht widerlegen und haben somit unsere Lösung gefunden.

Würde die zweite Prämisse hingegen lauten „Alle Bakterien sind Lebewesen", wäre E zu wählen, da sich die Mengen der Bakterien und Viren unter diesen Voraussetzungen nicht notwendigerweise, aber möglicherweise schneiden würden und sich somit keine der Schlussfolgerungen zwingend ableiten ließe.

Welche Aussage lässt sich zwingend logisch ableiten?

„Alle Farben sind Bäume."
„Alle Farben sind Autos."

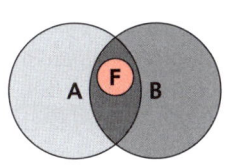

A Alle Bäume sind Autos.
B Alle Bäume sind keine Autos.
C Einige Bäume sind Autos.
D Einige Bäume sind keine Autos.
E Keine der Schlussfolgerungen ist richtig.

Lösung: **C** „Einige Bäume sind Autos."

- Aufgrund der zweiten Regel der Qualität (siehe S. 186) können wir sagen, dass die Konklusion bejahend sein muss. Wir können also die Antworten B und D bereits ausschließen und müssen nur noch überprüfen, ob A oder C die richtige Lösung ist. Konklusion A können wir widerlegen, wenn wir zeigen können, dass es Bäume geben kann, die keine Autos sind.
- Wir zeichnen uns zur Darstellung der ersten Prämisse zunächst die Farben (F) als kleinen Kreis innerhalb der Bäume (B). Gleichzeitig wissen wir aufgrund der zweiten Prämisse, dass alle Farben auch Autos (A) sein müssen. Da wir hieraus aber nicht ableiten können, dass die Menge der Bäume komplett in der Menge der Autos liegt, kann die Lösung A als widerlegt angesehen werden. Aussage C ist entsprechend als Antwort aber gültig, denn es müssen immer einige Bäume auch Autos sein, nämlich die, die auch Farben sind.

Würde die 1. Prämisse hingegen lauten „Alle Bäume sind Farben.", müsste der Kreis der Bäume innerhalb der Farben liegen. Dann wäre Antwort A richtig, da alle Bäume innerhalb der Farben und alle Farben wiederum innerhalb der Autos lägen.

Welche Aussage lässt sich zwingend logisch ableiten?
„Alle Schuhe sind Jacken."
„Einige Jacken sind keine Flaschen."

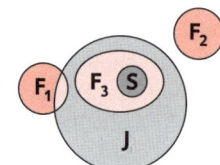

A Alle Schuhe sind Flaschen.
B Alle Schuhe sind keine Flaschen.
C Einige Schuhe sind Flaschen.
D Einige Schuhe sind keine Flaschen.
E Keine der Schlussfolgerungen ist richtig.

Lösung: **E** „Keine der Schlussfolgerungen ist richtig."

- Aufgrund der dritten Regel der Qualität (siehe S. 186) und der zweiten Regel der Quantität (siehe S. 187) können wir sagen, dass die Konklusion partikulär und verneinend sein muss. Wir können also die Antworten A–C bereits ausschließen und müssen nur noch überprüfen, ob einige Schuhe zwingend logisch keine Flaschen sein können (D). Diese Konklusion könnten wir wie beschrieben widerlegen, wenn wir mithilfe eines Venn-Diagramms zeigen könnten, dass die Menge der Schuhe komplett in der Menge der Flaschen liegen kann.
- Zunächst zeichnen Sie dazu die absolut bejahende Prämisse als Kreis der Schuhe (S) innerhalb der Jacken (J). Die zweite Prämisse sagt, dass es einige Jacken geben muss, die keine Flaschen (F) sind. Die Flaschen-Kreise können dabei unterschiedlich lokalisiert sein (z.B. F_1, F_2, F_3) und wir stellen fest, dass die Schuhe auch komplett im Kreis der Flaschen liegen können (F_3). Damit haben wir auch Antwort D als zwingend gültig widerlegt und können E als richtige Lösung wählen.

Welche Aussage lässt sich zwingend logisch ableiten?

„Alle Pinguine sind Vögel."
„Einige Pinguine sind keine Tiere."

A   Alle Vögel sind Tiere.
B   Alle Vögel sind keine Tiere.
C   Einige Vögel sind Tiere.
D   Einige Vögel sind keine Tiere.
E   Keine der Schlussfolgerungen ist richtig.

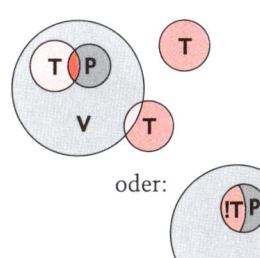

oder:

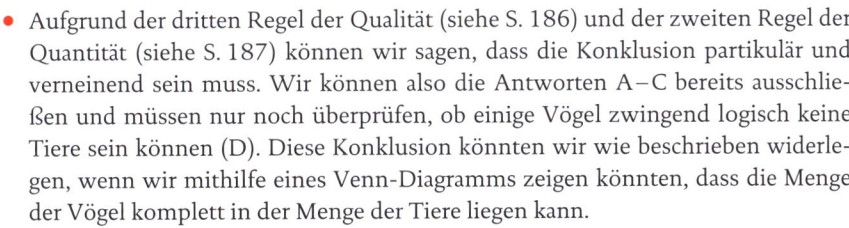

Lösung: D „Einige Vögel sind keine Tiere."

- Aufgrund der dritten Regel der Qualität (siehe S. 186) und der zweiten Regel der Quantität (siehe S. 187) können wir sagen, dass die Konklusion partikulär und verneinend sein muss. Wir können also die Antworten A–C bereits ausschließen und müssen nur noch überprüfen, ob einige Vögel zwingend logisch keine Tiere sein können (D). Diese Konklusion könnten wir wie beschrieben widerlegen, wenn wir mithilfe eines Venn-Diagramms zeigen könnten, dass die Menge der Vögel komplett in der Menge der Tiere liegen kann.
- Zunächst zeichnen Sie dazu die absolut bejahende Prämisse als Kreis der Pinguine (P) innerhalb der Vögel (V). Die zweite Prämisse sagt uns, dass es einige Pinguine geben muss, die keine Tiere (T) sind. Dies kann durch das Einzeichnen möglicher Tier-Kreise symbolisiert werden oder alternativ dadurch, dass man einen Teil des Pinguine-Kreises abtrennt und darin !T notiert. Bei beiden Varianten ist zu erkennen, dass es einige Vögel gibt, nämlich zumindest die, die gleichzeitig Pinguine sind, die keine Tiere sein können. Aussage D ist folglich nicht widerlegbar und somit die richtige Antwort.

Welche Aussage lässt sich zwingend logisch ableiten?

„Alle Farben sind Bäume."
„Alle Farben sind Autos."

A   Alle Bäume sind Autos.
B   Alle Bäume sind keine Autos.
C   Einige Bäume sind Autos.
D   Einige Bäume sind keine Autos.
E   Keine der Schlussfolgerungen ist richtig.

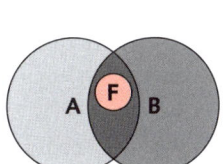

Lösung: C „Einige Bäume sind Autos."

- Aufgrund der zweiten Regel der Qualität können wir sagen, dass die Konklusion bejahend sein muss. Wir können also die Antworten B und D bereits ausschließen und müssen nur noch überprüfen, ob A oder C die richtige Lösung ist. Konklusion A können wir widerlegen, wenn wir zeigen können, dass es Bäume geben kann, die keine Autos sind.

- Wir zeichnen uns zur Darstellung der ersten Prämisse zunächst die Farben (F) als kleinen Kreis innerhalb der Bäume (B). Gleichzeitig wissen wir aufgrund der zweiten Prämisse, dass alle Farben auch Autos (A) sein müssen. Da wir hieraus aber nicht ableiten können, dass die Menge der Bäume komplett in der Menge der Autos liegt, kann die Lösung A als widerlegt angesehen werden. Aussage C ist entsprechend als Antwort aber gültig, denn es müssen immer einige Bäume auch Autos sein, nämlich die, die auch Farben sind.

Würde die 1. Prämisse hingegen lauten „Alle Bäume sind Farben.", müsste der Kreis der Bäume innerhalb der Farben liegen. Dann wäre Antwort A richtig, da alle Bäume innerhalb der Farben und alle Farben wiederum innerhalb der Autos lägen.

Welche Aussage lässt sich zwingend logisch ableiten?
„Einiges Obst ist Frucht."
„Alle Frucht ist Gemüse."

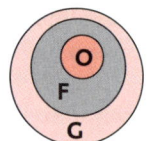

A   Alles Obst ist Gemüse.

B   Alles Obst ist nicht Gemüse.

C   Einiges Obst ist Gemüse.

D   Einiges Obst ist nicht Gemüse.

E   Keine der Schlussfolgerungen ist richtig.

Lösung: **C** „Einiges Obst ist Gemüse."

- Da hier zwei bejahende Prämissen vorliegen (⇒ es gilt die 2. Regel der Qualität) und eine partikuläre Prämisse (⇒ es gilt die 2. Regel der Quantität), können wir die verneinenden und die absoluten Konklusionen streichen (Antworten A, B und D). Es bleibt also nur noch Antwort C zu überprüfen.
- Wir stellen zunächst die absolut bejahende Prämisse als Frucht (F) in Gemüse (G) dar. Da die partikulär bejahende Aussage umkehrbar ist, wissen wir auch, dass zumindest ein Teil des Frucht-Kreises auch Obst (O) ist. Dieses Obst muss damit auch Gemüse sein, da alle Frucht Gemüse ist.

Da bei zwei bejahenden Prämissen immer eine Konklusion möglich ist und damit E als Lösung wegfällt, hätte die Aussage C eigentlich gar nicht überprüft werden müssen. Zur Übung sind diese Überlegungen trotzdem notiert.

Welche Aussage lässt sich zwingend logisch ableiten?
„Alle Eier sind keine Küken."
„Einige Küken sind Hühner."

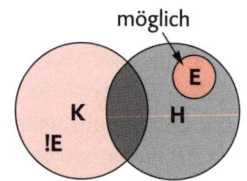

A   Alle Eier sind Hühner.

B   Alle Eier sind keine Hühner.

C   Einige Eier sind Hühner.

D Einige Eier sind keine Hühner.
E Keine der Schlussfolgerungen ist richtig.

Lösung: **E** „Keine der Schlussfolgerungen ist richtig."

- Da wir hier eine partikuläre und eine verneinende Prämisse haben, können wir alle absoluten und alle bejahenden Aussagen (A–C) streichen und müssen nur noch prüfen, ob D widerlegt werden kann.
- Wir zeichnen zunächst die zweite Prämisse mit dem Küken- (K) und dem Hühner-Kreis (H) auf, die sich überschneidenden. Aus der ersten Prämisse wissen wir, dass alle Eier (E) keine Küken sind. Das heißt, wir wissen, es dürfen keine Eier (!E) im Kreis der Küken sein. Der Kreis der Eier kann aber überall sonst liegen, z. B. auch vollständig im Kreis der Hühner. Hierdurch widerlegen wir Antwort D als zwingend gültig und es bleibt nur noch Antwort E.

Welche Aussage lässt sich zwingend logisch ableiten?

„Alle Fische sind Katzen."
„Alle Katzen sind keine Mäuse."

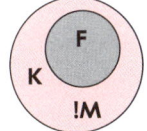

A Alle Fische sind Mäuse.
B Alle Fische sind keine Mäuse.
C Einige Fische sind Mäuse.
D Einige Fische sind keine Mäuse.
E Keine der Schlussfolgerungen ist richtig.

Lösung: **B** „Alle Fische sind keine Mäuse."

- Da eine der beiden Prämissen verneinend ist, können wir alle bejahenden Aussagen (A und C) streichen. Anschließend versuchen wir, zunächst B zu widerlegen und für den Fall, dass uns dies gelingt, auch noch D.
- Wir zeichnen uns zunächst die erste Prämisse auf, indem wir die Fische (F) als Kreis in den Katzen (K) darstellen. Die zweite Prämisse inkludieren wir, indem wir in den Kreis der Katzen ein !M eintragen. Hierdurch können wir zeigen, dass zwingend auch alle Fische keine Mäuse sein dürfen, da ja alle Fische im Kreis der Katzen liegen. Somit ist Antwort B zwingend logisch ableitbar.

Welche Aussage lässt sich zwingend logisch ableiten?

„Einige Bilder sind Gemälde."
„Alle Bilder sind keine Fotos."

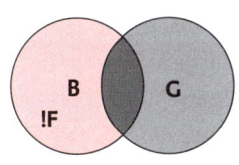

A Alle Gemälde sind Fotos.
B Alle Gemälde sind keine Fotos.
C Einige Gemälde sind Fotos.
D Einige Gemälde sind keine Fotos.
E Keine der Schlussfolgerungen ist richtig.

Lösung: D „Einige Gemälde sind keine Fotos."

- Da wir in diesem Fall eine verneinende und eine partikuläre Prämisse haben, können wir alle bejahenden und alle absoluten Aussagen streichen (A–C) und müssen nur noch D überprüfen.
- Wir zeichnen uns zunächst die erste Prämisse mit den zwei sich überschneidenden Kreisen der Bilder (B) und der Gemälde (G) auf. Die zweite Prämisse inkludieren wir, indem wir !F in den Kreis der Bilder einzeichnen. Hierdurch können wir zeigen, dass notwendigerweise zumindest die Gemälde, die Bilder sind, keine Fotos (F) sein können. Dies entspricht der Aussage D.

Welche Aussage lässt sich zwingend logisch ableiten?
„Alle Ratten sind keine Hamster."
„Alle Ratten sind Mäuse."

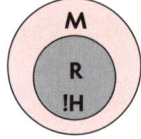

A Alle Mäuse sind Hamster.
B Alle Mäuse sind keine Hamster.
C Einige Mäuse sind Hamster.
D Einige Mäuse sind keine Hamster.
E Keine der Schlussfolgerungen ist richtig.

Lösung: D „Einige Gemälde sind keine Fotos."

- Da hier eine verneinende Prämisse vorliegt, können wir alle bejahenden Aussagen streichen (A und C) und müssen danach versuchen, Aussage B zu widerlegen. Für den Fall, dass dies gelingt, prüfen wir noch Aussage D.
- Wir setzen zunächst die zweite Prämisse mit den Ratten (R) im Kreis der Mäuse (M) grafisch um. Die erste Prämisse können wir darstellen, indem wir !H in den Kreis der Ratten einzeichnen. Hierdurch können wir zeigen, dass notwendigerweise zumindest die Mäuse, die Ratten sind, keine Hamster (H) sein können und somit Aussage D zutrifft.

Welche Aussage lässt sich zwingend logisch ableiten?
„Alle Mercedes sind BMW."
„Einige BMW sind keine Audi."

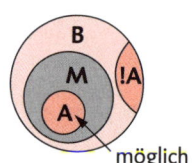

A Alle Mercedes sind Audi.
B Alle Mercedes sind keine Audi.
C Einige Mercedes sind Audi.
D Einige Mercedes sind keine Audi.
E Keine der Schlussfolgerungen ist richtig.

Lösung: E „Keine der Schlussfolgerungen ist richtig."

- Da es hier eine verneinende und eine partikuläre Prämisse gibt, können wir alle bejahenden und alle absoluten Aussagen streichen (A – C) und müssen uns nur noch um D kümmern.
- Zur Darstellung der ersten Prämisse kann der Mercedes-Kreis (M) im Kreis der BMW (B) eingezeichnet werden. Die zweite Prämisse berücksichtigen wir dann, indem wir am Rand der BMW einen kleinen Teil !A einzeichnen. Überall sonst können Audi (A) sein und damit auch komplett die Menge der Mercedes inkludieren. Hierdurch können wir D also als nicht zwingend gültig widerlegen und wählen Antwort E.

Die hier vorliegende Prämissenkombination (absolut bejahend mit partikulär verneinend) wird von den meisten als die schwierigste empfunden. Gehen Sie für sich in Gedanken oder auf Papier übungshalber die übrigen Kombinationen durch. Was wäre beispielsweise die Lösung, wenn die zweite Prämisse „einige Audi sind keine BMW" lauten würde?

Übungsaufgaben

Auf den folgenden Seiten finden Sie **ein Testset** mit 10 Fragen, wie sie auch im MedAT vorgegeben werden. Wenn Sie sich mit den Grundlagen und Strategien, die auf den vorangegangenen Seiten vorgestellt wurden, ausreichend vertraut gemacht haben, können Sie sich unter originalen Zeitvorgaben an den folgenden Aufgaben versuchen. Denken Sie auch hier im Nachhinein immer daran, Ihre Bearbeitung und gemachte Fehler zu analysieren und daraus zu lernen. Die korrekten Lösungsbuchstaben finden Sie in der Lösungsliste auf S. 243. Erklärungen zum Lösungsweg können Sie auf www.stark-verlag.de/onlinecontent herunterladen.

Bearbeitungszeit unter Prüfungsbedingungen:
▶ pro Testset: 10 min
▶ pro Frage: 60 s

Testset

223 Welche Aussage lässt sich zwingend logisch ableiten?

„Einige Organe sind keine Organellen."

„Alle Organe sind Organismen."

- A Alle Organismen sind Organellen.
- B Alle Organismen sind keine Organellen.
- C Einige Organismen sind Organellen.
- D Einige Organismen sind keine Organellen.
- E Keine der Schlussfolgerungen ist richtig.

Lösung: Antwort ☐

224 Welche Aussage lässt sich zwingend logisch ableiten?

„Alle Kleidungsstücke sind keine Handschuhe."

„Alle Handschuhe sind Tischtücher."

- A Alle Tischtücher sind Kleidungsstücke.
- B Alle Tischtücher sind keine Kleidungsstücke.
- C Einige Tischtücher sind Kleidungsstücke.
- D Einige Tischtücher sind keine Kleidungsstücke.
- E Keine der Schlussfolgerungen ist richtig.

Lösung: Antwort ☐

225 Welche Aussage lässt sich zwingend logisch ableiten?

„Alle Messer sind Gabeln."

„Einige Gabeln sind Löffel."

- A Alle Messer sind Löffel.
- B Alle Messer sind keine Löffel.
- C Einige Messer sind Löffel.
- D Einige Messer sind keine Löffel.
- E Keine der Schlussfolgerungen ist richtig.

Lösung: Antwort ☐

226 Welche Aussage lässt sich zwingend logisch ableiten?

„Alle Hosen sind Jeans."

„Alle Socken sind keine Hosen."

- A Alle Jeans sind Socken.
- B Alle Jeans sind keine Socken.
- C Einige Jeans sind Socken.
- D Einige Jeans sind keine Socken.
- E Keine der Schlussfolgerungen ist richtig.

Lösung: Antwort ☐

227 Welche Aussage lässt sich zwingend logisch ableiten?

„Alle Biere sind Weine."

„Alle Weine sind kein Sekt."

- A Alle Biere sind Sekt.
- B Alle Biere sind kein Sekt.
- C Einige Biere sind Sekt.
- D Einige Biere sind kein Sekt.
- E Keine der Schlussfolgerungen ist richtig.

Lösung: Antwort ☐

228 Welche Aussage lässt sich zwingend logisch ableiten?

„Alle Sitzgelegenheiten sind Stühle."

„Alle Sitzgelegenheiten sind Sessel."

- A Alle Stühle sind Sessel.
- B Alle Stühle sind keine Sessel.
- C Einige Stühle sind Sessel.
- D Einige Stühle sind keine Sessel.
- E Keine der Schlussfolgerungen ist richtig.

Lösung: Antwort ☐

229 Welche Aussage lässt sich zwingend logisch ableiten?

„Alle Handwerker sind keine Dachdecker."

„Einige Handwerker sind Schreiner."

- A Alle Schreiner sind Dachdecker.
- B Alle Schreiner sind keine Dachdecker.
- C Einige Schreiner sind Dachdecker.
- D Einige Schreiner sind keine Dachdecker.
- E Keine der Schlussfolgerungen ist richtig.

Lösung: Antwort ☐

230 Welche Aussage lässt sich zwingend logisch ableiten?

„Alle Pakete sind keine Briefe."

„Alle Pakete sind Päckchen."

- A Alle Päckchen sind Briefe.
- B Alle Päckchen sind keine Briefe.
- C Einige Päckchen sind Briefe.
- D Einige Päckchen sind keine Briefe.
- E Keine der Schlussfolgerungen ist richtig.

Lösung: Antwort ☐

231 Welche Aussage lässt sich zwingend logisch ableiten?

„Alle Kameras sind Fotoapparate."

„Einige Kameras sind keine Handykameras."

- A Alle Fotoapparate sind Handykameras.
- B Alle Fotoapparate sind keine Handykameras.
- C Einige Fotoapparate sind Handykameras.
- D Einige Fotoapparate sind keine Handykameras.
- E Keine der Schlussfolgerungen ist richtig.

Lösung: Antwort ☐

232 Welche Aussage lässt sich zwingend logisch ableiten?

„Alle Elektrogeräte sind Mixer."

„Alle Maschinen sind keine Mixer."

- A Alle Elektrogeräte sind Maschinen.
- B Alle Elektrogeräte sind keine Maschinen.
- C Einige Elektrogeräte sind Maschinen.
- D Einige Elektrogeräte sind keine Maschinen.
- E Keine der Schlussfolgerungen ist richtig.

Lösung: Antwort ☐

Emotionen erkennen

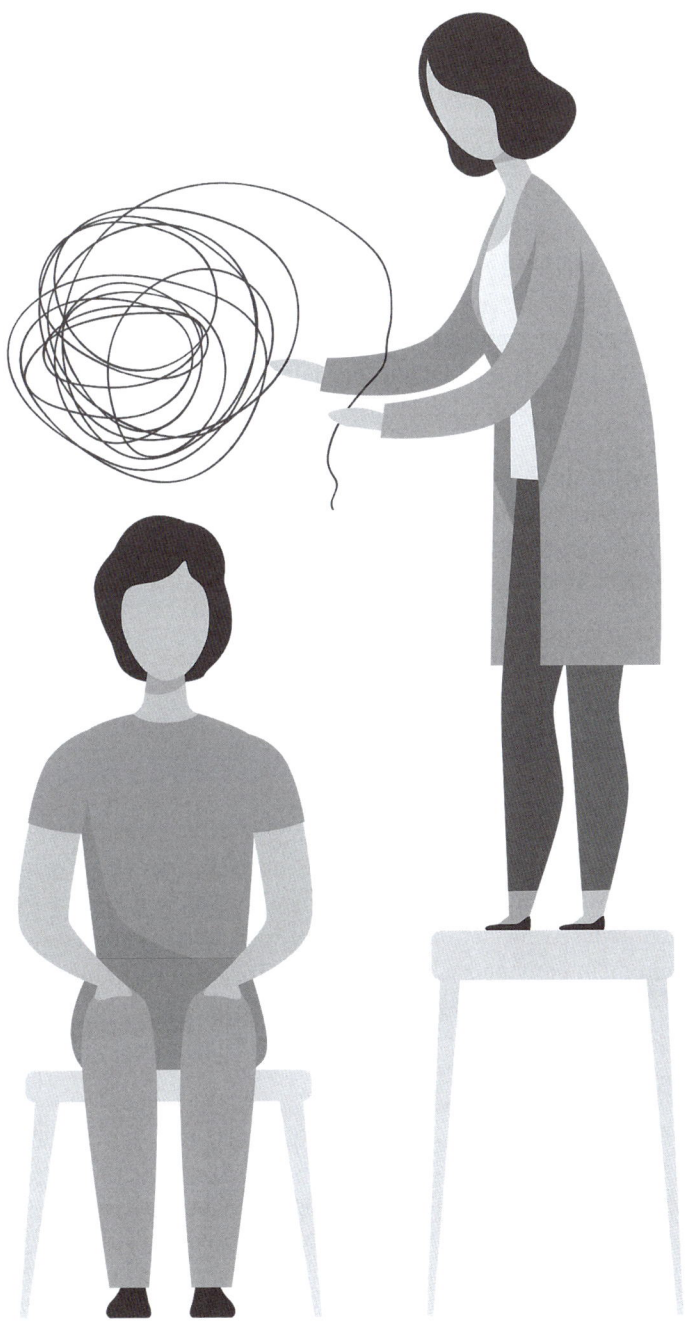

Emotionen erkennen

Aufbau

Der Untertest Emotionen erkennen wurde zum MedAT 2017 entwickelt und bildet seitdem zusammen mit dem Untertest Soziales Entscheiden zu gleichen Teilen den „Sozial-emotionalen Kompetenztest" (SEK), der den Abschluss des MedAT darstellt und 10 % des Gesamtergebnisses ausmacht.

Anzahl der Aufgaben	Zeit pro Aufgabe in s
10	90

▸ Die Bearbeitungszeit beträgt insgesamt 15 Minuten.
▸ Der Untertest geht mit **5 %** in die Gesamtbewertung ein.

Bei jeder Aufgabe wird eine **kurze Situation** aus dem Berufs- oder Alltagsleben beschrieben, in der eine Person als **Hauptcharakter** involviert ist. Häufig kommt es für die Person dabei zu **unerwarteten, plötzlichen Ereignissen**. Zu jeder dieser Situation werden **5 Emotionen** (A–E) genannt.

Die Herausforderung besteht darin, für jede der fünf Emotionen zu entscheiden, ob die Person diese in der beschriebenen Situation „**wahrscheinlich hat**" oder „**wahrscheinlich nicht hat**". Einen Punkt erhält man nur, wenn man sich bei allen fünf Emotionen richtig entscheidet.

Keinen Punkt für die Aufgabe erhält man also, wenn man …
▸ bei einer oder mehreren Emotionen **kein Kreuz** setzt.
▸ bei einer oder mehreren Emotionen **beide Möglichkeiten** ankreuzt.
▸ bei einer oder mehreren Emotionen das **Unzutreffende** ankreuzt.

Beispiel

Tom ist gerade auf dem Weg in den Supermarkt, um seinen Wocheneinkauf zu erledigen. Als er um eine Ecke biegt, läuft er seinem besten Freund aus Schulzeiten in die Arme, der inzwischen im Ausland lebt und den er schon seit Jahren nicht mehr gesehen hat. Wie fühlt sich Tom in dieser Situation?

		eher wahrscheinlich	eher unwahrscheinlich
A	Er ist erleichtert.	☐	☐
B	Er ist zuversichtlich.	☐	☐
C	Er freut sich.	☐	☐
D	Er ist dankbar.	☐	☐
E	Er ist überrascht.	☐	☐

Eher wahrscheinlich ist, dass Tom sich freut seinen besten Schulfreund wiederzusehen. Auch ist er wahrscheinlich überrascht, ihn zu treffen, da er davon ausgehen muss, dass er sich im Ausland aufhält.

Dass Tom seinem ehemals besten Freund oder einer anderen Person gegenüber aufgrund der Ereignisse Dankbarkeit empfindet, ist **eher unwahrscheinlich**. Auch ein Gefühl der Erleichterung, das z. B. typisch für Situationen ist, in denen ein negativer Ausgang befürchtet wird, dieser aber dann doch nicht eintritt, ist vor dem Hintergrund der geschilderten Vorkommnisse eher unwahrscheinlich. Da im Text weder Toms aktuelle Lebenssituation noch seine Zukunft beschrieben wird, ist außerdem kein sinnvolles Urteil darüber möglich, ob er zuversichtlich ist. Folglich ist auch diese Auswahlmöglichkeit als eher unwahrscheinlich zu bewerten.

Bearbeitungsstrategien

Betrachtet man die Beispielaufgabe und versucht zu verstehen, wie sich die Lösungen jeweils erklären lassen, so wird klar, dass es um die **„erste emotionale Reaktion" (primäre Reaktion)** in der jeweiligen akuten Situation geht. Die anschließenden je nach Individuum unterschiedlichen Reaktionen, die sich als Folge der primären Emotionen oder im weiteren Verlauf der Situation einstellen **(sekundäre Reaktionen)**, sind nicht relevant.

Die größte Herausforderung bei diesem Untertest stellt also weniger der Zeitdruck als das zuverlässige Erkennen der von „Wenns" und „Abers" unabhängigen, durchschnittlichen ersten emotionalen Reaktion dar.

Die ersten bzw. primären Emotionen sind bei den meisten Menschen, auch über verschiedene Kulturen hinweg, sehr ähnlich. Sie sind zum Teil auf unmittelbar angeborene Reaktionen zurückzuführen und lassen sich in realen Situationen auch in Mimik und Gestik ausdrücken und erkennen. Erst im Laufe der kognitiven Verarbeitung von Ereignissen schließen sich individuell zunehmend unterschiedliche Erlebens- und Verhaltensmuster an, die Ausdruck der eigenen Lernerfahrung und Persönlichkeit sind.

Im Wesentlichen gibt es **zwei unterschiedliche Ansätze**, um die primären Emotionen zu erkennen:

Subjektive Methode

Versuchen Sie, sich in die Situation hinsichtlich der primären Emotionen **hineinzuversetzen**. Sie sind sozusagen die Person in der Situation, die mit dem Ereignis konfrontiert wird.

Bei dieser Methode nutzen Sie Ihre Fähigkeit zur **empathischen Einfühlung**. Seien Sie allerdings vorsichtig mit Ihrer Bewertung, und gehen Sie im Zweifelsfall von einem durchschnittlichen Erleben aus und nicht zu sehr von Ihrer sehr persönlichen Reaktion.

- **Schritt 1:** Lesen Sie sich die Situationsbeschreibung durch.
- **Schritt 2:** Versuchen Sie sich in die Situation hineinzuversetzen und die direkten Emotionen/Gefühle, die Sie verspüren, aufzuschreiben.
- **Schritt 3:** Entscheiden Sie anhand der gegebenen fünf Wahlmöglichkeiten, welche der von Ihnen notierten Emotionen wirklich primäre Emotionen sind und welche sekundäre.

Auch das **Ausschlussprinzip** kann helfen: Welche der gegebenen Emotionen haben Sie überhaupt nicht verspürt? Bei diesen können Sie direkt „eher unwahrscheinlich" ankreuzen.

> **Wichtig:**
> ▶ Überlegen Sie, was wirklich Ihre **ersten Emotionen** waren.
> ▶ Denken Sie **nicht zu kompliziert** und interpretieren Sie nicht zu viel in die Schilderung hinein.
> ▶ **Vermeiden** Sie möglichst, eigene Vorurteile und Ihre augenblickliche Grundstimmung miteinzubringen.

Objektive Methode

Bei der objektiven Methode ist das Ziel, sich **nicht** selbst in die Situation **hineinzuversetzen**. Die Idee dahinter ist, so zu vermeiden, dass man seine eigenen individuellen Erfahrungen, Erlebnisse und Vorurteile voraussetzt, die unter Umständen die objektive Beurteilung der Emotionen verhindern könnten.

- **Schritt 1** – Anonymisieren der Aufgabe: Ersetzen Sie die Namen der Handelnden Personen z. B. mit „Max Mustermann", „Person" oder „X".

Machen Sie sich Gedanken darüber, in welcher Grundstimmung die Person in der Situation ist, **bevor** das Ereignis eintritt. Anschließend überlegen Sie sich, in welche Richtung die Stimmung der Person **nach** dem eingetroffenen Ereignis geht. Entwickeln sich die Emotionen eher ins Positive oder ins Negative?

Folgende Punkte kann man dabei beachten:

- Wie weit ist Person X emotional in der Situation involviert?
  → ausgeglichen oder emotional verwickelt (Freude, Wut, ...)
- Wie sieht die Konsequenz für Person X aus, die sich durch das unerwartete Ereignis ergibt?
  → optimistisch, hoffnungsvoll, pessimistisch, hoffnungslos, beunruhigt, ...
- Kennt Person X die Konsequenz?
  → ausgeglichen, entspannt, fröhlich, traurig, wütend, ...
- Kennt Person X die Konsequenz nicht?
  → ängstlich, unruhig, ...
- **Schritt 2:** Lassen Sie gedanklich **100 Personen** diese Situation erleben und überlegen Sie, welche Emotionen der Großteil aller Personen als direkten Effekt der Situation verspüren würde.
  - Wie würden die meisten Personen reagieren?
  - Oft sind mehrere Emotionen plausibel, aber würde wirklich die „statistische Norm" aller „normalen" Person diese Emotionen zeigen?

Definitionen der Emotionen

Bei der genauen Auswertung der bisherigen Testaufgaben hat sich herausgestellt, dass die Situationsbeschreibungen immer relativ **deutliche Hinweise** enthalten, die zu den als „eher wahrscheinlich" anzukreuzenden Emotionen führen. Fehlen die jeweiligen Signale für eine Emotion, so ist davon auszugehen, dass die entsprechende Emotion als „eher unwahrscheinlich" anzukreuzen ist. Diese Strategie funktioniert daher rein objektiv.

Im Folgenden sind einige dieser Hinweise auf die wichtigsten Emotionen zusammengefasst:

Angespanntheit	Es wird beschrieben, dass die Hauptperson in einer Nervosität auslösenden, unangenehmen Situation ist, wobei sie selbst nicht weiß, wie sie diese auflösen will bzw. kann.
Angst	Es wird beschrieben, dass die Hauptperson nicht beurteilen kann, wie sich eine unangenehme oder gefährliche Situation entwickeln wird und dass sie selbst keinen Einfluss darauf nehmen kann.
Ärger	Es wird beschrieben, dass die Hauptperson eine äußerst unangenehme Situation erlebt, die Ursache aber selbst nicht beheben kann und somit davon abgehalten wird, ihre Ziele und Werte zu erfüllen.
Aufregung	Es wird beschrieben, dass die Hauptperson in einer tendenziell eher angenehmen oder auch unangenehmen Situation ist. Die Folgen der beschriebenen Begebenheit sind dabei für die Hauptperson von recht großer Bedeutung und es ist noch offen, in welche Richtung sich die Situation entwickelt.

Ausgeglichenheit	Es wird beschrieben, dass die Hauptperson aktuell ein angenehmes, glückliches Leben führt. Die Situation sollte als eher entspannt dargestellt werden (in einer Ausnahmesituation ist man nicht ausgeglichen).
Bedauern	In Abgrenzung zur Reue oder Schuld wird in den entsprechenden Situationen beschrieben, dass nicht die Verantwortung für die unangenehme Situation im Vordergrund steht, sondern der eigene Schmerz/Verlust und der Ausdruck des Mitgefühls für eine Person in einer unangenehmen Situation.
Dankbarkeit	Es wird beschrieben, dass eine andere Person der Hauptperson bewusst etwas Gutes getan hat.
Eifersucht	Es wird beschrieben, dass die Hauptperson sich eine Beziehung zu einem anderen Menschen in einer Form wünscht, die eine dritte Person bereits hat. Eifersucht bezieht sich immer auf Menschen, niemals auf einen Umstand/Gegenstand.
Enttäuschung	Es wird beschrieben, dass die Hauptperson mit einem positiven Ausgang der Situation gerechnet hat und dieser wider Erwarten nicht eingetreten ist.
Erheiterung	Es wird beschrieben, dass die Hauptperson aus einer neutralen bis positiven Grundstimmung heraus durch etwas Unerwartetes in eine positive Stimmung versetzt wird, meist ohne direkt an dieser Veränderung beteiligt zu sein.
Erleichterung	Es wird beschrieben, dass die Hauptperson mit einem negativen Ausgang der Situation rechnet und dieser wider Erwarten nicht eingetreten ist. Hierzu zählt z. B. auch, dass sich ein Problem/eine negative Situation von selbst gelöst hat.
Freude	Es wird beschrieben, dass sich die Hauptperson in einer Situation oder Beziehung befindet, die für sie von großer Bedeutung ist und die in ihrer emotionalen Qualität ausgesprochen positiv ist.
Herausgefordert und motiviert sein	Es wird beschrieben, dass die Hauptperson gerade an etwas arbeitet und dies mit voller Begeisterung. Sie möchte ein positives Ergebnis erzielen.
Liebe	Es wird beschrieben, dass die Hauptperson und eine weitere Person eine enge emotionale Bindung zueinander haben. Liebe betrifft immer Personen, keine Gegenstände oder Umstände.
Neid	Es wird beschrieben, dass die Hauptperson sich Umstände/Gegenstände herbeisehnt, die eine andere Person hat/haben kann.
Reue	Es wird beschrieben, dass die Hauptperson sich bewusst ist, einen Fehler begangen zu haben, der zur aktuellen Situation geführt hat und dass sie gerne anders gehandelt hätte.
Scham	Es wird beschrieben, dass die Hauptperson sich bewusst ist, dass sie gerade etwas Unangenehmes (Peinliches) getan hat, das der öffentlichen Norm nicht entspricht.

Schuldgefühle	Es wird beschrieben, dass die Hauptperson sich bewusst ist, dass sie einen Fehler begangen hat und mit ihrem Verhalten unzufrieden ist. Sie sieht sich als verantwortlich für eine unangenehme Situation.
Stolz	Es wird beschrieben, dass die Hauptperson selbst aktiv für ihren Erfolg gearbeitet hat und dies schlussendlich auch dazu geführt hat, dass er eingetreten ist.
Trauer	Es wird beschrieben, dass die Hauptperson einen Verlust erleidet oder das Unglück einer geliebten Person miterleben muss, ohne in diesem Moment etwas dagegen unternehmen zu können.
Überraschung	Es wird beschrieben, dass die Hauptperson mit einem eingetretenen positiven oder negativen Ereignis nicht gerechnet hat.
Unausgeglichenheit	Es wird beschrieben, dass die Hauptperson bezüglich des eigenen körperlichen und emotionalen Erlebens unsicher bis überfordert („gestresst") ist und sich aufgrund einzelner auslösender Reize das Befinden schnell in meist negativer Richtung verändern kann.
Wut	Es wird beschrieben, dass die Hauptperson ähnlich wie beim Ärger eine unangenehme Situation erlebt und diese selbst nicht beheben kann. Sie kann aber eine*n Verursacher*in ausmachen und ihre Energie destruktiv auf diese*n richten.
Zufriedenheit	Es wird beschrieben, dass die Hauptperson aktuell mit ihrer Lebenssituation oder mit einer Entscheidung glücklich ist und diese beibehalten möchte.
Zuversicht	Es wird beschrieben, wie die Person in die Zukunft blickt und dass sie sich positive Ereignisse bzw. positive Veränderungen in ihrem Leben erwartet.

Da diese Erklärungen im Großen und Ganzen den Definitionen von Emotionen entsprechen, die man in üblichen Wörterbüchern findet, empfiehlt es sich, auch für andere Emotionen, die z. B. in Übungsbeispielen vorkommen, die Definitionen herauszusuchen und sich diese einzuprägen.

Auch ist es eine gute Übung, für sich die unterschiedlichen Gefühlszustände und Begriffe zu definieren und voneinander abzugrenzen. Diese Übung schärft das eigene Bewusstsein für kleine, aber bedeutsame Unterschiede.

Übungsaufgaben

Auf den folgenden Seiten finden Sie **zwei Testsets** mit jeweils 10 Fragen, wie sie auch im MedAT vorgegeben werden. Wenn Sie sich mit den Grundlagen und Strategien, die auf den vorangegangenen Seiten vorgestellt wurden, ausreichend vertraut gemacht haben, können Sie sich unter originalen Zeitvorgaben an den folgenden Aufgaben versuchen. Denken Sie auch hier im Nachhinein immer daran, Ihre Bearbeitung und gemachte Fehler zu analysieren und daraus zu lernen. Die korrekten Zuordnungen finden Sie in der Lösungsliste auf S. 244, die Lösungsschemata unter *www.stark-verlag.de/onlinecontent*.

Bearbeitungszeit unter Prüfungsbedingungen:
- pro Testset: 10 min
- pro Frage: 90 s

Testset 1

233 Lenas Großmutter ist in der Nacht gestürzt und muss nun operiert werden. Sie ist schon 85 Jahre alt, und Lena hat sich wegen der Operation große Sorgen gemacht. Gerade hat die betreuende Ärztin angerufen und mitgeteilt, dass die Operation komplikationslos verlaufen ist, es Lenas Großmutter gut geht und sie bereits in wenigen Tagen entlassen werden kann. Lena kann es kaum erwarten, bald wieder Zeit mit ihrer Oma außerhalb des Krankenhauses zu verbringen.
Wie fühlt sich Lena in dieser Situation?

Lösung:	eher wahrscheinlich	eher unwahrscheinlich
A Sie ist traurig.	☐	☐
B Sie ist erleichtert.	☐	☐
C Sie freut sich.	☐	☐
D Sie ist verunsichert.	☐	☐
E Sie ist zuversichtlich.	☐	☐

234 Max ist mit seiner Freundin schon seit vielen Jahren zusammen und die beiden sind sehr glücklich miteinander. Max wünscht sich, sein restliches Leben mit ihr zu verbringen und wird ihr heute einen Heiratsantrag machen. Kurz vor dem Ereignis überlegt er sich noch einmal den Ablauf des Antrags. Er ist überzeugt, dass seine Freundin „ja sagen" wird und freut sich jetzt schon auf die Hochzeit.
Wie fühlt sich Max in dieser Situation?

Lösung:	eher wahrscheinlich	eher unwahrscheinlich
A Er liebt seine Freundin.	☐	☐
B Er ist erleichtert.	☐	☐
C Er ist stolz.	☐	☐
D Er ist angespannt.	☐	☐
E Er ist zuversichtlich.	☐	☐

235 Omer hat vor einigen Wochen eine sehr wichtige und anspruchsvolle Prüfung an der Uni geschrieben. Er hatte kein gutes Gefühl nach der Prüfung und weiß, dass die Ergebnisse nun jeden Moment kommen müssten. Als er gerade auf sein Handy schaut, sieht er, dass er ein E-Mail von der Universität erhalten hat.
Wie fühlt sich Omer in dieser Situation?

Lösung:	eher wahrscheinlich	eher unwahrscheinlich
A Er ist erleichtert.	☐	☐
B Er ist angespannt.	☐	☐
C Er ist zuversichtlich.	☐	☐
D Er ist verunsichert.	☐	☐
E Er freut sich.	☐	☐

236 Maria ist gerade shoppen und entdeckt ein wunderschönes Paar Schuhe, das sie unbedingt haben will. Als sie den Verkäufer nach dem Modell ihrer Größe fragt, sagt ihr dieser, dass es leider ausverkauft sei. Als sie sich später mit einer Freundin trifft, sieht sie, dass diese genau das Paar Schuhe trägt, dass sie sich selbst so sehr gewünscht hätte.
Wie fühlt sich Maria in dieser Situation?

Lösung:	eher wahrscheinlich	eher unwahrscheinlich
A Sie ist traurig.	☐	☐
B Sie ist neidisch.	☐	☐
C Sie ist ausgeglichen.	☐	☐
D Sie ist eifersüchtig.	☐	☐
E Sie hat Angst.	☐	☐

237 Anouk ist gerade bei der Arbeit und muss heute eine wichtige Präsentation halten. Kurz bevor sie starten will, kann sie den USB-Stick, auf dem die Präsentation gespeichert ist, nicht mehr finden. Plötzlich steht Anouks Mann in ihrem Büro und hat den USB-Stick, den sie zu Hause vergessen hatte, extra für sie vorbeigebracht.
Wie fühlt sich Anouk in dieser Situation?

Lösung:	eher wahrscheinlich	eher unwahrscheinlich
A Sie ist dankbar.	☐	☐
B Sie ist erleichtert.	☐	☐
C Sie ist zuversichtlich.	☐	☐
D Sie ist verunsichert.	☐	☐
E Sie hat Angst.	☐	☐

238 Lisa wollte ihrer Schwester Fiona einen Streich spielen. Sie verteilte Putzmittel auf dem Boden, der dadurch extrem rutschig wurde. Als Fiona in die Küche lief, rutschte sie aus und stürzte. Nun klagt sie über starke Schmerzen und ihr Handgelenk steht in einer ungewöhnlichen Position. Lisa weiß, dass sie für diese Verletzung verantwortlich ist und dass sie mit diesem Streich wohl zu weit gegangen ist.
Wie fühlt sich Lisa in dieser Situation?

Lösung:	eher wahrscheinlich	eher unwahrscheinlich
A Sie ist traurig.	☐	☐
B Sie fühlt sich schuldig.	☐	☐
C Sie bereut etwas.	☐	☐
D Sie ärgert sich.	☐	☐
E Sie ist angespannt.	☐	☐

239 Leon ist Architekt und hat gerade von einem Kunden einen neuen Auftrag bekommen. Die Vorstellungen des Kunden sind außergewöhnlich und stellen für Leon eine großartige Möglichkeit dar, sein Können zu zeigen. Er kann sich bereits vorstellen, wie beeindruckt seine Kolleginnen und Kollegen von dem Entwurf sein werden.
Wie fühlt sich Leon in dieser Situation?

Lösung:	eher wahrscheinlich	eher unwahrscheinlich
A Er ist herausgefordert und motiviert.	☐	☐
B Er ist überrascht.	☐	☐
C Er ist verunsichert.	☐	☐
D Er freut sich.	☐	☐
E Er ist zuversichtlich.	☐	☐

240 Ines hat sich vor Kurzem ein neues Auto gekauft und ist sehr zufrieden damit. Es hat noch keinen einzigen Kratzer und ist in perfektem Zustand. Sie beobachtet es gerade von ihrer Terrasse aus auf dem Parkplatz, als plötzlich ein Autofahrer beim Ausparken an ihr Auto stößt. Er bleibt nicht stehen und fährt weg, als wäre nichts passiert.
Wie fühlt sich Ines in dieser Situation?

Lösung:	eher wahrscheinlich	eher unwahrscheinlich
A Sie bereut etwas.	☐	☐
B Sie ärgert sich.	☐	☐
C Sie ist verunsichert.	☐	☐
D Sie ist ausgeglichen.	☐	☐
E Sie hat Angst.	☐	☐

241 Oliver sitzt gerade nach einem anstrengenden Arbeitstag zu Hause auf der Couch und sieht sich seine Lieblingsserie an. Sein Handy klingelt und sein bester Freund Jonathan ist dran. Jonathan ist aufgebracht und meint, er habe gerade Olivers Freundin mit einem anderen Mann bei einem Date in einem Restaurant gesehen, und er solle sofort dorthin kommen.
Wie fühlt sich Oliver in dieser Situation?

Lösung: | eher wahrscheinlich | eher unwahrscheinlich

A Er ist eifersüchtig.
B Er ist neidisch.
C Er ist angespannt.
D Er fühlt sich schuldig.
E Er ist verunsichert.

242 Taehyung hatte vor Kurzem ein Bewerbungsgespräch bei einem großen Lebensmittelhandel. Das Gespräch lief gut, und er hofft den Job zu bekommen. Gerade klingelt sein Handy. Der Chef der Firma ist am Apparat und teilt ihm mit, dass jemand anderes den Job bekommen hat.
Wie fühlt sich Taehyung in dieser Situation?

Lösung: | eher wahrscheinlich | eher unwahrscheinlich

A Er ist traurig.
B Er ist verunsichert.
C Er ist ausgeglichen.
D Er bereut etwas.
E Er ärgert sich.

Testset 2

243 Sarah wohnt erst seit Kurzem in ihrer neuen Wohnung in der Innenstadt. Vom Vermieter wurde ihr eine ruhige Wohnung versprochen, in der sie sich zurückziehen und von ihrem anstrengenden Alltag erholen kann. Ihre Nachbarn spielen aber nun zum dritten Mal in Folge nachts laute Musik, sodass Sarah nicht schlafen kann. Sarah entschließt sich, dem Ganzen jetzt ein Ende zu setzen und den Nachbarn ihre Meinung zu sagen.
Wie fühlt sich Sarah in dieser Situation?

Lösung:	eher wahrscheinlich	eher unwahrscheinlich
A Sie ist traurig.	☐	☐
B Sie ärgert sich.	☐	☐
C Sie hat Angst.	☐	☐
D Sie ist ausgeglichen.	☐	☐
E Sie ist zuversichtlich.	☐	☐

244 Kevin wünscht sich schon seit langem eine neue Spielkonsole und hat seiner Mutter oft von seinem Wunsch erzählt, diese zum Geburtstag zu bekommen. Sein Geburtstag ist nun endlich da, und er hat von ihr ein Geschenk bekommen, das bezüglich der Form perfekt zum gewünschten Gerät passen würde. Als er das Geschenk auspackt, ist tatsächlich die Konsole darin.
Wie fühlt sich Kevin in dieser Situation?

Lösung:	eher wahrscheinlich	eher unwahrscheinlich
A Er freut sich.	☐	☐
B Er ist erleichtert.	☐	☐
C Er ist dankbar.	☐	☐
D Er ist zuversichtlich.	☐	☐
E Er ist überrascht.	☐	☐

245 Hugos Großvater, den er sehr geliebt hat, ist bereits vor einigen Jahren verstorben. Um seine neuen Freunde zu beeindrucken, zeigt Hugo ihnen die alte Kamera, die sein Großvater ihm hinterlassen hat. Dabei ist er kurz unvorsichtig und wirft sie mit einer schnellen Bewegung vom Tisch. Hugo sieht die Kamera nun in ihre Einzelteile zerbrochen am Boden liegen. Er hat sie durch seine fehlende Aufmerksamkeit zerstört.
Wie fühlt sich Hugo in dieser Situation?

Lösung:	eher wahrscheinlich	eher unwahrscheinlich
A Er ist traurig.	☐	☐
B Er ist ausgeglichen.	☐	☐
C Er bereut etwas.	☐	☐
D Er ärgert sich.	☐	☐
E Er schämt sich.	☐	☐

246 James ist gerade nach einem anstrengenden Nachdienst auf dem Heimweg und möchte nur noch ins Bett. Als er bereits fast zu Hause ist, merkt er, dass er seine Schlüssel im Spind vergessen hat.
Wie fühlt sich James in dieser Situation?

Lösung:	eher wahrscheinlich	eher unwahrscheinlich
A Er ist zuversichtlich.	☐	☐
B Er bereut etwas.	☐	☐
C Er ärgert sich.	☐	☐
D Er ist ausgeglichen.	☐	☐
E Er ist traurig.	☐	☐

247 Ursula ist gerade mit der Straßenbahn auf dem Weg in die Arbeit. Heute hat sie zum ersten Mal ihren neuen Rock an, obwohl er ziemlich eng ist und spannt. Als sie ganz vorsichtig aufsteht, um auszusteigen, reißt der Rock plötzlich ein und sie steht halbnackt in der Straßenbahn.
Wie fühlt sich Ursula in dieser Situation?

Lösung:	eher wahrscheinlich	eher unwahrscheinlich
A Sie hat Angst.	☐	☐
B Sie ist überrascht.	☐	☐
C Sie schämt sich.	☐	☐
D Sie ist verunsichert.	☐	☐
E Sie ist traurig.	☐	☐

248 Alina hat ihre Mutter gebeten, ihr vom Einkaufen ihr Lieblingseis mitzubringen. Als die Mutter zurückkommt und ihr das Eis gibt, fällt Alina auf, dass es leider die falsche Eissorte ist. Diese mag Alina überhaupt nicht.
Wie fühlt sich Alina in dieser Situation?

Lösung:	eher wahrscheinlich	eher unwahrscheinlich
A Sie ist traurig.	☐	☐
B Sie liebt ihre Mutter.	☐	☐
C Sie ist enttäuscht.	☐	☐
D Sie ist dankbar.	☐	☐
E Sie ist ausgeglichen.	☐	☐

249 Ayana ist vor einigen Wochen aus ihrem Mittelmeer-Urlaub zurückgekommen. Leider ist ihr Gepäck seitdem nicht aufgetaucht. Da der Koffer als verloren gewertet wurde, hat sie bereits eine Entschädigungszahlung der Airline erhalten. Gerade klingelt es, und ein Mitarbeiter des Flughafens steht mit ihrem Koffer vor der Tür.
Wie fühlt sich Ayana in dieser Situation?

Lösung:	eher wahrscheinlich	eher unwahrscheinlich
A Sie ist überrascht.	☐	☐
B Sie ist zuversichtlich.	☐	☐
C Sie freut sich.	☐	☐
D Sie ist verunsichert.	☐	☐
E Sie ist mit ihrem Leben zufrieden.	☐	☐

250 Alfred ist gerade auf einer abgelegenen Landstraße unterwegs, als sein Auto plötzlich streikt und er stehen bleiben muss. Nach einigen Minuten bleibt ein anderes Auto stehen. Der Fahrer erzählt, dass er Mechaniker ist und sogar sein Werkzeug dabeihat. Er verspricht Alfred, das Problem zu lösen und wirkt bereits bei den ersten Arbeitsschritten sehr professionell.
Wie fühlt sich Alfred in dieser Situation?

Lösung:	eher wahrscheinlich	eher unwahrscheinlich
A Er hat Angst.	☐	☐
B Er ist erleichtert.	☐	☐
C Er ist dankbar.	☐	☐
D Er ist zuversichtlich.	☐	☐
E Er ist verunsichert.	☐	☐

251 Paula ist professionelle Tänzerin mit Leib und Seele. Sie ist heute im Training umgeknickt und aufgrund ihrer starken Schmerzen ins Krankenhaus gefahren. Die Ärztin hat sie direkt bei der Erstuntersuchung von einer möglichen längeren Sportpause informiert. Im Anschluss an die bildgebende Untersuchung teilt die behandelnde Ärztin ihr nun mit, dass sie definitiv für mindestens 8 Wochen eine Schiene tragen muss und auf keinen Fall tanzen darf.
Wie fühlt sich Paula in dieser Situation?

Lösung:	eher wahrscheinlich	eher unwahrscheinlich
A Sie ist traurig.	☐	☐
B Sie ist zuversichtlich.	☐	☐
C Sie ist überrascht.	☐	☐
D Sie bedauert etwas.	☐	☐
E Sie fühlt sich schuldig.	☐	☐

252 Alessandro möchte sich schon eine ganze Weile einen neuen Fernseher kaufen. Als er sein gewünschtes Modell nun zufällig in einer Werbung zu einem guten Preis entdeckt, fährt er direkt in des Elektrofachgeschäft, das die Werbung geschalten hat. Dort angekommen, fragt er einen Mitarbeiter nach dem Gerät. Dieser teilt ihm mit, dass es in allen Filialen bereits seit Tagen ausverkauft sei.
Wie fühlt sich Alessandro in dieser Situation?

Lösung:	eher wahrscheinlich	eher unwahrscheinlich
A Er ärgert sich.	☐	☐
B Er ist traurig.	☐	☐
C Er ist enttäuscht.	☐	☐
D Er ist zuversichtlich.	☐	☐
E Er ist verunsichert.	☐	☐

Soziales Entscheiden

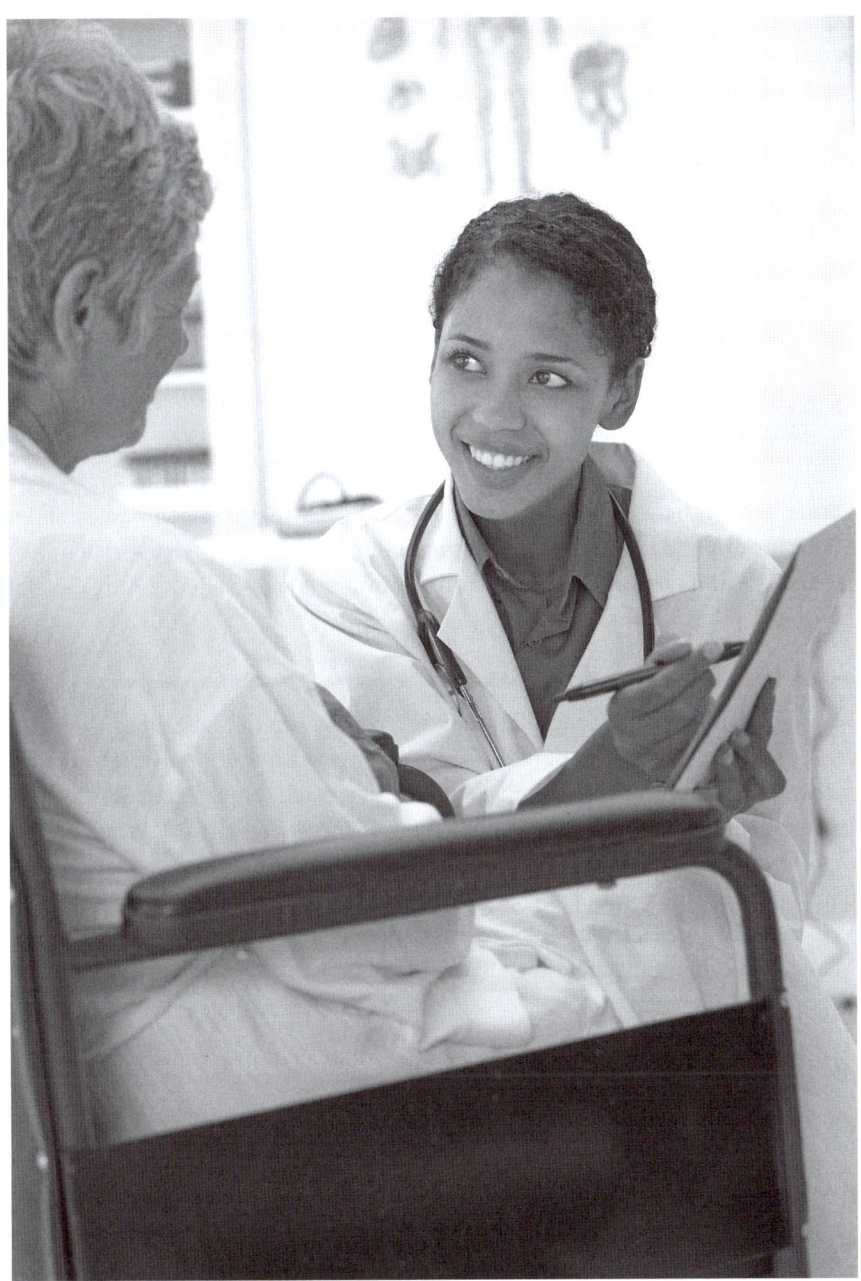

Aufbau

Der Untertest Soziales Entscheiden wurde 2015 eingeführt und 2016 nochmals verändert, um dem Wunsch nach einer **empathieorientierten Testkomponente** gerecht zu werden.

Empathie kann allgemein definiert werden als die Fähigkeit und Bereitschaft, Gedanken, Emotionen, Motive und Persönlichkeitsmerkmale einer anderen Person zu erkennen und zu verstehen. Zur Empathie gehört auch die Reaktion auf die Gefühle anderer, wie z. B. Mitleid, Trauer, Schmerz oder der Impuls zu helfen. Empathiefähigkeit ist für den Arztberuf eine unumstritten wichtige, aber schwer messbare Fähigkeit.

Anzahl der Aufgaben	Zeit pro Aufgabe in s
10	90

▶ Die Bearbeitungszeit beträgt insgesamt 15 Minuten.
▶ Der Untertest geht mit **5 %** in die Gesamtbewertung ein.

Dieser Testteil besteht aus 10 einzelnen, als kurze Textpassagen dargestellten **Situationen**, in denen eine **Person** vor einem moralischen oder sozialen Problem steht und zu einer **Entscheidung** kommen muss. Zu jeder Aufgabe gibt es dabei **5 Überlegungen** (A–E).

Beispiel

Manuel hat über das Internet Kleidung bestellt. Neben der bestellten Ware befindet sich ein Pullover in dem Karton. Dieser ist nicht auf der Rechnung vermerkt, passt ihm und gefällt ihm auch sehr gut. Nach seiner letzten Bestellung hatte er sich beim Kundendienst des Versandhändlers beschwert, da er beschädigte Ware erhalten hatte und ihm die Rückversandkosten nicht erstattet worden waren. Er spielt mit dem Gedanken, den Pullover zu behalten.
Wie relevant sollten Ihrer Meinung nach die folgenden Überlegungen sein, die Manuel bei seiner Entscheidung angestellt haben könnte?

Überlegungen:

A „Würde ich durch mein Verhalten dem Onlineshop oder einem Mitarbeiter bzw. einer Mitarbeiterin schaden?"

B „Wäre es nicht meine Pflicht, ein zu Unrecht erhaltenes Produkt zurückzuschicken?"

C „Würde mein älterer Bruder den Pullover eher zurückgeben oder behalten?"

D „Wäre ich durch den neuen Pullover im Winter besser vor Kälte geschützt?"

E „Könnte es herauskommen, wenn ich den Pullover behielte?"

Ihre Aufgabe ist es nun, die 5 Überlegungen durch Markieren auf dem Antwortbogen in die **Rangfolge** zu bringen, die deren **absteigender Wichtigkeit** in der vorliegenden Entscheidungssituation entspricht (1 = höchste Relevanz bis 5 = geringste Relevanz).

Beispiel

Die folgenden Ankreuzschemata beziehen sich auf die vorangegangene Beispielaufgabe. Pro Aufgabe können Sie **maximal einen Punkt** erhalten. Bei jeder Aufgabe wird jede Überlegung einzeln bewertet, sodass zum Erreichen des vollen Punktes, jeder Rangplatz nur einmal vergeben und richtig zugeordnet sein muss.

	1	2	3	4	5
A	X				
B		X			
C			X		
D				X	
E					X

Folglich ist es bei diesem Untertest auch möglich, **Teilpunkte** zu bekommen. Im folgenden Schema wurden z. B. die Antwortpositionen 4 und 5 vertauscht. Für diese Lösung würde man also nur 0,6 Punkte erhalten.

	1	2	3	4	5
A	X				
B		X			
C			X		
D					X
E				X	

Für die folgenden Optionen würde man **0 Punkte** erhalten: Hier wurden völlig falsche Positionen markiert (links) oder eine Position doppelt vergeben bzw. ausgelassen (rechts).

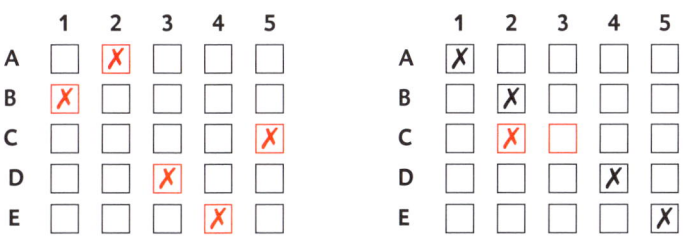

Achten Sie unbedingt darauf, die einzelnen Rangplätze **nur einmal** zu vergeben! Sollten Sie sich in der Reihenfolge nicht sicher sein, ordnen Sie trotzdem jeweils nur eine Überlegung einem Rangplatz zu. Ansonsten erhalten Sie für diese Aufgabe **in jedem Fall 0 Punkte**.

Bearbeitungsstrategien

Der Untertest folgt einer Theorie aus dem Gebiet der kognitiven Entwicklungspsychologie und ist mit der **richtigen Vorbereitung** ausgesprochen gut zu lösen. Aus diesem Grund ist der Untertest Soziales Entscheiden auch ein wichtiger Faktor, um unvorbereitete oder schlecht vorbereitete Kandidaten und Kandidatinnen hinter sich zu lassen. Kennt man das Schema und hat es verinnerlicht, so ist es relativ problemlos möglich, in diesem Untertest 100 % der Punkte zu erreichen.

Kohlbergs Theorie der Moralentwicklung

Zusammengefasst definiert Kohlberg in seinem Modell insgesamt **6 Stufen der Moralentwicklung**, die ein Mensch in Laufe seines Lebens durchlaufen kann, wobei nicht jeder die höheren Stufen erreichen muss:

- **Präkonventionelle Ebene:**
  1. Orientierung an Strafe und Gehorsam
  2. instrumentell-relativistische Orientierung
- **Konventionelle Ebene:**
  3. interpersonelle Konkordanz; „Goodboy/Nicegirl"-Orientierung
  4. Orientierung an Gesetz und Pflicht
- **Postkonventionelle Ebene:**
  5. legalistische Orientierung und Sozialvertrag
  6. Orientierung an universellen ethischen Prinzipien

Den Stufen 1–5 entspricht jeweils eine der in den Aufgaben angegebenen Überlegungen/Antwortmöglichkeiten A–E.

▶ Beachten Sie: Beim Test werden die Überlegungen von Rangplatz 1, der höchstmöglichen Ebene, bis Rangplatzlatz 5, der niedrigstmöglichen Ebene, zugeordnet – also von der Nummerierung **genau umgekehrt** wie in der Theorie von Kohlberg.
▶ Die 6. Stufe in Kohlbergs Modell ist für die Bearbeitung der Aufgabe **nicht relevant**.

- Auf der **1. Stufe** orientiert sich das eigene Handeln ganz unmittelbar an der Vermeidung von Strafe und Schmerz.

    Man erkennt diese Überlegungen in den Aufgaben meist, ohne um viele Ecken zu denken, an der Erwähnung von möglichen recht **unmittelbaren negativen Folgen** des Handelns der Protagonisten.
    Motto: „Falsch ist, was bestraft wird."

- Auf der **2. Stufe** wird der instrumentelle Charakter von Handlungen erkannt. Es wird nicht mehr nur die unmittelbare Konsequenz betrachtet, sondern z. B. auch die Gegenseitigkeit im menschlichen Kontakt erwartet. Dies gilt sowohl für positive Folgen als auch für zugefügtes Leid.

    Man erkennt diese Überlegungen häufig daran, dass **„instrumentell" positive Erwartungen** mittelbar an die Handlung geknüpft sind, bzw. dass man diese **Handlung gegen eine ähnliche „eintauscht"**.
    Motto: „Wie du mir, so ich dir."

- Auf der **3. Stufe** werden die moralischen Erwartungen anderer erkannt. Es wird versucht, diesen zu entsprechen und diese Erwartung wird auch auf andere übertragen. In diesem Zusammenhang nennt Kohlberg auch zum ersten Mal den Begriff der „Schuld" und es wird stärker die Intention als die Konsequenz einer Handlung betrachtet.

    Diese Stufe erkennt man häufig am **Vergleich mit anderen**, bzw. deren Erwartungshaltung oder dem Fokus auf die **Intention einer Handlung**.
    Motto: „Er hat es doch gut gemeint."

- Ab der **4. Stufe** erfolgt die Orientierung an Gesetz und Ordnung. Es werden nicht mehr die Moralvorstellungen der Bezugspersonen, sondern die Gesetze und andere für die Gesellschaft bedeutsame Regeln als handlungsleitend erkannt.

    Diese Stufe ist meist besonders leicht zu erkennen, da die entsprechenden Überlegungen vor allem **Regeln, Gesetze, Pflichten und Normen** als Maßgabe berücksichtigen und auch meist diese Begriffe verwendet werden.
    Motto: „Ich tue es, weil es meine Pflicht ist."

- Ab der **5. Stufe** werden Moralvorstellungen und Regeln hinterfragt und auf ihre Richtigkeit im Einzelfall hin überprüft. Als richtig wird tendenziell angesehen, was sich an höheren ethischen Prinzipien wie Gerechtigkeit und Nützlichkeit für die Gesellschaft orientiert.

    Man erkennt die betreffende Überlegung in den Aufgaben häufig daran, dass man sie **intuitiv für die „beste"** hält und dass sie die konkrete Handlung in der jeweiligen Situation mit ihren Folgen gegenüber den Alternativen **abwägt**.
    Motto: „Was ist in dieser Situation die richtige Entscheidung?"

Das Muster zur Lösung der Aufgaben lässt sich wie folgt zusammenfassen (hier wie auch im Test geordnet von Platz 1–5):
1. Verhalten orientiert sich an Begründung der Folgen: Überlegungen klingen nach „Ethik"; oft lange und relativ komplizierte Sätze
2. Orientierung an Gesetz und Pflicht: Begriffe „Pflicht", „Gesetz", „muss"
3. Orientierung am Verhalten anderer: „Was würden andere tun?"
4. Instrumentelles Denken: „Was habe ich davon, wie profitiere ich?"
5. Angst vor Strafe: „Was habe ich zu befürchten?"

Beispiele

Manuel hat über das Internet Kleidung bestellt. Neben der bestellten Ware befindet sich ein Pullover in dem Karton. Dieser ist nicht auf der Rechnung vermerkt, passt ihm und gefällt ihm auch sehr gut. Nach seiner letzten Bestellung hatte er sich beim Kundendienst des Versandhändlers beschwert, da er beschädigte Ware erhalten hatte und ihm die Rückversandkosten nicht erstattet worden waren. Er spielt mit dem Gedanken, den Pullover zu behalten.
Wie relevant sollten Ihrer Meinung nach die folgenden Überlegungen sein, die Manuel bei seiner Entscheidung angestellt haben könnte?

Überlegungen:

A „Würde ich durch mein Verhalten dem Onlineshop oder einem Mitarbeiter bzw. einer Mitarbeiterin schaden?"
B „Wäre es nicht meine Pflicht, ein zu Unrecht erhaltenes Produkt zurückzuschicken?"
C „Würde mein älterer Bruder den Pullover eher zurückgeben oder behalten?"
D „Wäre ich durch den neuen Pullover im Winter besser vor Kälte geschützt?"
E „Könnte es herauskommen, wenn ich den Pullover behielte?"

Lösung:

A → 1: Dies sollte die wichtigste Überlegung sein, da es die individuellen Konsequenzen des eigenen Handelns in Bezug auf andere Menschen bzw. zu Institutionen berücksichtigt und sich nicht allein an einem allgemeinen Prinzip orientiert.

B → 2: Dies sollte entsprechend Kohlbergs Modell an zweiter Stelle stehen, da hier an die allgemeine Pflicht appelliert wird und diese das Verhalten bestimmt.

C → 3: Hier orientiert sich der Protagonist an einer anderen Person, deren Verhalten für ihn vermutlich Vorbildcharakter hat.

D→4: Entsprechend Kohlbergs zweiter Stufe, sollte diese Überlegung auf Platz 4 stehen, denn die instrumentelle Absicht leitet hier die Überlegung. Der Pullover ist das Instrument, das in seiner Funktion als Kälteschutz im Winter gesehen wird.

E→5: Hier steht die Angst vor Strafe bzw. vor einer unmittelbaren negativen Konsequenz im Vordergrund. Daher ist entsprechend der Bearbeitungsstrategie diese kurzfristige an Strafe orientierte Überlegung auf den fünften und damit letzten Platz zu wählen.

Sabrina ist Immobilienmaklerin und zeigt einer Familie eine Wohnung, die sie schon seit längerem zu vermitteln versucht. Der Familie scheint die Wohnung sehr zu gefallen und auch mit dem Preis scheinen die Interessenten einverstanden zu sein. Während der Wohnungsbesichtigung gewinnt Sabrina aber den sicheren Eindruck, dass die Familie die im Laufe eines Jahres anfallenden Nebenkosten für die Wohnung unterschätzt. Nun ist Sabrina unsicher, wie sie reagieren soll.
Wie relevant sollten Ihrer Meinung nach die folgenden Überlegungen sein, die Sabrina bei ihrer Entscheidung angestellt haben könnte?

Überlegungen:

A „Hätte ich nicht als Maklerin generell die Verpflichtung, nicht nur die Informationen zum Mietobjekt zu vermitteln, sondern auch mögliche Missverständnisse auf Seiten der Mieter aufzuklären?"

B „Wäre ich nicht auch gegenüber den Mietern verantwortlich, da diese mir als Expertin vertrauen können sollten?"

C „Würde ich nicht eine saftige Prämie erhalten, wenn ich diese Wohnung vermittelte?"

D „Würden mich andere Personen in einer ähnlichen Situation auf eine Fehleinschätzung aufmerksam machen?"

E „Könnte es nachteilige Konsequenzen für mich haben, wenn die Mieter ihre Fehleinschätzung später bemerkten?"

Lösung:

B → 1: Diese Überlegung sollte die wichtigste sein, da Vertrauen in faires Verhalten im zwischenmenschlichen Miteinander als universelles Prinzip gilt.

A → 2: Diese Überlegung ähnelt B. Allerdings geht es bei A „bloß" um eine allgemeine Pflicht, welche im Sinne von Kohlbergs Modell eine Stufe niedriger steht (etwas kann theoretisch rechtens, aber nicht richtig sein).

D → 3: Hier wird der Vergleich mit anderen Personen zur Orientierung herangezogen.

C → 4: Diese Überlegung stellt den eigenen Vorteil, der sich aus der Entscheidung ergeben würde, in den Fokus.

E → 5: Im Gegensatz zu 4 geht es hier um unmittelbare, mit der Entscheidung in Verbindung stehende mögliche Nachteile für die handelnde Person, die darauf hinweisen, dass diese Überlegung auf den letzten Rangplatz gesetzt werden muss.

	1	2	3	4	5
A		X			
B	X				
C				X	
D			X		
E					X

Übungsaufgaben

Auf den folgenden Seiten finden Sie **zwei Testsets** mit jeweils 10 Fragen, wie sie auch im MedAT vorgegeben werden. Wenn Sie sich mit den Grundlagen und Strategien, die auf den vorangegangenen Seiten vorgestellt wurden, ausreichend vertraut gemacht haben, können Sie sich unter originalen Zeitvorgaben an den folgenden Aufgaben versuchen. Denken Sie auch hier im Nachhinein immer daran, Ihre Bearbeitung und gemachte Fehler zu analysieren und daraus zu lernen. Die korrekten Lösungsreihenfolgen finden Sie in der Lösungsliste auf S. 244, die Lösungsschemata unter www.stark-verlag.de/onlinecontent.

Bearbeitungszeit unter Prüfungsbedingungen:
▶ pro Testset: 15 min
▶ pro Frage: 90 s

Testset 1

253 Andreas ist gerade auf dem Weg in die Arbeit, als er plötzlich einen verletzten Fahrradfahrer am Straßenrand entdeckt. Er hat eigentlich einen wichtigen Termin und ist sehr in Eile. Wie relevant sollten Ihrer Meinung nach die folgenden Überlegungen sein, die er bei seiner Entscheidung angestellt haben könnte?

Überlegungen:

A „Wäre es nicht das einzig Richtige, einer verletzten Person zu helfen?"
B „Wäre mein Chef sauer, wenn ich deshalb zu spät in die Arbeit käme?"
C „Wäre es nicht meine Pflicht, sofort stehenzubleiben und zu helfen?"
D „Wären meine Arbeitskollegen beeindruckt, wenn ich den Verletzten retten würde?"
E „Würde mein Arbeitskollege Henry eine Verspätung riskieren, um dem Verletzten zu helfen?"

Lösung: 1 2 3 4 5
A ☐ ☐ ☐ ☐ ☐
B ☐ ☐ ☐ ☐ ☐
C ☐ ☐ ☐ ☐ ☐
D ☐ ☐ ☐ ☐ ☐
E ☐ ☐ ☐ ☐ ☐

254 Katharina steht vor der Wahl, eine anspruchsvolle Prüfung direkt beim erstmöglichen Termin hinter sich zu bringen oder diese auf einen späteren Zeitpunkt zu verschieben, an dem sie möglicherweise mehr Zeit haben würde, sich vorzubereiten. Wie relevant sollten Ihrer Meinung nach die folgenden Überlegungen sein, die sie bei ihrer Entscheidung angestellt haben könnte?

Überlegungen:

A „Würde ich ein negatives Ergebnis erhalten, wenn ich jetzt nicht genug Zeit fände zu lernen?"
B „Habe ich nicht ohnehin genügend Antritte bei der Prüfung und könnte diese zumindest versuchen, ohne mir Sorgen machen zu müssen?"
C „Wäre es nicht meine Pflicht als engagierte Studentin, mein Bestes zu geben und die Prüfung direkt zu schreiben?"
D „Könnte ich mein Studium früher abschließen, wenn ich die Prüfung jetzt schaffen würde?"
E „Wird meine Freundin Ava die Prüfung beim ersten Termin mitschreiben?"

Lösung:

	1	2	3	4	5
A	☐	☐	☐	☐	☐
B	☐	☐	☐	☐	☐
C	☐	☐	☐	☐	☐
D	☐	☐	☐	☐	☐
E	☐	☐	☐	☐	☐

255 Michaela geht gerade im Wald spazieren, als sie sieht, dass die Frau vor ihr ihre Halskette verliert. Sie überlegt, ob sie einfach weitergehen oder der Frau nachlaufen und ihr die Kette zurückbringen soll. Wie relevant sollten Ihrer Meinung nach die folgenden Überlegungen sein, die sie bei ihrer Entscheidung angestellt haben könnte?

Überlegungen:

A „Würde es der Besitzerin der Kette nicht viel bedeuten, wenn ich sie aufhalten und ihr die Kette zurückgeben würde?"

B „Hätte ich ein schlechtes Gewissen, wenn ich die Frau nicht darauf aufmerksam machen würde?"

C „Wäre es nicht meine Pflicht, die Frau darauf hinzuweisen?"

D „Würde sich die Frau erkenntlich bei mir zeigen, wenn ich ihr die Kette zurückgäbe?"

E „Wie würden meine Freunde in dieser Situation handeln?"

Lösung:

	1	2	3	4	5
A	☐	☐	☐	☐	☐
B	☐	☐	☐	☐	☐
C	☐	☐	☐	☐	☐
D	☐	☐	☐	☐	☐
E	☐	☐	☐	☐	☐

256 Samu richtet gerade mit seiner Freundin die neue gemeinsame Wohnung ein und überlegt, ob er sich zuerst eine Waschmaschine oder einen neuen Fernseher kaufen soll. Für beides reicht sein Budget gerade leider nicht. Wie relevant sollten Ihrer Meinung nach die folgenden Überlegungen sein, die er bei seiner Entscheidung angestellt haben könnte?

Überlegungen:

A „Sollte man nicht immer zuerst die unbedingt notwendigen Einrichtungsgegenstände besorgen, bevor man sich um das Vergnügen kümmert?"

B „Würde sich meine Freundin über die Waschmaschine oder über den Fernseher mehr freuen?"

C „Wäre es nicht am besten, meine Freundin zu fragen, was ich zuerst kaufen sollte?"

D „Wäre meine Freundin enttäuscht von mir, wenn ich mich gegen die Waschmaschine entscheiden würde?"

E „Würde meine Freundin meine Wäsche waschen, wenn ich mich für die Waschmaschine entscheiden würde?"

Lösung: 1 2 3 4 5

257 Marina ist gerade mit ihrer Frau im Restaurant und überlegt, ob sie sich für den gesunden Salat oder den deftigen Braten entscheiden soll. Wie relevant sollten Ihrer Meinung nach die folgenden Überlegungen sein, die sie bei ihrer Entscheidung angestellt haben könnte?

Überlegungen:

A „Würde meine Frau den Salat oder den Braten bestellen?"

B „Würde mir der Braten nicht besser schmecken als der Salat?"

C „Sollte ich auf eine gesunde Ernährung und mein Gewicht achten, um glücklich alt zu werden?"

D „Würde der Salat im Vergleich zum saftigen Braten langweilig schmecken?"

E „Sollte ich mich nicht immer für die gesündere Option entscheiden?"

Lösung: 1 2 3 4 5

258 Anton möchte sich ein neues Auto kaufen und ist sich unsicher, ob er sich für ein mit Benzin betriebenes oder ein Elektroauto entscheiden soll. Wie relevant sollten Ihrer Meinung nach die folgenden Überlegungen sein, die er bei seiner Entscheidung angestellt haben könnte?

Überlegungen:

A „Wäre es verantwortlicher und nachhaltiger, ein Elektroauto zu fahren?"

B „Würde ich viel Geld beim Tanken sparen, wenn ich mich für das Elektroauto entscheiden würde?"

C „Müsste ich auf längeren Strecken ständig anhalten und das Elektroauto laden, wenn ich mich dafür entscheiden würde?"

D „Wäre es nicht meine Pflicht, mich für die nachhaltigere Option zu entscheiden?"

E „Würde sich die Autoverkäuferin für ein Benzin- oder ein Elektroauto entscheiden?"

Lösung: 1 2 3 4 5
A ☐ ☐ ☐ ☐ ☐
B ☐ ☐ ☐ ☐ ☐
C ☐ ☐ ☐ ☐ ☐
D ☐ ☐ ☐ ☐ ☐
E ☐ ☐ ☐ ☐ ☐

259 Ling ist stark verkühlt und hätte heute eigentlich einen wichtigen beruflichen Termin. Sie überlegt, ob sie trotzdem zu dem Termin fahren soll und ist unsicher, wie sie sich entscheiden soll. Wie relevant sollten Ihrer Meinung nach die folgenden Überlegungen sein, die sie bei ihrer Entscheidung angestellt haben könnte?

Überlegungen:

A „Wären meine Kollegen und Kolleginnen böse auf mich, wenn ich krank zu dem Termin ginge und sie ansteckte?"

B „Würde ich schneller wieder gesund werden, wenn ich zu Hause im Bett bliebe?"

C „Sollte ich nicht immer zuerst meine Krankheit vollständig auskurieren, bevor ich wieder zur Arbeit gehe?"

D „Sollte ich mich nicht besser von meiner Krankheit erholen und den Termin später nachholen, um niemanden anzustecken?"

E „Würden meine Kollegen und Kolleginnen krank an diesem Termin teilnehmen?"

Lösung:

	1	2	3	4	5
A	☐	☐	☐	☐	☐
B	☐	☐	☐	☐	☐
C	☐	☐	☐	☐	☐
D	☐	☐	☐	☐	☐
E	☐	☐	☐	☐	☐

260 Klaus steht vor der Wahl, ob er seiner Mutter zum Muttertag einen Strauß Blumen oder Ohrringe schenkt. Er ist unsicher, wie er sich entscheiden soll. Wie relevant sollten Ihrer Meinung nach die folgenden Überlegungen sein, die er bei seiner Entscheidung angestellt haben könnte?

Überlegungen:

A „Würde sich meine Mutter über die Blumen oder über die Ohrringe mehr freuen?"

B „Wäre meine Mutter enttäuscht von mir, wenn ich nur die Blumen schenken würde?"

C „Wäre es nicht am besten, wenn ich meiner Mutter die Blumen schenkte? Mit Blumen macht man nie etwas falsch."

D „Würde meine Mutter mir ein tolles Geburtstagsgeschenk schenken, wenn ich ihr jetzt teure Ohrringe schenken würde?"

E „Würden meine Geschwister sich für die Blumen oder die Ohrringe entscheiden?"

Lösung:

	1	2	3	4	5
A	☐	☐	☐	☐	☐
B	☐	☐	☐	☐	☐
C	☐	☐	☐	☐	☐
D	☐	☐	☐	☐	☐
E	☐	☐	☐	☐	☐

261 Yasmin ist Allgemeinmedizinerin und hat eine eigene Ordination. Sie will gerade zur Schulaufführung ihrer Tochter aufbrechen, als noch ein Patient durch die Tür kommt, der sie bittet, ihn dringend zu untersuchen. Sie ist unsicher, wie sie sich entscheiden soll. Wie relevant sollten Ihrer Meinung nach die folgenden Überlegungen sein, die sie bei ihrer Entscheidung angestellt haben könnte?

Überlegungen:

A „Sollte ich Patienten nicht immer untersuchen?"

B „Wäre der Patient mir dankbar und würde gerne wiederkommen, wenn ich mir noch Zeit für ihn nehmen würde?"

C „Sollte ich mir den Patienten kurz ansehen, um eine gravierende Erkrankung ausschließen zu können?"

D „Würden andere Ärzte den Patienten noch untersuchen?"

E „Wäre meine Tochter sehr enttäuscht, wenn ich zu spät zu ihrer Schulaufführung käme?"

Lösung: 1 2 3 4 5
A ☐ ☐ ☐ ☐ ☐
B ☐ ☐ ☐ ☐ ☐
C ☐ ☐ ☐ ☐ ☐
D ☐ ☐ ☐ ☐ ☐
E ☐ ☐ ☐ ☐ ☐

262 Gina plant gerade ihren Urlaub und überlegt, ob sie eine weit entfernte Destination erkunden oder regional verreisen soll. Sie ist unsicher, wie sie sich entscheiden soll. Wie relevant sollten Ihrer Meinung nach die folgenden Überlegungen sein, die sie bei ihrer Entscheidung angestellt haben könnte?

Überlegungen:

A „Sollte ich mich nicht, solange ich noch jung bin, immer dafür entscheiden, die Welt zu erkunden?"

B „Würde ich mich jetzt mehr freuen, wenn ich die weitere Reise buchte?"

C „Wäre es nicht besser, mich für die regionale und damit nachhaltigere Reise zu entscheiden, um meinen ökologischen Fußabdruck möglichst klein zu halten?"

D „Wäre es nicht unangenehm für mich, so viele Stunden im Flugzeug zu verbringen?"

E „Würde meine Schwester regional oder überregional reisen?"

Lösung: 1 2 3 4 5
A ☐ ☐ ☐ ☐ ☐
B ☐ ☐ ☐ ☐ ☐
C ☐ ☐ ☐ ☐ ☐
D ☐ ☐ ☐ ☐ ☐
E ☐ ☐ ☐ ☐ ☐

Testset 2

263 Sophie ist heute zur Geburtstagsfeier einer Kollegin eingeladen. Sie hatte einen sehr anstrengenden Tag und überlegt, ob sie zur Feier gehen oder zu Hause bleiben soll. Sie ist unsicher, wie sie sich entscheiden soll. Wie relevant sollten Ihrer Meinung nach die folgenden Überlegungen sein, die sie bei ihrer Entscheidung angestellt haben könnte?

Überlegungen:

A „Sollte man generell nicht so kurzfristig absagen?"
B „Würde meine Kollegin sich freuen, wenn ich zur Feier käme?"
C „Werden all meine anderen Kolleg*innen auch an der Feier teilnehmen?"
D „Sollte ich bei einer Geburtstagsfeier, zu der ich bereits zugesagt hatte, nicht aus Anstand zumindest kurz vorbeschauen?"
E „Wäre das Geburtstagskind enttäuscht, wenn ich nicht zur Feier käme?"

Lösung: 1 2 3 4 5

264 Selina hat ihrem Mann versprochen, seine Hemden auf dem Heimweg aus der Reinigung mitzunehmen. Sie ist bereits vor einigen Minuten an dieser vorbeigefahren, als ihr einfällt, dass sie vergessen hat die Hemden zu holen. Sie ist sich unsicher, ob sie noch einmal zurückfahren soll. Wie relevant sollten Ihrer Meinung nach die folgenden Überlegungen sein, die sie bei ihrer Entscheidung angestellt haben könnte?

Überlegungen:

A „Wäre mein Mann enttäuscht von mir, wenn ich die Hemden nicht abholen würde?"
B „Würde mein Mann an meiner Stelle noch einmal zurückfahren?"
C „Sollte ich meinen Mann nicht immer unterstützen, auch wenn es nur Hemden sind?"
D „Sollte ich als zuverlässige Partnerin zurückfahren und die Hemden wie versprochen abholen?"
E „Wäre mein Mann dankbar und würde auch etwas für mich erledigen, wenn ich die Hemden noch holte?"

Lösung:

	1	2	3	4	5
A	☐	☐	☐	☐	☐
B	☐	☐	☐	☐	☐
C	☐	☐	☐	☐	☐
D	☐	☐	☐	☐	☐
E	☐	☐	☐	☐	☐

265 Max will für sich und seinen Freund Moritz für ihren Filmeabend Essen bestellen. Max hätte lieber Pizza, Moritz lieber chinesisches Essen. Max ist sich unsicher, wie er entscheiden soll. Wie relevant sollten Ihrer Meinung nach die folgenden Überlegungen sein, die er bei seiner Entscheidung angestellt haben könnte?

Überlegungen:

A „Würde sich Moritz über das chinesische Essen mehr freuen als ich mich über die Pizza?"

B „Dürfte ich beim nächsten Mal entscheiden, wenn ich diesmal für Moritz chinesisches Essen bestellen würde?"

C „Wäre es nicht einfacher, einen anderen Freund zu fragen, was er bestellen würde?"

D „Wäre Max enttäuscht, wenn ich trotzdem Pizza bestellen würde?"

E „Sollte ich nicht einfach Pizza bestellen? Pizza schmeckt immer."

Lösung:

	1	2	3	4	5
A	☐	☐	☐	☐	☐
B	☐	☐	☐	☐	☐
C	☐	☐	☐	☐	☐
D	☐	☐	☐	☐	☐
E	☐	☐	☐	☐	☐

266 Udo wurde von seinem Freund kürzlich gefragt, ob er mit ihm zusammenziehen möchte. Er ist unsicher, wie er sich entscheiden soll. Wie relevant sollten Ihrer Meinung nach die folgenden Überlegungen sein, die er bei seiner Entscheidung angestellt haben könnte?

Überlegungen:

A „Wäre es nicht meine Pflicht, mir diesen Schritt genau zu überlegen und ehrlich gegenüber meinem Freund zu sein?"

B „Würden meine Freundinnen und Freunde bereits mit ihren Partnern zusammenziehen oder abwarten, da wir noch so jung sind?"

C „Wäre es nicht schön, dass mein Freund und ich mehr Zeit füreinander hätten, wenn wir zusammen wohnen würden?"

D „Wäre es nicht wichtig, mir diese Entscheidung gut zu überlegen und nur dann mit meinem Freund zusammenzuziehen, wenn es sich absolut richtig für mich anfühlt?"

E „Wäre mein Freund traurig, wenn ich nicht mit ihm zusammenziehen würde?"

Lösung: 1 2 3 4 5
A ☐ ☐ ☐ ☐ ☐
B ☐ ☐ ☐ ☐ ☐
C ☐ ☐ ☐ ☐ ☐
D ☐ ☐ ☐ ☐ ☐
E ☐ ☐ ☐ ☐ ☐

267 Priya hat von ihrer Mutter Geld für ein neues Paar Schuhe bekommen. Sie steht vor der Wahl, ob sie sich High Heels oder Turnschuhe kaufen soll. Sie ist unsicher, wie sie sich entscheiden soll. Wie relevant sollten Ihrer Meinung nach die folgenden Überlegungen sein, die sie bei ihrer Entscheidung angestellt haben könnte?

Überlegungen:

A „Könnte ich die Turnschuhe nicht viel öfter tragen als die High Heels?"

B „Würde sich meine Freundin Lisa für die Turnschuhe oder die High Heels entscheiden?"

C „Sollte ich mich nicht für die Schuhe entscheiden, von denen ich den größten Nutzen hätte?"

D „Wäre meine Mutter enttäuscht, wenn ich das Geld für High Heels ausgäbe?"

E „Wäre es nicht am besten, wenn ich mich für die Turnschuhe entscheiden würde? Turnschuhe passen immer."

Lösung: 1 2 3 4 5
A ☐ ☐ ☐ ☐ ☐
B ☐ ☐ ☐ ☐ ☐
C ☐ ☐ ☐ ☐ ☐
D ☐ ☐ ☐ ☐ ☐
E ☐ ☐ ☐ ☐ ☐

268 Jana überlegt, ob sie sich im Kino lieber die Komödie oder den von der Kritik gelobten Horrorfilm anschauen sollte. Sie ist unsicher, wie sie sich entscheiden soll. Wie relevant sollten Ihrer Meinung nach die folgenden Überlegungen sein, die sie bei ihrer Entscheidung angestellt haben könnte?

Überlegungen:

A „Sollte ich nicht nach meinem eigenen Geschmack entscheiden, welchen Film ich anschauen möchte, und mich von der Kritik nicht beeinflussen lassen?"

B „Könnte ich eventuell abends nicht einschlafen, wenn ich den Horrorfilm anschauen würde?"

C „Sollte ich nicht grundsätzlich den von der Kritik gelobten Film bevorzugen?"

D „Würde der Horrorfilm mich besser unterhalten?"

E „Würden die Mitarbeiter*innen des Kinos mir die Komödie oder den Horrorfilm empfehlen?"

Lösung: 1 2 3 4 5

269 Olga war mit Freunden in ihrem Stammrestaurant essen. Als sie gerade ihren Anteil bezahlt, merkt sie, dass die Kellnerin ihr zu wenig verrechnet hat. Sie ist unsicher, wie sie sie reagieren soll. Wie relevant sollten Ihrer Meinung nach die folgenden Überlegungen sein, die sie bei ihrer Entscheidung angestellt haben könnte?

Überlegungen:

A „Sollte ich die Kellnerin nicht auf den Fehler hinweisen, da dieser sonst negative Konsequenzen für sie und das Lokal haben könnte?"

B „Würde die Kellnerin sich freuen und uns noch einen Drink spendieren, wenn ich sie auf den Fehler hinweisen würde?"

C „Würde die Kellnerin eventuell bemerken, dass ich zu wenig bezahlt habe und es nächstes Mal peinlich werden?"

D „Wäre es nicht meine Pflicht, die Kellnerin auf ihren Fehler hinzuweisen?"

E „Würden meine Freunde die Kellnerin auf ihren Fehler hinweisen?"

Soziales Entscheiden | 237

Lösung:

	1	2	3	4	5
A	☐	☐	☐	☐	☐
B	☐	☐	☐	☐	☐
C	☐	☐	☐	☐	☐
D	☐	☐	☐	☐	☐
E	☐	☐	☐	☐	☐

270 Felix arbeitet in der medizinischen Forschung und hat vor einiger Zeit einen neuen Impfstoff entwickelt. Kurz bevor dieser zugelassen wird, tritt bei einem Probanden unerwartet eine schwerwiegende Nebenwirkung auf und er muss überlegen, ob er die Zulassung verhindert. Er ist unsicher, wie er sich entscheiden soll. Wie relevant sollten Ihrer Meinung nach die folgenden Überlegungen sein, die er bei seiner Entscheidung angestellt haben könnte?

Überlegungen:

A „Hätte es eventuell negative berufliche Folgen für mich, wenn der Impfstoff doch nicht auf den Markt käme?"

B „Ist es nicht meine Pflicht, auf die Gesundheit der Verbraucher zu achten?"

C „Würde die Firma mit dem Impfstoff hohe Gewinne machen und mich beteiligen?"

D „Wäre es nicht die richtige Entscheidung, auf Nummer sicher zu gehen und auf keinen Fall zu riskieren, dass diese Nebenwirkung auch bei jemand anderem auftritt?"

E „Würde mein Kollege die Zulassung des Impfstoffs verhindern?"

Lösung:

	1	2	3	4	5
A	☐	☐	☐	☐	☐
B	☐	☐	☐	☐	☐
C	☐	☐	☐	☐	☐
D	☐	☐	☐	☐	☐
E	☐	☐	☐	☐	☐

271 Klaus sieht seinen Nachbarn, mit dem er sich gar nicht versteht und der sich durchwegs über seine Kinder beschwert, als dieser gerade das Haus verlässt und vergisst die Tür abzusperren. Er ist unsicher, ob er ihn darauf hinweisen soll. Wie relevant sollten Ihrer Meinung nach die folgenden Überlegungen sein, die er bei seiner Entscheidung angestellt haben könnte?

Überlegungen:

A „Würde sich unser Verhältnis bessern, wenn ich den Nachbarn auf die offene Tür hinweisen würde?"

B „Wäre es im Sinne der guten Nachbarschaft nicht richtig, ihn auf die offene Haustür hinzuweisen?"

C „Würde der Nachbar eingeschnappt reagieren und unser Verhältnis sich noch mehr verschlechtern?"

D „Würde meine Frau den Nachbarn ansprechen?"

E „Wäre es nicht meine Pflicht, auf die Sicherheit in unserer Straße zu achten?"

Lösung: 1 2 3 4 5
A ☐ ☐ ☐ ☐ ☐
B ☐ ☐ ☐ ☐ ☐
C ☐ ☐ ☐ ☐ ☐
D ☐ ☐ ☐ ☐ ☐
E ☐ ☐ ☐ ☐ ☐

272 Bens Mutter wünscht sich schon immer, dass ihr Sohn Klavier spielen lernt. Ben würde aber lieber Gitarre lernen. Die Anmeldung an der Musikschule steht an und Ben ist unsicher, wie er sich entscheiden soll. Wie relevant sollten Ihrer Meinung nach die folgenden Überlegungen sein, die er bei seiner Entscheidung angestellt haben könnte?

Überlegungen:

A „Wäre es nicht immer die richtige Entscheidung, das Instrument zu lernen, das mir selbst am meisten Spaß macht?"

B „Hätte ich beim Klavier- oder beim Gitarrenunterricht mehr Spaß und könnte schönere Stücke spielen?"

C „Wäre meine Mutter enttäuscht, wenn ich mich entschiede, Gitarre spielen zu lernen?"

D „Wäre meine Mutter stolz auf mich, wenn ich mich für den Klavierunterricht entscheiden würde?"

E „Würde sich mein Bruder für den Gitarrenunterricht entscheiden?"

Lösung:

	1	2	3	4	5
A	☐	☐	☐	☐	☐
B	☐	☐	☐	☐	☐
C	☐	☐	☐	☐	☐
D	☐	☐	☐	☐	☐
E	☐	☐	☐	☐	☐

Lösungen

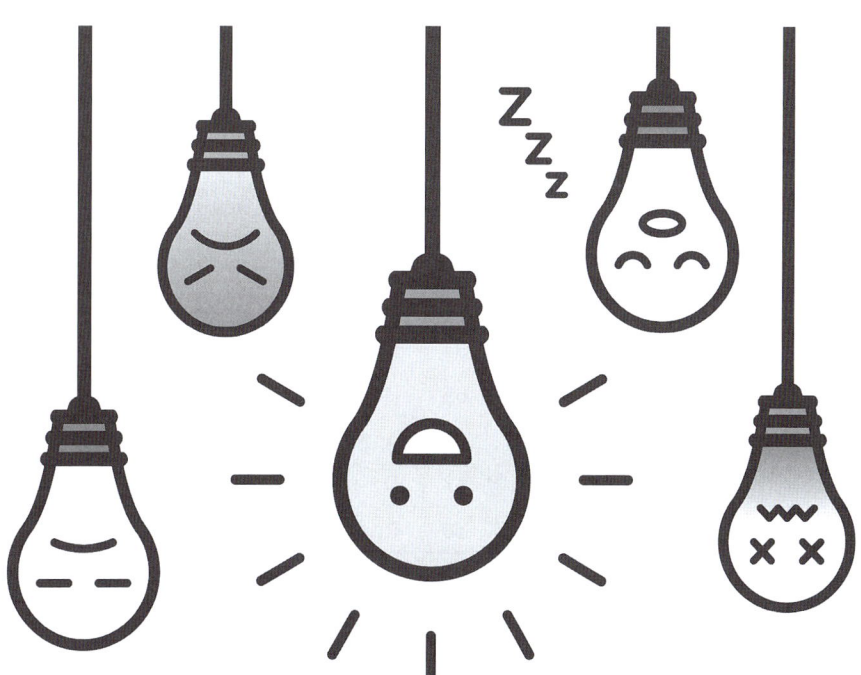

Lösungslisten

BMS Biologie		BMS Chemie		BMS Physik		BMS Mathe		Textverständnis		Figuren zusammensetzen	
1	A	21	D	41	B	61	D	81	E	93	B
2	A	22	B	42	C	62	C	82	C	94	C
3	D	23	C	43	B	63	E	83	B	95	D
4	B	24	D	44	D	64	B	84	E	96	C
5	C	25	A	45	E	65	D	85	B	97	D
6	E	26	B	46	B	66	A	86	A	98	A
7	D	27	E	47	B	67	D	87	C	99	C
8	C	28	C	48	A	68	E	88	B	100	E
9	B	29	C	49	B	69	C	89	B	101	D
10	E	30	D	50	A	70	C	90	C	102	B
11	C	31	A	51	C	71	A	91	E	103	A
12	E	32	B	52	D	72	B	92	B	104	C
13	C	33	A	53	C	73	B			105	C
14	D	34	A	54	B	74	B			106	A
15	B	35	E	55	C	75	D			107	B
16	C	36	C	56	D	76	B			108	B
17	D	37	B	57	B	77	D			109	C
18	C	38	E	58	D	78	A			110	E
19	D	39	B	59	D	79	B			111	A
20	E	40	D	60	A	80	B			112	D
										113	D
										114	E
										115	E
										116	C
										117	B
										118	A
										119	A
										120	C
										121	C
										122	C

Lösungen

	Gedächtnis und Merkfähigkeit			Zahlenfolgen		Wortflüssigkeit				Implikationen erkennen	
123	B	148	E	173	A	193	D	218	B	223	D
124	D	149	A	174	D	194	B	219	C	224	D
125	E	150	A	175	C	195	B	220	B	225	E
126	C	151	B	176	A	196	D	221	E	226	E
127	D	152	C	177	A	197	C	222	A	227	B
128	E	153	D	178	E	198	E			228	C
129	D	154	C	179	D	199	E			229	D
130	E	155	B	180	B	200	A			230	D
131	A	156	A	181	C	201	B			231	D
132	C	157	A	182	B	202	D			232	B
133	A	158	B	183	D	203	D				
134	C	159	E	184	C	204	A				
135	C	160	E	185	D	205	E				
136	B	161	C	186	E	206	B				
137	E	162	C	187	D	207	A				
138	A	163	C	188	A	208	D				
139	A	164	B	189	D	209	A				
140	E	165	D	190	E	210	A				
141	E	166	D	191	A	211	D				
142	C	167	D	192	B	212	B				
143	C	168	E			213	A				
144	B	169	D			214	B				
145	B	170	A			215	E				
146	E	171	A			216	C				
147	A	172	C			217	B				

	Emotionen erkennen (eher wahrscheinlich)		Soziales Entscheiden (Rangplatz 1 bis 5)
233	B C E	253	A C E D B
234	A E	254	B C E D A
235	B D	255	A C E D B
236	B	256	B A C E D
237	A B	257	C E A B D
238	B C	258	A D E B C
239	A D E	259	D C E B A
240	B	260	A C E D B
241	A C E	261	C A D B E
242	A E	262	C A E B D
243	B	263	D A C B E
244	A C	264	D C B E A
245	A C	265	A E C B D
246	C	266	D A B C E
247	C	267	C E B A D
248	C	268	A C E D B
249	A C	269	A D E B C
250	B C D	270	D B E C A
251	A	271	B E D A C
252	A C	272	B A E D C

Ausführlich kommentierte Lösungen

Die ausführlich kommentierten Lösungen finden Sie zum Download unter **www.stark-verlag.de/onlinecontent**.

Hol das Maximale aus dir raus

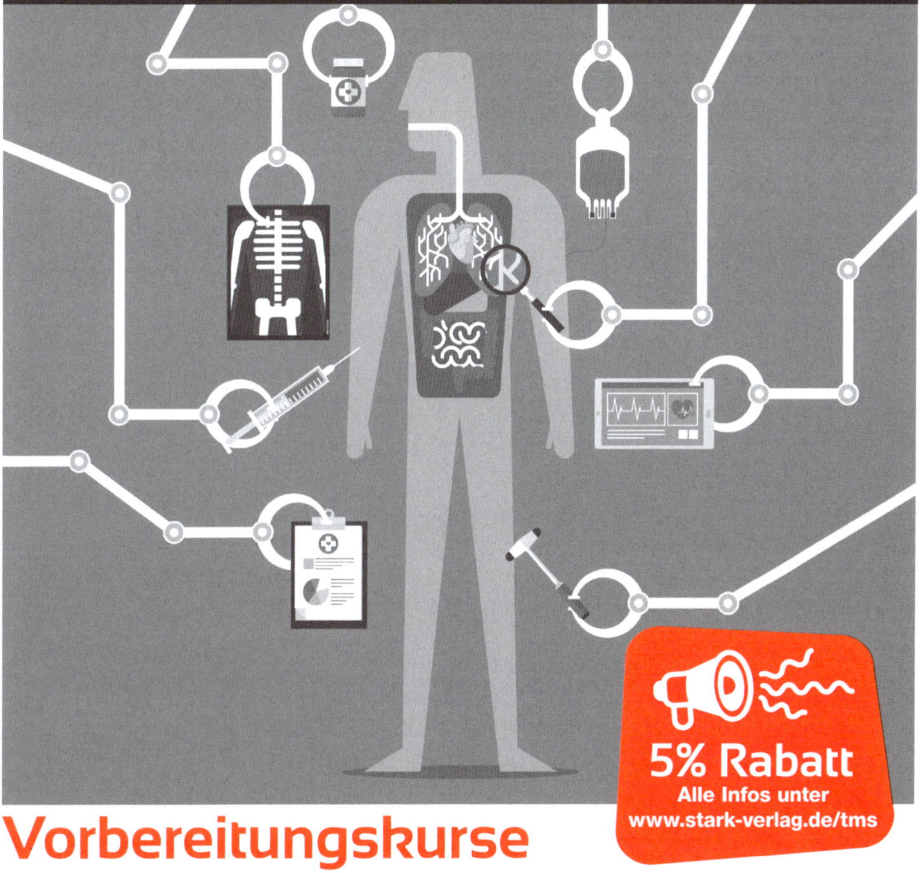

5% Rabatt
Alle Infos unter
www.stark-verlag.de/tms

Vorbereitungskurse auf den **TMS** und den **MedAT**

Alle Infos und Anmeldung unter:
www.stark-verlag.de/tms

STARK in Kooperation mit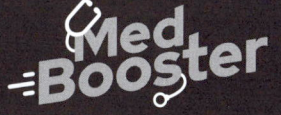

Vorbereitungskurse
TMS und MedAT

Mach dich fit für den **TMS** und den **MedAT**. Kurse an über 20 Standorten.

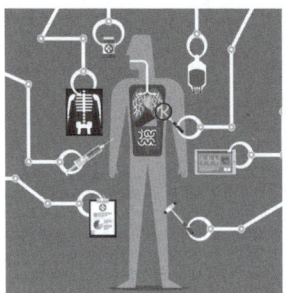

»Wer ihn gemacht hat, empfiehlt ihn weiter (über 98% Weiterempfehlungsquote). Die Vorbereitung entscheidet über das Ergebnis.«
Dr. Felix Segger – Arzt und Kursleiter

- ✔ Testerfahrene Dozenten
- ✔ Aktuellstes Übungsmaterial
- ✔ Training effizienter Lösungsstrategien
- ✔ Prüfungssimulation unter realen Bedingungen
- ✔ Gemeinsame Vorbereitung bis zum Testtag (online via Zoom und Telegram o. Ä.)

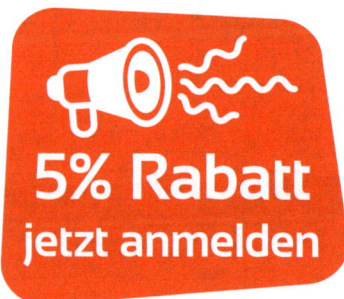

5% Rabatt jetzt anmelden

Alle Infos und Anmeldung unter:
www.stark-verlag.de/tms

STARK in Kooperation mit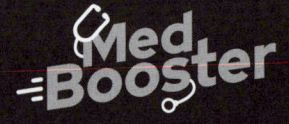

Notizen